노인활동지도론

양 영 애 외 8인 공저

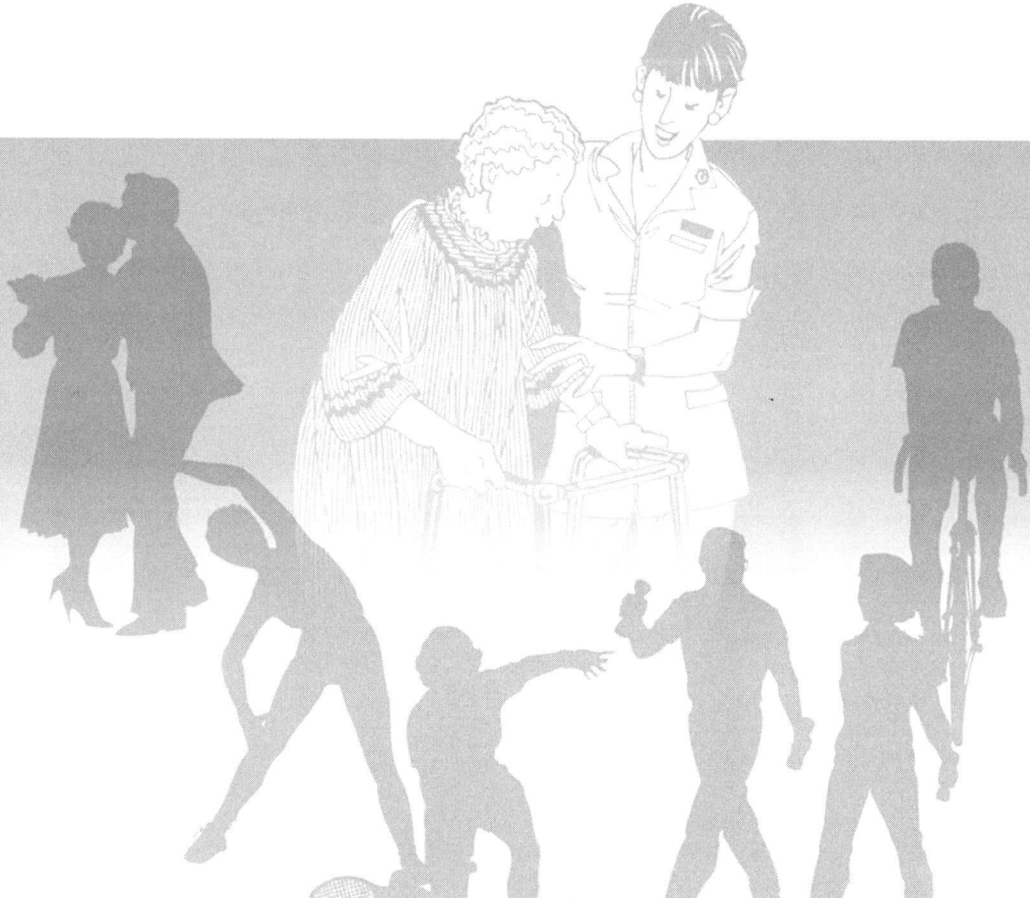

계축문화사

머 리 말

PREFACE

우리나라는 2000년대에 접어들어 출생률의 감소와 평균 수명의 연장으로 인해서 노인인구가 급격하게 증가하게 되었다. 노인인구의 증가로 인한 고령화 사회로의 진입은 비단 우리나라뿐만 아니라 전 세계적으로 사회문제로 대두되고 있다.

앞으로는 이러한 노인인구를 어떻게 관리하는지가 중요한 문제가 될 것이다. 이를 위해서는 노인들의 특성을 정확하게 파악하고 이들에게 적절한 역할을 부여하는 것이 필요할 것이다.

본 책에서는 고령사회와 노인의 특성에 대한 이해를 위한 기초를 제공하고 노인들에게 제공할 수 있는 신체활동, 일상생활활동, 인지활동, 여가활동 등에 대한 이론적 내용과 사례를 제시하고 있다. 또한 노인들에게 실제적으로 도움이 될 수 있는 노후설계와 심리적, 정신적 지지를 위한 심리와 상담에 대한 방법을 제공하고 있다. 따라서 본 교재는 노인에 대한 기본적인 이해를 바탕으로 노인활동지도사로서 갖추어야 할 지식에 대해서 알기 쉽게 풀이해 놓은 지침서라고 할 수 있다.

이 책이 만들어지기까지 많은 도움을 주신 사단법인 한국안전진흥협회 양동주 대표님께 감사의 인사를 드린다. 또한 이 책이 출판되기까지 아낌없는 도움을 주신 계축문화사 사장님과 편집진에게도 감사의 인사를 드립니다.

끝으로 이 책이 앞으로 노인들의 삶의 질을 높이고 다양한 역할로 사회적 참여의 기회를 확대시킬 수 있는 하나의 시발점이 되기를 바란다.

2013년 6월

저자 대표 **양 영 애**

차 례

CONTENTS

제 3 부 심리와 상담

제 4 부 성공적인 노후설계

제 5 부 신체활동 프로그램

제 6 부 일상생활활동

제 8 부 인지활동 프로그램

제 1 부

고령사회의 이해

제 1 장 고령사회의 이해

1. 고령화 사회의 개념

고령화 사회란 총 인구 대비 고령인구의 비율이 증가하는 상태로써 "인구의 고령화 또는 고령화가 진행 중에 있는 사회"를 뜻한다. 고령이란 용어에 대한 정의는 보편적으로 일정한 것은 아니다. 한국의 고령자 고용촉진법시행령에서는 55세 이상을 고령자, 50–54세를 준고령자로 규정하고 있으나 UN의 기준에 따르면 65세 이상을 노인이라 정의하고 65세 이상 인구가 전체 인구의 7% 이상일 때를 고령화 사회, 14% 이상일 때를 고령사회, 20% 이상일 때를 초고령사회라고 정의한다.

생각해보기

주변에서 고령화가 진행되고 있음을 느꼈던 점이 무엇이었는지 생각해 봅시다.
- 신체적인 측면
- 인지적인 측면 등

1) 국내의 고령화 사회

우리나라가 2002년도를 기점으로 65세 이상 노인층이 전체 인구의 7.2%에 이르러 고령화 사회(aging society)에 접어들었고, 실제 시·군·구 단위로 분석하여 보면 170여 지역자치단체 중 55개 군이 이미 노령인구가 14%를 초과하는 고령사회(aged society)에 들어서 있다. 즉 170여 개의 지역자치단체 중에서 거의 1/3에 해당하는 55개 군은 65세 이상 인구가 14%를 넘는 고령사회를 이루고 있고, 이미 91개 시·군은 여성 노인의 14%가 노인층으로 이루어져 있다.

〈표 1-1〉 노인 인구 증가 추계 (단위 : %)

구분		70년	80년	90년	00년	07년	10년	20년	30년
인체구성비 (0-14세)	전국	42.5	34.0	25.6	21.1	18.0	16.2	12.4	11.4
인체구성비 (15-64세)	전국	54.4	62.2	69.3	71.7	72.0	72.9	72.0	64.4
인체구성비 (65세 이상)	전국	3.1	3.8	5.1	7.2	9.9	11.0	15.6	24.3

출처 : 장래인구추계. 통계청. 2011

2) 1차적 고령사회와 2차적 고령사회

고령사회를 1차적 고령사회와 2차적 고령사회로 구분하는 이유는 개발도상국가들에서 나타나는 도시화 현상으로 인하여 청장년층의 농촌지역사회 이탈·도시 이입 현상으로 초래되는 간접적 고령사회가 나타나기 때문이다. 1차적 고령사회 또는 직접 고령사회는 지역주민들의 순수한 장수에 의하여 초래되는 고령사회를 의미하며, 반면 2차적 고령사회 또는 간접고령사회는 청장년층의 지역사회 이탈로 인한 고령사회를 의미한다. 따라서 장수지역을 정의함에 있어서 이러한 1차적 고령사회와 2차적 고령사회를 구분하는 것은 매우 중요하다.

우리나라 농촌사회에서 흔하게 나타나는 고령화 현상은 2차적 고령사회로서의 특징을 보여주고 있고, 그 결과 사회적·산업적으로 많은 문제를 일으킬 뿐 아니라, 지역주민들의 의식구조 및 생활패턴에까지 부정적 영향을 주고 있다. 따라서 이러한 지역사회는 문제점을 극복하기 위해서는 외부에서 찾아 들어오는 새로운 의미의 2차적 고령사회로 발전시킬 필요가 있다. 이러한 능동적 2차적 고령사회는 고령사회를 새롭게 개혁하여 바람직한 미래 고령사회의 새로운 진정한 패턴으로 부각되어야 한다.

생각해보기

고령화 시대에 지역사회의 발전을 위해 내가 할 수 있는 일을 생각해 봅시다.
- 개인이 할 수 있는 일
- 동료나 친구, 지역사회를 위해 할 수 있는 일

2. 고령화율의 국제비교

고령화율은 고령자수 / 총인구 × 100으로 계산되며 고령자수는 65세 이상을 계산한다. 21세기는 세계전체가 고령화 사회를 향해 나아가고 있고 고령화율이 일정 백분율에 까지 되는데 소요기간이 어느 정도인지 OECD선진국을 중심으로 비교해보면 그중 가장 유사하다고 생각되는 일본이 고령화 속도가 전례에 없을 정도로 OECD선진국에 비해 빠르다.

우선 고령화율 7%~14%를 보면 독일이 42년, 스웨덴은 82년, 프랑스가 114년 걸린데 비해 일본은 4배 이상 빠른 속도로 고령화가 진행됐다. 10%~20%의 연수를 보면 일본이 미국에 비해 2년 이상 빠른 속도이며, 프랑스에 비하면 약 4배나 빠른 속도로 고령화가 진행되고 있는 것을 알 수 있다. 일본의 고령화 사회 특징을 살펴보면 첫 번째, 고령화의 진행속도가 서양 선진국에 비해 굉장히 빠르다는 것이다. 두 번째, 고령자 인구가 굉장히 많으며 세계에서 경험한 적이 없는 고령화 사회가 도래한다. 세 번째, 75세 이상의 후기 고령자의 수가 현저하게 증가하고 있다는 점이다. 한편 한국의 고령화 사회의 특징도 그 속도가 굉장히 빠르며, 7%~14%에 이르기 까지 약 22년~24년 걸린다고 예상하고 있다. 일본과 소요기간과 진행과정이 거의 비슷하다고 볼 수 있다.

〈표 1-2〉 노인 고령화율 (단위 : %)

구분	총인구	65세 노인인구	고령화율
1990년	42,869,283	2,195,084	5.1
2000년	47,008,111	3,394,896	7.2
2010년	48,874,539	5,356,853	11.0
2020년	49,325,689	7,701,125	15.6
2030년	48,634,571	11,810,707	24.3

출처 : 장래인구추계. 통계청. 2011

3. 고령화 사회의 출생률 감소와 사망률 감소 원인

고령화율의 공식은 고령자수 / 총인구 × 100으로, 고령화의 상승에는 고령자 수의 증가(장수화)와 총인구의 정체 혹은 감소(저출생율)라는 요인이 지적된다. 사실, 21세기 선진산업사회에서는 이 두 가지 현상이 동시 진행되고 있다. 먼저 출생률이 왜 지속적으로 감소하는지 그 원인으로써 두 가지를 들 수 있다. 첫째, 비혼화(결혼을 하지 않음)와 둘째, 만혼화(초혼 연령의 상승) 현상이 일어나는 이유는 “결혼이 인생에 있어 반드시 필요한 것은 아니다”라는 사고가 남녀 모두에게서 일반적으로 나타났기 때문이다. 또한 초혼 연령도 점점 늦어지고 있어 상대적으로 가임여성과 가임기간이 줄어들고 있다. 사망률의 감소는 생활환경의 개선, 식생활과 영양의 개선, 의료기술의 진보 등에 의해 유아와 청년 사망률이 대폭 줄어든 점을 들 수 있다. 특히 의료시설과 의료기간의 증가로 평균수명이 점점 늘어나고 1977년에 시작된 의료보건정책은 사망률의 개선에 영향을 준 가장 큰 요인으로 볼 수 있다.

생각해보기

현재의 비혼화 및 만혼화 현상에 대해서 생각해 봅시다.

– 비혼화 현상

– 만혼화 현상

제2장 고령화 사회의 현실

1. 고령화 사회 원인

선진 산업사회로 인해서 고령화가 되는 다양한 이유가 있지만, 세계 여러 나라와 일본의 경우를 보면, 우선 산업화에 의한 생산력의 상승과 국민 생활의 향상이 가장 큰 특징이다. 구체적으로 건강과 위생의 지식수준의 상승, 영양수준과 의료수준의 향상을 지탱하는 사회의 각 부문에서의 여러 기술적, 제도적 진보(교육, 건강보험, 실업대책, 공중위생 등)를 들 수 있다. 출생률의 감소와 더불어 유아와 고령자에게 건강적 혜택이 주어짐으로써 사회의 인구연령층이 고령화되고 있는 것이다.

특히 사회의 출생률이 감소하는 환경적 요인으로는 남녀가 고학력화되는 것, 고학력화에 의한 만혼화가 진행되는 것, 그 결과 만산화가 현저해지는 것, 여성의 고학력화에 의해 결혼 및 육아를 중심으로 하는 전통적인 삶에 만족하지 않는 여성이 증가하게 되는 것, 대학진학을 위해 장기간에 걸쳐 학원 및 사교육에 필요한 어린이의 교육비가 지나치게 높아지는 것, 자식에 의존하지 않아도 어느 정도의 공적인 생활보장의 기회가 충실해진 것 등을 들 수 있다.

생각해보기

여성의 사회 활동이 예전과 비교해 어떻게 변화하였는지 생각해 봅시다.
– 과거와 현재 여성의 사회활동

2. 인구 고령화와 사회의 구조 변동

연령이란 것은 인구학적인 특성이기 때문에 역할이라는 사회학적 특성과 구별된다. 그러나 연령은 그 자체가 역할이 아니라 해도, 역할결정과 깊이 연결되는 특성이다. 예를 들어 중요한 판단업무를 맡기는 역할은 나이 어린 미성년자에게 일반적으로 시킬 수 없는 것이다. 이와 같이 체력적 부분이 필요한 역할을 고령자에게 무리하게 요구할 수 없다. 이런 점에서 고령화라는 하나의 사회 인구학적 특성에 있어서 변화는 지위나 역할의 형성 및 배치를 바꾸고 또한 사회구조의 틀 자체를 바꾸어간다. 인구의 고령화가 사회구조변동에 미치는 영향은 가족과 조직에서의 역할이 축소한다고 말할 수 있다.

가족 및 조직에서의 역할은 축소나 소멸된다. 자영업에 있어서는 정년이라는 형태의 역할 소멸이 없지만 일반 기업의 정년연령은 역할을 소멸시키는 것이 대표적 예라고 할 수 있다. 그러나 수명이 늘고 고령자의 능력이 높아지는 현재, 노동의욕과 능력의 개인차를 무시하고 일률적으로 정년을 정하는 것은 문제가 많기 때문에 요즘은 정년이 연장되기도 한다. 이것은 사회의 노동연령구조를 변화시키는 고령화의 영향 중의 하나라고 볼 수 있다.

3. 고령사회의 문제점

새로운 고령사회는 여러 가지 사회적 문제점을 발생시키고 있다. 요약하면 다음과 같다.

1) 인구의 고령화의 급속화

세계적으로 고령화가 촉진되어 사회적으로 커다란 문제가 발생하고 있다. 선진국의 고령화도 문제지만 더욱 큰 충격은 세계인구의 큰 부분을 차지하는 아시아권의 고령화 속도이다. 특히 일본은 물론, 우리나라와 중국, 인도를 포함한 동남아시아 국가의 인구 고령화 속도가 급속도로 진행되는 현실은 인구학적 운명(demographic destiny)을 암울하게 한다.

고령화 추세가 지속된다면 사회적 노쇠현상이 초래되고 국가경쟁력 또한 큰 위협을 받을 수밖에 없다. 따라서 이러한 명백한 사회적 인구동태의 변화에 대한 적극적 대응방안의 개발은 화급을 다투는 사안이 되고 있다.

2) 남녀 성비의 격차로 가중되는 혼란

한국적 상황에서 또 다른 인구 패턴문제는 성비(性比)의 차이이다. 세계적으로 남녀 출생비는 남녀평균 105/100의 비율임에 반하여 우리나라는 115/100 정도의 비율을 유지하여 2020년대에는 결혼적령기에 이른 남성 중 70만 명 정도가 오로지 남성초과 현상으로 인하여 결혼할 수 없게 된다는 인구문제가 발생될 수밖에 없고, 고령층의 경우는 상대적으로 여성인구가 급증하고 있어 세계적으로 65세 이상은 남녀비가 1 : 2이고, 85세 이상은 1 : 4, 100세 이상은 1 : 7인데 우리나라의 경우는 여성비율이 훨씬 더 높다. 따라서 고령층 여성화와 청년층의 남성 편중화는 새로운 사회문제를 발생시킬 가능성이 있다.

3) 문화적 충격 극복

평균수명이 낮았던 시절 60대 이상의 노인은 현대에 비해 상대적으로 충분한 부양 잠재율이 있었기 때문에 굳이 생산적 주체일 필요가 없었다. 따라서 노인은 사회적으로 존경과 우대의 대상이었고 경쟁의 대상이 아니었다. 유학사상으로 충만된 동양권에서는 충효사상을 바탕으로 노인에 대한 공경을 사회적으로 제도화 하였다. 그러나 시대의 변화에 따라 노인층 인구가 급증하고 사회·경제적 환경이 급변함에 따라 노인의 희소성이 사라졌고, 경제적 피부양자로서의 사회적 부담이 크게 증대하는 요인이 되고 있다. 따라서 현대의 노인들은 과거의 노인에게 제공되었던 충효를 바탕으로 한 공경은 기대할 수 없는 회색지대에 놓이게 되어, 이로 인한 문화적 충격은 심각할 수밖에 없다.

생각해보기

자신이 20~30대였던 시절의 사회적 문화와 현재의 사회적 문화에서 가장 큰 변화를 생각해 봅시다.

– 사회적 문화의 변화

제 3 장 고령화 사회와 사회적 지지

1. 고령화 사회에서 가족과 지역사회

1) 노인에게 가족과 지역사회의 의미

한국 노인은 가족과 밀접한 관계를 유지하고 있으며 그들의 재산을 사회복지에 기부, 불우이웃돕기 등 사회에 환원한다기보다는 재산 전부를 자녀나 가족에게 물려주는 경우가 많다. 이런 노인에게 있어 가족은 1차적인 환경으로 노인과 사회를 연결해주는 중간적 역할을 수행하여 왔다. 즉 가족은 노인을 위한 사회적 통합과 재정적, 정서적 지원, 신체적 보호를 제공하는 원천이라 할 수 있다. 가족은 사회의 기본단위로서 그 구성원이 서로 어울려 상호 의존하고 협동하며 살아가는 최소의 집단이다. 각 가족의 구성원들은 함께 성장하며 일련의 발달과정을 거치게 된다.

가족의 주요 기능은 가족원들이 사회적으로 인정된 사랑과 관심을 교환하며 서로간의 이해와 도움을 추구하는 데 있다. 또한 가족은 일생을 통해 개인 또는 집단으로 그 구성원들을 지지하고 보호하는 능력을 가지고 위기에 적응하도록 하는 중요한 역할을 한다. 전통적으로 가족은 노인, 자녀, 손자녀 세대에게 정서적, 경제적, 상징적 유대를 제공하여 가족 내의 친밀감과 유대감을 표현하도록 하였다. 이러한 가족 내의 유대감은 노인이 육체적·사회적·심리적 안녕을 얻는데 매우 중요한 기능을 하였다. 노인의 심리적 안정은 노년기 고독이나 소외감을 극복하는데 도움을 줄 수 있다.

노년기는 신체, 정신적 기능이 저하되는 시기이다. 이 시기에 노인은 점차 사회활동과 주변에 대한 관심을 감퇴시키고 안정을 추구하게 된다. 생활범위가 좁혀진 노인은 그들의 관심과 접촉영역을 가족에게로 이동하게 된다. 즉 노년기에 가까워질수록 대부분의 사람들은 가족구성원으로부터 사회적 지지를 얻게 되므로 가족은 노인에게 가장 의지가 되는 대상이 된다. 노인에게는 정서적 지지, 충고, 안내, 정보제공, 물질적 원조, 필요할 때 친구가 되어주는 것, 어려움이 있을 때 보살펴 주는 것, 전문적 서비스를 받도록 돕는 것 등 다양한 형태의 보호와 서비스가 필요하다.

현대 여러 국가에서 노인의 부양은 가족에게서 노인 자신으로, 그리고 다시 국가 등 공적기관으로 이행하고 있는 실정이다. 그러나 국가나 사회가 제도나 법률을 아무리 정비하고 시설이나 지원체제를 증가시킨다고 해도 가족만큼 노인에게 보호와 서비스를 제공할 수는 없을 것이다. 실제로 공적부양제도가 실시되고 있는 서구에서도 노년기 부모에게 가장 중요한 지지체계는 가족으로 나타나고 있다. 가족은 개방체계이므로 가족구성원들은 서로에게 환경이 되어주어 한 사람에게 위기발생시 위기를 맞는 당사자는 물론 그 가족에게도 정서적으로 큰 위협을 준다. 그러므로 가족지지는 순조롭게 위기에 대처하고 변화에 적응하도록 촉진하는 역할을 하며 긍정적 정서를 가진 가족은 노인에게 에너지를 투여하여 노인의 스트레스를 감소시키고, 질병의 위험을 감소시킬 수 있다.

가족 중심적인 우리 사회의 노인에게 있어 가족은 더욱 더 특별한 의미를 갖는다. 가족은 노인의 모든 신체적, 경제적, 사회적 및 정신적 지지체계의 근원이었다. 오랫동안 우리 사회에서는 노부모 부양을 가족의 의무수행으로 여겨왔다. 효는 부모를 위한 봉사와 공경을 의미하는 것으로 애정을 기초로 한 효의 이행은 노인의 건강한 삶을 책임지는 기준이 되었다. 우리 사회에서 산업화, 핵가족화 등으로 과거보다 가족부양 체계가 약화된 현재에도 효는 생활원리로 남아 있다. 여전히 노인들에게 가장 중요한 지원체계는 가족지원 체계이며 그 바탕은 애정과 정에 기초한 효의 가치라고 볼 수 있다.

누가 노인을 돌보고 노인의 욕구충족에 누가 얼마나 기여하는가는 문화에 따라, 시대에 따라 다르지만 사회보장이나 여러 제도 및 시설의 제공이 모든 가족의 보호기능을 대체할 수는 없는 것이다. 특히 노인의 연령이 많아질수록 가족 이외의 어떠한 제도, 어떠한 기관보다도 가족의 중요성이 커지게 된다. 그러므로 노인에게 있어 가족은 생활만족과 삶의 질의 기초라고 할 수 있다.

생각해보기

노인에게 가족이란 어떤 존재인지 생각해 봅시다.
– 나에게 가족
– 노인에게 가족

2) 노인을 둘러싼 가족과 지역사회 환경의 변화

사회가 발달하고 정보사회 또는 후기 산업사회에 진입하는 과정에서 노인의 가족 및 지역사회 생활환경에 많은 변화를 가져왔다. 전통적으로 가정의 울타리 속에서 존경받으며 지내던 노인이 고령화 사회로 접어들면서 가정에서 부담스러운 존재로 나아가 학대받는 존재로 변화하고 있다. 반면 전통적으로 노인은 수동적인 집단으로 간주하던 생각에서 능동적이고 다양한 집단이라고 생각하는 인식의 변화도 동시에 일어나고 있다.

(1) 가족원 수 변화

우리나라의 평균 가족원 수는 매우 빠르게 감소하고 있다. 반면에 혼자 사는 가구의 비율도 빠르게 증가하고 있다. 이는 노부모 부양자녀수의 축소로 노인부양을 더 이상 가족에게만 맡길 수 없는 상황이 되었음을 의미한다. 지난 30~40년 동안에 일어난 한국 가족의 소규모화는 단순히 가구원의 수가 줄었거나 핵가족화가 진행된 것이 아니라 한국사회의 전반적인 가치 또한 변화하고 있음을 암시한다.

〈표 1–3〉 한국의 연도별 평균 가족원(세대원)수 (단위 : 명)

연도	1960	1970	1980	1990	2000	2010	2020
가족원	5.5	5.2	4.6	3.7	3.1	2.9	2.7

출처 : 장래인구추계. 통계청. 2011

(2) 노인가구 증가

최근 산업화, 도시화가 진행되면서 노인독신 가구와 노인부부 가구, 즉 노인단독 가구의 비율이 크게 늘어나고 있다. 우리나라 노인가구 구성은 기혼자녀와 동거하는 가구의 비율이 전체노인의 1/2 혹은 그 이상으로 여전히 가장 많은 노인가구 형태이지만 점차적으로 줄어들고 있고, 노인 단독가구는 상당히 증가하고 있다. 미혼자녀 동거가구도 미혼자녀들이 취업, 교육 등의 이유로 독립된 생활을 하는 경우에 기인한 것이며, 상대적으로 노인 단독가구의 증가를 가져온다. 노인의 기혼자녀 동거가구 비율이 감소하고 점차 노인 단독가구의 비율이 증대하면서 의존노인에 대한 문제가 야기되고 있다.

(3) 부양의식의 변화

우리사회는 지난 30년간에 걸친 급속한 경제성장 과정에서 많은 변화를 경험하였다. 산업화의 영향으로 전통적 가족주의가 쇠퇴하고 있으며 점차 가족의식은 개인주의화되고 있다. 우리의 가치관 및 의식의 변화는 현대사회의 노인문제 발생에 영향을 미치고 있다. 또한 우리 사회에서 전통적 장남 위주의 가족부양 의식에서도 많은 변화가 나타나고 있다. 노부모 부양책임에 대해서도 장남이 부양책임을 져야 한다는 경우는 점차 줄어들고 아들, 딸 모두가 부양책임이 있다는 경우는 점차 늘어나고 있는데 그럼에도 불구하고 아직 한국노인들은 가족으로부터 자립하여 스스로 노후부양 문제를 해결하기는 어려운 여건이다.

(4) 노인부양자 기혼여성의 사회참여율 증가

가족의 일은 전통적으로 여성의 영역으로 분류되어 왔고 보살피는 행위는 여성적인 특성에 맞다는 관념 때문에 대개 딸이나 며느리 등 여성들이 노인의 수발자 또는 돌보는 이로서의 역할을 담당해 왔다. 즉 여성들은 가족의 보호와 재생산에 그리고 가족의 심리사회적 안녕의 지지와 평안을 제공하는 보이지 않는 보호자로서, 노인과 장애인 그리고 아동과 같은 의존가족원을 가정에서 보호하는 것을 원칙으로 생각하여 간병과 수발, 양육과 지원 등을 보호하는 것을 원칙으로 생각하여 간병과 수발, 양육과 지원 등을 수행해 왔다.

그러나 현대사회에서는 여성의 고학력화, 여성지위의 향상 등으로 여성의 취업이나 사회참여가 계속 증가하고 있으며, 이는 장기적으로 보호를 요하는 의존가족원의 부양에 대한 문제를 제기하고 있다. 우리나라 여성의 경제활동은 지속적으로 증가하고 있고 특히 기혼여성의 경제활동이 미혼여성의 경제활동 참가를 앞지르고 있다. 이는 여성이 가족 내 보호기능을 전담하던 전통적 부양체계에서 변화 및 약화가 일어나게 됨을 뜻한다. 따라서 현대사회에서 여성의 경제활동 참여 확대에 따라 가족 중 보호를 담당할 인적자원의 부족으로 인해 가족에 의존하던 노인부양 문제는 표면으로 드러나고 있다.

(5) 소자녀 가족의 증가

우리나라의 출산율은 점점 떨어지고 있다. 선진국에서 100년에 걸쳐 만들어진 저출산이 우리나라는 불과 30년이라는 짧은 기간에 이루어졌으며 소자녀 출산으로 인한 인구의 노령화가 계속되면 급격한 노인부양 문제를 야기한다.

3) 노년기 가족 및 지역사회관계

(1) 노년기 부부관계

노년기에 얼마만큼 자신의 생활에 적응하며 만족하는가는 성공적인 노화와 크게 관련이 된다. 오랫동안 서로의 경험을 공유하며 함께 어려운 난관을 극복해 온 부부들에게 노년기의 조화로운 부부간의 적응은 생의 마지막 단계에서 개인의 만족이나 자아 통합감을 갖게 하는 주요인이 된다. 그러나 노년기는 바쁘게 살아온 지난날과는 달리 서로가 건강이 약해지고 활동력이 감소하는 시기이므로 노년기 적응을 잘 이루기 위해서는 이를 수용하고 적응하는 자세가 필요하다. 또한 노후의 10~15년은 배우자와 함께 생활하는 제2기 부부기를 맞게 될 가능성이 높으므로 특히 노년기 부부관계에 관심이 있어야 하겠다. 부부는 자녀가 부모 곁을 떠나면서 그들만 남게 된다. 은퇴 전에 부부의 공동관심은 자녀양육과 생활비였지만 그 후에는 서로에 대해 관심을 갖는다. 즉, 20년 이상을 부모로서의 역할과 의무감 속에서 바쁘게 살아온 부부가 다시 서로를 바라 볼 수 있게 되면서 그들의 부부관계에 대한 재평가를 하게 된다.

전통적인 성역할을 가장 엄격히 구분지어 행동하는 시기는 부모역할에 적극적으로 참여하는 중·장년기이다. 자녀 양육기가 끝나고 노년기에 들어서면서 안과 밖의 일을 엄격하게 분리하던 남녀의 성역할 차이는 점차 사라지게 된다. 노년기에 배우자를 상실한 노인들은 배우자 상실 그 자체만으로도 생활만족이나 사기가 저하된다. 노년기는 신체

기능감퇴가 진행되어 대인과의 접촉이 어렵고 정신적으로도 소외감을 느끼며 고독해지는 시기이므로 이 시점에서 배우자와 사별 또는 기타의 이유로 홀로된다는 것은 심리적, 정신적, 육체적 충격을 가져오는 일이다. 배우자의 상실로 홀로된 사람이 이러한 충격을 극복하기 위해서 배우자의 친밀함을 대신할 새로운 배우자를 찾아서 또 다른 인생을 시작한다는 것은 성공적인 노후를 마감하도록 하는 데 매우 중요하다. 그러나 우리나라에서는 전통적인 유교적 가치관으로 인하여 나이든 노인의 재혼에 대해 도덕적으로 바람직하지 않게 여기고 있다. 더욱이 여성 노인에게는 정절을 강조하여 혼자 살아가는 것을 미덕으로 여기고 있는 폐쇄적 가치관으로 노년기 재혼은 적극적으로 권장되지 않고 있다. 또한 자녀들도 죽은 부모에 대한 예의나 재산 분배에 대한 문제, 홀로된 부모님을 잘 모시지 못한 것으로 인식할지 모른다는 남의 이목 때문에 노부모의 재혼을 반대하고 있다. 노인 스스로도 낡은 성도덕관이나 자기 억제로 재혼을 기피하고 있고 재혼을 원하는 노인들이라고 하여도 그들의 재혼을 유지시켜줄 만한 재정적 여건도 갖추지 못한 경우가 많아 재혼의 걸림돌이 되고 있다. 뿐만 아니라 노인의 재혼에 대한 상담기관이나 전문 인력이 적어 노인들의 재혼 성립에 장애가 되고 있다.

노년기의 부부 적응에서 고려되어야 할 중요한 문제 중의 하나는 성적 적응이라 할 수 있다. 노인은 심리적, 신체적인 면에서 노화과정을 겪고 있으므로 노인이 성적 관심을 갖는 것은 별로 바람직하지 못한 것으로 여겨져 왔다. 그러나 노인들의 성기능은 노화와 함께 감퇴하는 경향이 있지만 상당히 고령에 이르기까지 지속되는 것으로 나타난다. 특히 많은 남성들은 나이가 들어도 정도의 차이는 있지만 성적 활동은 지속되고 있는 것으로 나타난다.

〈죽어도 좋아〉라는 영화 한 편이 화제가 된 것은 지금까지 금기시되었고 도덕적인 잣대로 감히 시도되지 못했던 노인의 성을 다뤘기 때문이고, 이제는 숨기고 표현하는 것조차 수치스럽게 여겼던 문제를 당당하게 표현하고 문제해결을 위한 노력이 있어야 할 것이다. 행복하고 만족스런 노년생활을 위해서 신체적, 심리적 변화에 따른 부부간의 성적인 조화는 매우 필요한 일이며 노인의 성생활에 대한 부정적인 태도의 변화가 필요하다.

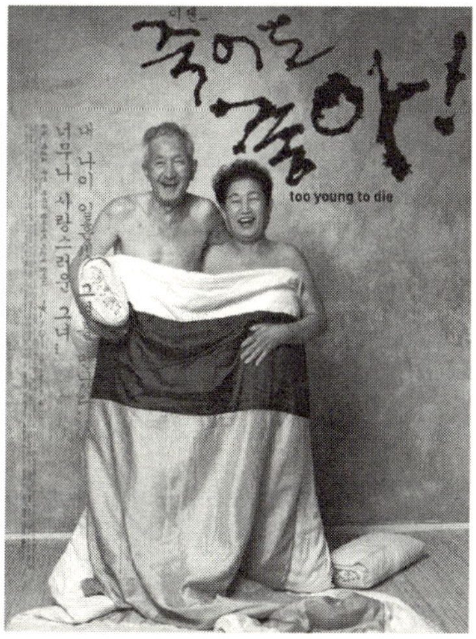

〈그림 1-1〉 영화 “죽어도 좋아”

(2) 노부모와 자녀관계

대부분의 노인에게 있어서 자녀들은 관심의 대상이다. 이것은 노인의 생활범위가 청·장년기 때보다 축소된 것과도 관련이 있지만 일반적으로 부모는 자녀에게 지속적인 혜택과 도움을 주어왔기 때문에 자연스럽게 자녀에게로 관심이 이동하게 된다. 부모-자녀관계는 개인의 일생을 통하여 지속되는 가장 긴 관계 중의 하나이다. 부모와 자녀는 살아가는 동안 성인 자녀의 독립성 증가, 노부모의 의존성의 증가와 같은 독립성과 의존성의 양면을 원만히 조정해 나가야 한다. 가족 내에서 노부모-성인자녀 관계는 사회적으로 허용된 상호 의무와 가족의 결속에 기초한다. 가족의 의무는 즉각적으로 서로 주고받기보다는 연속적인 것으로 부모는 자녀를 돌보는 책임과 의무가 있고 자녀들은 부모가 베푼 은혜에 책무감이 있는 것이다.

결속도는 가족원의 유대감을 나타내는 것으로 가족이 정상적으로 기능하는데 도움을 주고 위기에 원만히 대처하도록 하는 원동력이 된다. 노인이 자녀와 자주 접촉하고 서로 연락을 한다는 것은 자녀와 결속관계를 유지하고 있다고 볼 수 있다. 노부모-성인자녀 간 잦은 접촉과 연락은 노인의 사회적 고립과 심리적 불안을 감소시키는 요인이 될 수 있다. 대체로 노인의 연령이 낮고 일상생활을 수행하는 능력에 별 어려움을 느끼지 않으며 접근이 쉬운 가까운 거리에 자녀가 살수록 노인과 자녀가 자주 접촉하며 연락할 가능성이 높다. 노부모와 성인자녀 관계에서 서로 주고받는 원조는 자녀로부터 부모에게로의 일방적인 것으로 생각되기 싶다. 그러나 노년기 부모 자녀간의 원조는 자녀로부터 부모에 대한 일방적인 원조만이 아니라 상당히 많은 경우에 상호적이거나 어떤 경우에는 부모로부터 자녀에 대한 일방적인 원조가 되는 경우도 있다. 부모와 자녀세대 간의 원조에서 어느 한쪽만이 원조를 제공하고 한쪽은 원조를 받기만 하는 쪽이라고 단정 지을 수는 없으며 노부모와 성인자녀 간에는 여러 가지 상호간 교류가 있다고 볼 수 있다.

많은 연구들에서 노부모와 성인자녀 관계의 결속관계는 단순히 의무감에서가 아니라 애정적인 유대감에서 비롯될 때 그 만족도가 높게 나타난다. 즉 자녀와의 상호 작용에서 노부모에게 보다 중요한 원조나 상호 교류는 단순히 물질적이 제공보다는 따뜻한 말 한마디나 위로가 있는 정서적 유대감으로 나타나고 있다. 노년기의 사회적 관계가 주로 가족, 특히 자녀를 통해 이루어진다고 보면 노부모와 자녀 상호간에 애정을 중심으로 관계의 질을 형성하는 것은 노년기의 생활만족도와 삶의 질을 향상시키는 일이다.

또한 노부모-자녀 관계에서 중요하게 고려되어야 할 사항이 세대 차이와 갈등이다. 가족체계는 끊임없이 변화하며 가족원은 이에 대처해 나가야 하므로 어느 정도의 마찰은 계속 경험하게 된다. 부모와 자녀간 관계의 질적인 면에서 나타나는 주요한 문제나 갈등은 고부간의 불화 또는 갈등, 부모의 간병에 있어서의 갈등, 부모의 기대에 대한 자녀처우의 불만족 등이 있다.

(3) 노인과 친척, 친구, 이웃

노년기의 친척관계 특히 형제자매 관계는 삶의 만족에 지대한 영향을 미치며 고독감이나 소외감을 완화시키는 정신적 의지가 된다. 더욱이 배우자가 없는 노인, 자녀가 없는 노인에게 형제자매 간의 유대 및 친척 간의 관계는 중대한 비중을 차지한다고 볼 수 있다. 형제자매들은 일생을 통해 서로에게 많은 영향을 미치며 다른 관계에 비해서 상호작용의 빈도가 높은 특성을 갖고 있다. 현대사회의 여러 변화들은 형제자매 간의 관계를 중요하게 부각시키고 있다. 즉 가족규모의 축소는 형제자매 수, 형제간 나이차의 감소를 가져왔다. 이것은 형제자매간의 상호 의존성을 증가시키고 강도를 강하게 하는 요인이 되고 있다. 또한 평균수명의 증가로 형제자매가 함께 살아가는 시간이 연장되었으며 더욱이 자녀가 성장해서 모두 떠나고 배우자 사망 후 홀로 남는 노인들에게 사회적 지지의 제공체계로서 형제관계는 매우 중요한 것이다. 노년기 형제자매 관계는 여러 형태로 나타날 수 있으며 적개심이나 시기심이 매우 높고 친밀하지 않으며 서로간의 도움을 전혀 교환하지 않은 형태일수도 있다. 우리나라 노인들의 경우 대체로 형제 및 친척 간에는 빈번한 상호도움이 있다고 볼 수 없으나 아플 때 보살펴주거나 교통편의 제공, 당황하고 힘들 때 이야기를 들어주는 등 정서적, 신체적으로 원조를 해주고 있다. 특히 노부부만 동거하거나 노인이 별거, 사별의 상활에 있을 때 그리고 저소득층일 때 형제 및 친척간의 원조가 활발하다. 이는 형제자매 및 친척은 노년기에 또 다른 심리적 지원체계로써 또는 가족의 보완체계로써 그 역할을 담당하고 있음을 보여준다.

최근 삶의 의미와 정서적, 심리적 만족을 가족 외부에서 찾으려는 노인들이 점차 증가하고 있다. 전체 노인인구에서 차지하는 비중으로 볼 때는 적지만 가족에 기반하지 않은 새로운 역할과 위치 등을 가족 외부의 친구관계, 단체 활동, 사회활동 등에서 찾고자 하는 노인들이 최근 들어 점차 가시화되고 있다. 비록 노인들에게 가족관계가 중요한 인간관계지만 타인들끼리의 우정은 자발적인 것이므로 친구 간 우정관계 또한 노인의 삶에서 의미 있는 인간관계라고 볼 수 있다. 친구관계는 대부분 생활주기상 같은 단계에 있거나 유사한 상황에 처해 있을 때 형성하게 되므로 서로 의지의 대상이 될 수 있다. 많은 노인들이 친구와 이웃을 거의 구분하지 않고 있으며 이들의 관계는 상당히 중복되어 있다. 노인들이 친구를 만나는 계기는 주로 이웃이며 경로당, 종교 활동, 학교인 것으로 나타나고 있다. 취미나 학습활동, 직장 등과 같은 좀 더 다양한 측면에서 친구를 만나는 것은 별로 많지 않다. 대체로 연령이 낮을수록 학교나 직장 또는 친목회 등의 사회활동을 통해 사귄 친구들이 많은 반면에 연령이 높을수록 이웃에서 사귄 친구가 많은 경향이 있다. 일반적으로 남자노인은 여자노인보다 친구와 더 빈번하게 접촉하고 있지만 여성들은 전통적으로 가족의 사회적 관계에 많은 역할을 담당해 왔기 때문에 남성보다 쉽게 친구, 특히 동성의 친구와 친밀한 관계를 견고히 유지할 수 있다.

그러므로 여성이 남성보다 더 친밀하면서도 의미 깊은 관계를 형성한다고 볼 수 있다. 만일 현재의 노인인구가 계속 이런 추세로 증가한다면, 노인들에게 우정은 단지 선택의 문제이거나 또는 젊은 집단으로부터 소외되는 것이 두려워서 맺는 관계가 아닌 몇 안 되는 아주 중요한 기본적인 관계 중의 하나가 될 수도 있다. 즉 계속해서 출산율과 사망률이 감소하여 인구 고령화 현상이 지속되면 노인들에게 보호와 지원을 제공해줄 가족의 수는 확연히 감소될 것이다. 따라서 자발적인 우정은 노년기에 편안함을 주는 또 다른 중요한 요인이 될 것이다.

생각해보기

노년기의 우정에 대하여 생각해 봅시다.
- 노년기의 우정

2. 고령사회를 위한 가족과 지역사회의 과제

노인이 가족과 지역사회에서 안정된 삶을 구축하기 위해서는 가족 이기주의 극복, 공동체성 회복, 가족의 지원체계 강화, 효의 재검토, 노인부양 책임의 법제화, 양성평등 사회로의 전환 및 노인세대의 정보화로의 유인을 적극 추진해야 한다.

1) 가족 이기주의 극복

과거에는 우리의 강한 가족주의가 사회의 경제를 발전시키는데 기여한 바가 크며 사회의 통합요인으로도 작용하였다. '우리가족만은 잘 살아야 한다'라는 말속에는 다른 가족을 제외시킬 뿐 아니라 한 가족 중에서도 노인은 제외시키고 젊은 부부와 그 자녀만을 의미하기도 한다. 따라서 자신의 가족 속에 속해있거나 이웃에 있는 노인에 대한 효를 기대하기가 어렵다. 젊은 세대 중심의 핵가족 이기주의를 극복하는 것은 우리가 다양한 가족들, 다양한 노인들을 사회적으로 수용할 수 있는 중요한 요인이다.

2) 공동체성 회복

출산율이 점점 낮아지고 있는 우리사회는 개인주의, 개별화를 넘어 서서 공동체성을 다시 회복하고 젊은 세대와 노인세대가 섞여서 자신의 가족뿐 아니라 이웃 간의 유대를 돈독히 하면서 건강한 공동체적 삶을 추구할 수 있는 터전을 마련해야 한다.

3) 가족의 지원체계 강화

현재 65세 이상 노인의 대다수가 지역사회 내 일반 가정에서 생활하고 있는 재가노인이다. 이들 노인과 그 가족들에 대한 지원체계가 제도적, 정책적으로 마련되지 못하면 그나마 남아있는 노인과 가족과의 유대의 끈이 끊어진다. 또한 현대사회에서 실천할 수 있는 부모-자녀간, 조부모-손자녀 관계 강화 프로그램을 개발하여 학교, 사회단체를 통해 보급한다. 특히 가족 이기주의의 고조로 인한 인본주의적 가치관의 붕괴에 대한 많은 사람들의 우려를 감안하여서 보다 공동체적인 삶을 지향하고 타인을 이해하는 방향으로의 전환을 위해서 세대 간의 통합을 꾀할 수 있는 다양한 프로그램의 개발이 필요하다.

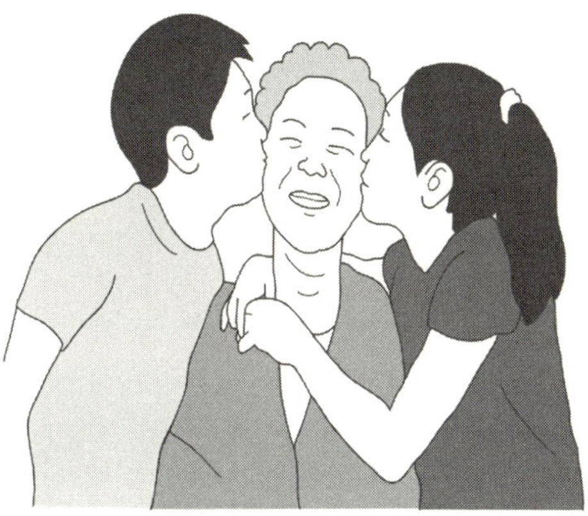

〈그림 1-2〉 노년기와 가족

4) 효의 재검토

우리 사회는 오랫동안 효를 중요한 가치로 내재화하여 효가 아직도 영향력 있는 사회적 가치로 존재하고 있다. 오늘날 유교문화 전체적 체계는 대부분 해체되었다 할지라도, 그 일부로서 효는 그것이 가진 장점과 긍정적이고, 순기능적인 가치에 의거하여, 시간을 넘어서 붕괴되지 않고 아직 한국 가족문화의 부분으로 남아있다. 또한 대체적으로 노인은 효를 원하고 자녀도 효에 대한 의식이 남아있기 때문에 현 시대에도 여전히 효를 기반으로 한 노인부양은 계속 지속되고 있으므로 그에 따른 구체적인 실천방법을 프로그램화하는 것도 필요하다고 할 수 있다.

5) 노인부양 책임의 법제화 ; 노인부양구상권의 도입

노인부양구상권이란 노인을 부양하는 개인 및 시설이 부모를 부양하지 않는 자녀에게 부양에 소요되는 비용을 청구할 수 있는 법적 근거를 마련하자는 것이다. 전 세계적으로 직계가족과 배우자는 부모에 대한 부양의무가 있음을 법으로 정해놓고 있지만 부모부양을 기피하는 자녀를 상대로 제3자가 법적으로 부양비를 청구하는 사례는 흔하지 않다. 싱가폴에서는 1995년 '부모부양법'을 제정하였는데, 이 법에 의하면 자녀들이 경제적 능력이 있음에도 불구하고 부모부양을 기피하는 경우 그 부모는 자녀에게 부양비용을 요구할 수 있도록 하고 있다. 이외에도 자녀의 부모부양을 법으로 혹은 제도적으로 마련하고자 하는 움직임이 많은 선진국에서 이뤄지고 있다.

6) 양성평등 및 양계적 사회 전환

오늘날 여성의 사회적, 경제적 참여가 점차 증가되고 있고 계속적으로 증가할 전망이다. 여성의 사회참여가 가족의 생계보호를 위한 일시적인 취업이 아니라 경제적 부양자 역할을 지속하려는 경제적 주체로서의 의식변화가 일어나면, 여성이 가족 내 보호기능으로 전담하던 전통적 부양체계의 변화가 일어날 것이다. 여성의 사회참여 증가가 여성이 갖는 1차적 부양자로서의 돌봄의 역할을, 양성 간의 돌봄의 나눔 과제로 추구되어야 할 뿐 아니라 취약한 고령노인의 증가, 가족문화의 변화와 여성의식의 변화 등의 현상은 기존 가정 내에서 여성들이 담당해온 보호와 돌봄의 역할을 남성과 사회적 부양의 돌봄과 보호로 지원, 분담될 수 있도록 해야 한다. 또한 노부모 부양책임에 대한 태도와 관련하여 노인과 자녀 모두가 효나 부양에 대한 기대를 아들과 딸에 구분하여 갖지 않도록 하여 이에 걸맞게 법이나 제도 등 사회 전체가 양계적 사회로 나아가야만 딸에게 부양받는 노인이나 효를 실천하는 딸 양쪽에 불이익이 없고 소외받는 노인들이 줄어들 것이다.

7) 노인세대의 정보화

인터넷을 사용하는 인구는 점점 증가하여 전 인구 인터넷 필수품화 사회로 접어들었다. 정보화 교육에 대한 노인들의 관심이 높아지면서 정부와 민간기관이 시행하고 있는 노인 정보화 교육마다 신청자들로 북적인다. 컴퓨터를 사용하는 노인들은 그렇지 않는 노인들보다 상대적으로 더 쉽게 다른 세대로 융합될 가능성이 높다. 필요한 정보를 얻고 다른 세대의 관심사나 생각을 접하고 같은 세대와도 생각과 주제를 공유함으로써 사회적, 정서적 소외감과 고독감을 줄이고 사회의 한 구성원으로의 소속감도 가질 수 있을 것이다.

제 4 장 노인활동지도론의 필요성

우리나라는 2000년대에 접어들어 출생률의 감소와 평균 수명의 연장으로 인해서 노인 인구가 급격하게 증가하게 되었다. 노인인구의 증가로 인한 고령화 사회로의 진입은 우리나라뿐만 아니라 전 세계적인 사회문제로 대두되고 있다. 앞으로는 이러한 노인 인구를 어떻게 관리하는지는 중요한 문제가 될 것이다. 노인 인구의 증가는 만성질환과 합병증의 증가로 요양서비스의 요구 증대와 노인의 일상생활 또는 신체활동 지원에 필요한 다양한 도움이 필요한 실정이다. 노인의 수가 늘어나는 만큼 노인 문제 또한 다양해지고 시대가 변화함에 따라 그 욕구 또한 높아지고 있다. 이를 위해서는 노인들의 특성을 정확하게 파악하고 이들에게 적절한 역할을 부여하는 것이 필요할 것이다. 따라서 노인의 활동을 지원하는 인력의 필요성이 증대될 것이다. 노인의 활동을 지원하는 인력은 다음과 같은 내용에 대해서 전문적인 이론적 지식과 실제적 적용능력을 갖추어야 한다.

첫째, 고령사회와 노인에 대한 기본적인 이해가 필요하다. 노인은 노화(aging)에 따른 여러 가지 변화를 많이 나타낸다. 노화란 성숙기 이후 세월의 흐름에 따라 나이가 들면서 생리적·생물학적 기능이 저하되어 개체의 항상성 유지가 불가능하게 됨으로써 죽음에 이르는 과정이다. 따라서 노화로 인한 신체적, 심리적, 인지적, 정신적인 변화와 역할변화에 대한 학습이 필요하다.

둘째, 일상생활활동에 대한 이해이다. 우리는 살아가면서 셀 수 없이 많은 다양한 활동을 수행하고 있다. 일상생활활동은 인간이 살아가면서 하는 많은 활동들 중 공통된 활동들이다. 일상생활활동을 독립적으로 수행할 수 없는 경우 다른 사람들의 도움을 많이 받게 되기 때문에 활동의 의존성이 높아지고 사회적 역할을 상실하게 된다. 따라서 일상생활활동을 독립적으로 수행할 수 있도록 노인의 생활환경 및 주변 여건을 정확하게 파악하고 평가 및 치료를 통해 노인들이 독립적으로 일상생활활동을 수행할 수 있도록 해야 한다.

셋째, 노인의 신체활동과 인지활동 프로그램에 대한 이해가 필요하다. 노인들은 노화를 통해서 인지적 기능과 신체적 기능의 퇴화를 겪게 된다. 이러한 감소된 인지적 능력과 신체적 능력의 유지 및 향상을 위해서 다양한 활동 프로그램들을 적용하게 된다. 따라서 노인들에게 적용할 수 있는 다양한 활동 프로그램에 대한 지식과 이러한 프로그램을 개발하고 적용할 수 있도록 해야 한다.

넷째, 노인을 위한 보조도구에 대한 이해가 필요하다. 일상생활활동에서 환경은 커다란 영향을 미치며 사용하는 도구의 종류 및 방법들도 달라진다. 복지용구를 사용하는데 있어 많은 환경적 차이를 가지고 있다. 어떤 사람이 어떠한 복지용구를 사용하여야 하는 것인가를 판단하는 것은 적절한 복지용구 제공에 필요하다. 이에 보조도구 종류, 복지용구 선택과정 등에 관해 학습이 필요하다.

넷째, 노인의 활동지도를 위한 다양한 방법을 적용함에 있어 노화를 바라보는 심리적 이론과 노화를 이해하는 심리적 측면에 대한 고려가 필요하다. 선행된 노화의 심리적 측면에 대한 이해를 노인상담 과정에 적용한다. 대상자의 요구사항, 필요사항, 문제점 등을 정확히 파악하기 위해 상담절차의 기본원리를 이해하고, 적용할 수 있도록 학습할 필요성이 있다.

다섯째, 노인의 여가활동에 대한 이해가 필요하다. 여가활동은 실제 우리 인간사회에서 다양한 의미로서 받아들여지고 있으며 실제적 적용의 측면에서도 매우 다양한 목적으로서 이용되어지고 있다. 특히 삶의 주기상 거의 마지막 단계에 있는 노인들에 있어서는 많아진 시간들로 인해서 그 의미가 노인의 생애발달단계상 가지는 의미가 매우 크다. 여가가 노인들의 삶에서 차지 할 수 있는 의미를 살펴보고 노인이 되어감에 따라 변화되어지는 여가활동들에 대해서 알아보며, 성공적인 여가활동 계획 수립에 대해서 학습이 필요하다.

여섯째, 성공적인 노후설계에 대한 이해가 필요하다. 노후설계를 위해 현재 자신의 재무, 건강, 인간관계, 일, 주거를 점검함으로써 실질적인 변화에 도움을 줄 수 있어야 한다. 성공적인 노후 생활을 위해 필요한 요건과 여러 가지 변수에 대해 이해하고 자신에게 적절한 노후설계 프로그램을 계획할 수 있는 역량을 확보한다.

노인활동지도론은 고령사회와 노인의 특성에 대한 이해를 위한 기초를 제공하고 노인들에게 제공할 수 있는 신체활동, 일상생활활동, 인지활동, 여가활동에 대한 이론적 내용과 사례를 통해서 전문인력들이 갖추어야 하는 기본적인 내용들을 제시하고 있다. 또한 노인들에게 실제적으로 도움이 될 수 있는 노후설계와 심리적, 정신적 지지를 위한 심리와 상담에 대한 방법을 제공하고 있다.

제 2 부

노인의 특성

제 1 장 노인의 특성 이해

과학기술과 의료기술의 발달로 인간의 수명은 점차 늘어가고 있다. 현대사회의 인구 증가는 예전처럼 출생률의 증가에 따르기도 하지만 사망률의 감소로 인한 증가가 점차 많은 비중을 차지하고 있다. 특히, 우리나라의 경우 출생률과 사망률의 저하로 인하여 2000년에 60세 이상 노인인구가 7%가 넘는 고령화 사회(aging society)로 접어들었고, 2018년에 노인인구가 14%가 넘는 고령사회(aged society)가 될 것이라고 예상하고 있다.

이처럼 노인인구의 변화에 따른 국가경제적 문제와 더불어 개인과 가족 간의 문제들이 발생하고 있다. 따라서 노인에 대한 전반적인 이해는 우리가 함께 살아가는 사회의 일원으로 필요한 역할이고 다가올 우리의 노후를 준비하는 첫 발걸음이다.

생각해보기

본인이 생각하는 노인은 몇 살부터인지 생각해 봅시다.
– 노인의 연령

노화(senescence)란 세월의 흐름에 따라 나이가 들면서 생리적·생물학적 기능이 저하되면서 죽음에 이르는 과정을 말한다. 노화의 특징은 보편성(universality), 내재성(intrinsicality), 진행성(progressiveness), 유해성(deleteriousness)의 4가지를 들 수 있다. 이에 비해, 나이를 먹는다(aging)는 것은 태어나서부터 시간의 경과와 함께 사람에게 일어날 수 있는 모든 과정 즉, 긍정적이거나 부정적인 것을 모두 포함한 현상을 말하는 것으로 부정적인 면이 강한 노화의 개념과는 약간 차이가 있다.

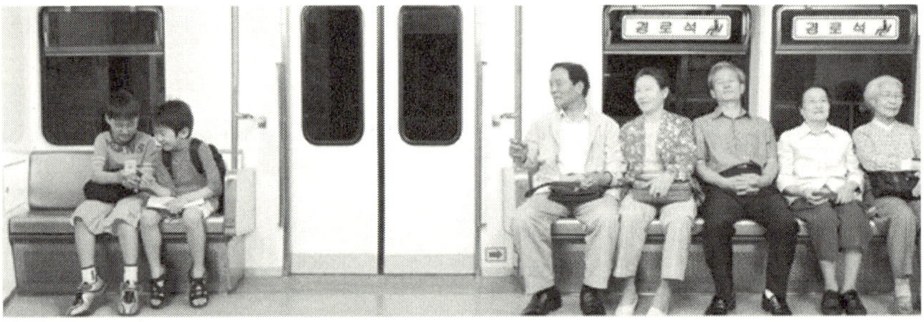

〈그림 2-1〉 고령화 사회

1. 노화와 관련된 이론

1) 노화이론

(1) 생물학적 노화이론

생물학적 노화이론에는 유전이론, 세포이론, 기관계통이론이 있다. 노화의 생물학적 이론은 생물학적 메커니즘을 알아내기 위해 제시된 다양한 이론들에 의해 영향을 받는다.

① 유전이론

유전이론은 비정상적인 세포나 돌연변이 세포가 노화를 유발한다는 것이다. 유전이론에는 단백질 합성오류로 세포기능이 손상된다는 유전자 오류이론, 세포가 방사선과 화학물질에 노출되어 DNA가 변이된다는 체세포 변이이론, 유기체가 나이 들면 특수한 양상으로 변화하며 이 변화는 이미 프로그램화 되어있다는 프로그램 이론이 있다.

② 세포이론

세포이론은 불안정한 세포 구성물질이 증가하여 비정상적인 세포성장으로 노화가 진행된다는 이론이다. 조직에서 정상적으로 분리되어야 하는 분자구조 사이에 강한 연결띠가 형성되어 탄력성이 감소되고 결국 신체기관의 유연성이 감소된다는 교차연결 이론이 있다. 또한 내적, 외적 스트레스에 의해 마모가 발생하여 기계처럼 기능이 쇠약해진다는 마모이론이 있다.

③ 기관계통이론

기관계통이론은 노화가 신경과 호르몬의 조절에 의해 일어나며, 내분비 물질의 균형유지 능력이 감소될 때 노화가 진행된다는 신경내분비 조절이론과 면역기능의 퇴화로 노화가 진행된다는 면역이론이 있다.

(2) 심리학적 노화이론

심리학적 노화이론에는 사회유리이론, 활동이론, 지속성이론, 사회교환이론, 성장발달이론이 있다.

① 사회유리이론

사회유리이론은 사회의 중심권에서 벗어나면서 노화가 발생하고, 다른 사회구성원들이 노인을 사회적 상호작용이 약화된다고 생각하여 사회로부터 분리시킨다고 본다. 노인의 사회유리는 사회와 노인 모두에게 이롭다는 이론이나 노화를 단순화시키고 사회적, 문화적 환경을 고려하지 않은 단점이 있다.

② 활동이론

활동이론은 유리이론과 반대의 입장으로 노년기는 적정수준의 활동을 지속적으로 해야 하는 시기이다. 사회적 활동은 성공적인 노화에 필요조건이며 신체적, 정신적 활동에 적극적으로 참여하면 노년기의 기능유지에 도움이 되고, 공식적인 활동보다 비공식적인 활동이 효과적이다.

③ 지속성이론

지속성이론은 젊은 시절의 성격성향이 지속되어 삶에 대한 적응방식이 사회적 변화를 무시하고 옛 방식을 고집하여 자기중심적, 고집쟁이, 사회에 무관심한 성격으로 비추어질 수 있다.

④ 사회교환이론

사회교환이론은 사회적 교환이 이득에 의해서 지속되며 사회적 이득은 만족도와 보상이다. 노년기는 사회적 상호작용에서 발생하는 이득이 감소하고 건강, 대인관계, 수입, 권력의 원천이 감소하고 사회 내 상호작용이 감소함으로써 단절이 일어난다는 이론이다.

⑤ 성장발달이론

성장발달이론은 에릭슨의 8단계 발달과정에서 노년기는 통합 또는 좌절기이다. 전생애의 성공적인 발달이 노년기의 적응 능력을 결정지으며 성공적인 발달과정을 이룬 노인은 노년기를 성공적으로 대처한다는 이론이다.

(3) 사회문화적 노화이론

사회문화적 노화이론에는 연령문화이론과 현대화이론이 있다.

① 연령문화이론

연령문화이론은 노인 우대 사상으로 연령에 따른 사회계층을 형성하여 사회적 지위와 역할이나 규범이 정해지며, 노인이라는 조건만으로 지위와 권력을 가진다는 이론이다.

② 현대화이론

현대화이론은 현대화가 사람들의 기본관념을 변화시킴에 따라 노인의 지위와 역할도 변화되어 노인이 독점하던 지식이 각 전문가에게 전수되어 노인의 권위가 도전을 받는다는 이론이다.

(4) 환경적 노화이론

환경적 노화이론은 인간의 행동이 개인과 환경의 상호작용에 의하여 생긴 산물이라고 본다. 인간작업모델은 인간을 의지, 습관화, 정신-뇌-몸 기능으로 이루어져 환경과 상호작용하는 존재로 인식하는 것이다.

(5) 고전적 노화이론

윌리엄 해밀턴 등이 창안한 고전적인 노화이론은 진화 방식을 통해 유전자가 어떻게 생명 사이클을 형성하는 지를 규명하고 있다. 그러나 이 이론은 유아 사망률이 해가 지나면서 급감하는 등 인간 생명 사이클의 다양한 현상을 다 설명하지 못하는 결함을 갖고 있다.

이에 따라 생물학자와 인구통계학자들은 고전적인 노화이론을 발전시킨 새로운 노화이론을 환영하고 있다.

① **프로그램설**

수명은 유전자에 의해 조절되고 있으며 노화는 이미 유전자 내에 프로그램되어 있다는 가설이다.

② **에러설**

DNA-RNA-단백질 합성계가 계속된 돌연변이나 화학적 변화로 인해 세포의 기능장애가 일어나 노화가 발생된다는 가설이다.

③ **교차 연결설**

여러 개의 반응기를 가지는 물질이 서로 가교를 형성하고 고분자와 결합하여 새로운 고분자를 형성하는 것을 교차이론이라 한다. 이 물질은 분해되기 어려워 세포장애를 일으킬 가능성이 있으며, 조직 내 침착이 노화의 원인이 된다는 가설이다.

④ **유리기설**

과산화지질과 같은 유리전자를 가지는 분자가 단백질, 핵산, 지방 등의 생체 구성 성분에 장애를 주어 세포기능을 저하시켜 노화를 일으킨다는 가설이다.

⑤ **면역 이상설**

나이가 들어감에 따라 면역세포의 기능이 저하되고 자가항체의 생성이 증가되어 면역반응에 이상이 생겨 노화가 일어난다는 가설이다.

(6) 대사조절설

세포대사 주기가 세포분열 속도에 영향을 주어 노화나 수명을 지배한다는 가설이다. 이상의 노화이론은 각기 노화 본질의 일면을 다루어 노화 발생을 설명하기는 어렵다. 현재는 노화나 수명을 결정하는 유전자가 있다고 생각하며 그러한 유전자를 발견하기 위한 연구가 행해지고 있다. 또한 노화는 유전자에 의해서만 결정되는 것이 아니며 환경인자(식사습관, 운동, 병의 유무 등)가 중요한 요인으로 영향을 받는다고 알려지고 있다.

제 2 장 노인의 신체적, 심리적 이해

노인은 신체적, 심리적, 사회적 여러 가지 요인에 따라 정의할 수 있으나 일반적으로 노인은 사회 통념상 연령에 따라 정의하고 있다. 노인의 기준은 60세 또는 65세이나 현재 대부분 통계자료에서 나타나듯이 퇴직 연령을 기준으로 65세 이상을 노인으로 정의하고 있다. 노인은 노화에 따른 여러 가지 변화를 많이 나타낸다. 노화는 사람이 일정시간 동안 살아가면서 변화되는 과정으로 몇 가지 특징적인 부분이 있다.

첫째, 노화는 모든 유기체의 공통적인 특징이다.

둘째, 노화는 시간에 따른 변화이다.

셋째, 노화는 개인마다 다르게 나타난다.

넷째, 노화는 막을 수는 없지만, 지연시킬 수 는 있다. 또한, 사람은 노화의 한 가지 이론으로 설명하기에 어렵다.

현재까지 밝혀진 근거자료에 의해 노화를 생물학적, 심리학적, 사회문화적으로 설명하고 있듯이 노인도 한 가지 변화를 통해 설명한다는 것은 불가능할 것이다. 따라서 우리는 노인을 신체적인 변화, 심리적인 변화, 정신적 및 인지적인 변화 측면에서 보고자 한다.

1. 노인의 신체적 이해

생각해보기

본인이 겪은 노화로 인한 신체적 변화를 생각해 보고 써 봅시다.

– 신체적인 변화

1) 피부계통의 노화

노화에서 자신과 타인이 쉽게 인지하는 부분이 피부와 모발(털)의 변화이다. 피부는 주름이 증가하고 흰머리가 많아지며 탈모가 시작된다. 피부는 외부 환경과 접촉이 많은 부분으로 우리 몸을 보호하는 방어막이며, 충격으로부터 몸을 보호하기 위해 충격을 흡수하며, 체온을 조절하고, 노폐물을 분비하고 비타민을 합성하는 등 다양한 기능을 수행하고 있다.

피부는 연령이 증가할수록 손상에 대한 회복 속도가 느려진다. 그리고 태양에 노출되는 시간이 많아지므로 피부조직의 두께가 감소하고 멜라닌을 생성하는 세포의 크기가 커져 활성화된다. 이런 변화로 인해 노인들의 피부는 얇아지고 더 투명하게 보이게 된다.

노화에 따른 피부의 변화를 보면 다음과 같다.

(1) 진피의 아교섬유가 점차적으로 뻣뻣해지고 파괴되어 섬유의 수가 줄어들어 조직구조가 불규칙해진다.
(2) 탄력섬유는 탄성을 잃어 서로 뭉쳐진다.
(3) 아교섬유와 탄력섬유의 변성이 생성을 초과한다.
(4) 랑게르한스 세포의 수가 감소되어 면역 반응성이 떨어진다.
(5) 피지선과 한선의 수와 기능의 감소로 인해 피부가 건조해지고 손상에 취약해지며 피하지방층의 감소로 인한 체온조절과 항상성 유지가 어려워진다.
(6) 각질세포의 증식이 둔화되어 피부가 얇아진다.
(7) 멜라닌 세포가 감소하고 모발이 탈색되며 피부에 불규칙한 색소가 침착된다.
(8) 손발톱과 털의 성장이 느려진다.

2) 근육뼈대계통의 노화

근육뼈대계통의 변화도 두드러지게 나타난다. 노인들의 자세는 굽은 허리, 가늘어진 팔다리에 다리는 넓게 벌리고 걸으며 시선은 아래로 두고 있다. 이런 자세는 일상생활활동에 많은 영향을 미치게 된다. 뼈대와 근육은 사람들의 대사과정과 항상성 유지에 중요한 역할을 하고 신체의 움직임과 안정성을 제공하는 역할을 한다. 특히, 노화과정에서 근육뼈대계통의 가장 큰 변화는 키와 자세이다. 노화가 진행되면서 척추사이 디스크가 얇아지고 간격이 좁아져서 척추사이의 거리가 짧아진다. 이로 인해 허리는 굽고, 머리는 앞으로 숙여져 있다.

뼈의 밀도와 질량에 관여하는 대사가 노화과정에서 빠르게 진행된다. 여성의 경우 폐경기 이후 에스트로겐의 분비 감소로 골격계의 노화가 빠르게 진행된다. 남성의 경우 50세 이후 매년 0.5%씩 뼈의 무게가 감소한다고 한다. 뼈대사과정의 문제로 주로 골절이 많이 발생하고 회복기간도 길어진다. 특히, 노인들은 척추뼈의 압박골절, 넙다리뼈머리(대퇴골두)골절 등이 자주 발생한다.

근육은 근육섬유의 수와 근육의 크기가 감소하고 근육의 위축이 나타나므로 근육 긴장도와 질량에서 많은 변화를 보인다. 특히, 근력을 담당하고 빠른 움직임에 관여하는 제2형 근육섬유의 크기와 수가 감소하므로 외부자극에 대한 반응시간과 움직임이 느려진다. 또한 관절의 유연성의 감소, 신체 정렬의 변화, 보행의 변화로 균형감각과 지구력이 떨어지므로 피로에 대한 저항성도 감소하게 된다.

3) 심장혈관계통의 노화

심장혈관계통은 세포, 조직 및 기관에 필수적인 물질을 공급하는 운반자이며 최적의 체액 환경을 유지시키는 역할을 담당한다. 특히, 심장은 다른 근육과 달리 연령이 증가하더라도 위축되지는 않고 근육량이 증가하여 심장벽과 심장 판막이 두꺼워진다. 근육량의 증가는 심장근육의 긴장도를 떨어뜨리고 심장의 수축과 이완능력을 저하시켜 심장박출량을 감소시킨다. 그리고 심장속막(심내막)에 지방이 축적되어 섬유화되고 두꺼워지는 경화가 일어난다. 이런 심장의 변화는 다른 기관에 치명적인 영향을 미치게 된다.

노화가 진행되는 노인이 질병을 가지고 있는 경우 신체활동이 없어지면서 근육섬유의 위축, 근육 대사의 감소, 관절의 움직임 감소, 안정성과 근력의 감소가 나타난다. 따라서 근육에서 요구되는 혈액량이 감소되면 심장박출량도 감소된다. 노화과정에서 근육뼈대계통의 변화와 함께 심장의 작용능력 저하가 있는 노인의 경우 활동 수준을 회복하는 능력에 심각한 영향을 미친다.

4) 호흡계통의 노화

호흡기관은 혈액의 기체 항상성에 영향을 미치며 사람의 모든 신체구조에서 필수적인 기능을 수행한다. 호흡기관은 혈액을 폐로 이동시켜 산소를 얻고 다른 부분에 산소를 공급하므로 심장혈관계통과 밀접한 관련성이 있다.

노화가 진행되면서 근육뼈대계통의 변화에 따라 가슴안(흉강)의 모양과 크기가 변하며, 갈비연골이 석회화됨에 따라 가슴우리의 운동성은 감소하고 느려진다. 갈비사이근육과 가로막은 탄력성을 잃어 호흡운동에 방해요소가 된다. 또한, 호흡과 관련된 호흡기도의 탄력성 감소, 허파꽈리(폐포)의 섬유화가 진행되고 탄력성이 저하되므로 호흡기능도 떨어지므로 잔기용량이 증가하게 된다. 실제적으로 허파는 수축하고 가슴벽과 가로막은 가동성이 저하되고 전체적인 공기의 이동이 감소하게 된다.

노화에 따라 섬모작용이 저하되고 허파꽈리의 대식세포의 활성이 저하되어 질병에 대한 비특이성 저항성이 저하되어 감염 가능성은 높아지고 질병을 더 심각하게 만드는 경우도 있다.

5) 소화계통의 노화

소화기계의 구조와 기능은 음식물을 섭취, 소화 및 노폐물의 제거와 관련된다. 노화로 인한 소화기계의 문제로 사망에 이르지는 않지만 기능의 약화로 일부 문제를 야기한다. 구강의 경우 혀의 맛봉우리(미뢰)와 침분비의 감소로 맛의 변화, 말하기, 삼키기, 씹기의 어려움이 많아진다. 식도의 경우 하부식도조임근(괄약근)의 약화로 인해 음식물의 식도역류가 되는 경우가 많아 가슴통증을 호소하고 삼킴장애(연하곤란)를 일으킨다. 이런 삼킴장애는 주로 질병(뇌졸중, 파킨슨병, 연수마비) 이후에 삼킴반사의 장애를 초래한다. 삼킴장애는 호흡의 적절하지 못한 멈춤, 기도의 폐쇄를 일으키며 적절한 영양섭취의 문제, 폐 내부의 음식물 흡인이 되는 경우도 많다.

위의 경우 노화로 인해 위점막의 위축, 위산분비 감소, 운동성 감소를 일으킨다. 위점막의 위축인 경우 위산, 펩시노오겐과 내인성인자의 분비를 감소시킨다. 이로 인해, 비타민 B12, 칼슘, 엽산 및 철의 흡수장애를 일으킨다. 비타민 B12결핍은 악성빈혈을 일으킬 수 있고 엽산의 흡수장애는 인지기능 및 면역력을 떨어뜨리고 칼슘과 철의 흡수장애는 뼈의 밀도저하와 철 결핍성 빈혈을 일으킨다. 위의 운동성 감소는 음식물의 위 배출을 지연시켜 충만감을 유지시키므로 식욕부진과 체중감소를 유발한다.

췌장의 경우 노화로 인해 췌장의 소화효소 분비가 감소되어 지방흡수와 소화에 문제를 일으킨다. 췌장의 랑게르한섬의 수가 감소되거나 섬유화로 당내성이 떨어진다. 간의 경우 노화가 진행되면서 부피와 혈류량이 점차 감소하고 단백질 합성이 떨어진다. 이러한 변화로 간의 해독능력이 떨어지고 지방소화를 촉진하는 담즙산을 생성 분비하는 담낭에 문제를 일으킨다.

창자의 경우 노화에 따라 많은 변화를 보이지 않지만 영양물의 흡수와 노폐물의 배설에 영향을 미쳐 충분한 영양흡수 기능을 수행하지 못하고 큰창자에서는 운동성 감소로 변비와 변실금을 경험하게 된다. 특히, 후자의 경우 노인들에게 기능적 장애뿐만 아니라 수치심과 두려움을 야기해 사회적 역할을 정확하게 수행하지 못하도록 한다.

특히 소화기계의 문제의 경우 작업치료사들은 소화와 영양섭취가 잘 되도록 면밀하게 검토해야 하며 노인들의 충분한 영양섭취가 가능하도록 세심한 배려가 중요하다. 이런 영양결핍은 차후에 사회적 및 신체적 활동을 저해하는 요소로서 영향을 미치게 된다.

6) 감각계통의 노화

맛을 보고, 냄새를 맡고, 물체를 보고, 소리를 듣는 감각기능은 정상적인 노화과정에서도 다양한 변화를 나타낸다. 따라서 삶의 질이란 다양한 감각정보에 대한 신체의 적절한 조절반응으로 이루어진다.

시각은 외부환경을 지각하는 수용기로서 변화를 가장 먼저 받아들이는 기관이다. 눈은 노화가 진행될수록 구조적, 기능적인 변화가 많이 일어난다. 눈꺼풀은 쳐지고 각막은 흐리게 변하고 체액의 양이 변함에 따라 눈물 생성량이 줄어들며, 시력이 많이 떨어진다. 각막의 이상으로 난시가 발생하여 정확한 물체의 형상을 보기가 어려우며 섬세한 작업을 수행하는데 어려움이 있다. 명암과 색깔을 구별하는 기능에 이상을 보여 야맹증이 증가하고, 색의 밝기 조절에 대한 어려움으로 어두운 색을 모두 검은색으로 인식하게 되어 깊이 차이를 명확하게 구별하기 힘들다. 또한 눈물 생성량의 감소로 세균의 침입에 대해 눈을 보호하는 능력도 떨어진다.

청각은 소리에 대한 자극을 감지하고 신체의 방향을 설정하여 균형을 맞추는데 많은 영향을 미친다. 연령이 증가할수록 청각손실로 정확한 정보전달에 문제를 일으키는 노인성 난청 발병률을 증가시켜 청각장애를 일으킨다. 또한 공간에서 자세와 관련된 정보를 제공하는데 관련된 구조물의 변화와 더불어 말초감각기관의 구조적 변화(근육방추, 피부수용기, 고유감각수용기 등)와 감각수용체 민감도 감소, 신경전달속도 저하에 따라 균형 소실과 균형교정능력이 감소하게 된다.

미각과 후각, 입안(구강)과 코안(비강)의 점막위축, 수용체 세포의 감소 등이 미각과 후각기능을 떨어뜨린다. 미각은 혀의 맛봉우리(미뢰)의 수가 감소함으로써 미각의 역치가 높아진다. 혀의 경우 연령이 증가할수록 신맛과 쓴맛을 잘 감지하고 단맛을 감지하는 기능은 떨어진다. 후각의 경우 후각수용기가 퇴화되고 수용기의 민감도가 감소하여 냄새를 감지하고 구별하는 능력이 떨어진다.

7) 신경계통의 노화

신경계는 노화가 진행될수록 신경세포의 수가 감소하고 시냅스의 연결구조에 변화와 더불어 구조와 기능의 변화가 뇌의 기능을 포함하여 복합적으로 나타나는 양상을 보인다. 많은 노인의 경우 기억력 손상, 인지기능 저하, 수면, 시각, 청각 그리고 자세변화 등으로 나타난다. 뇌를 포함하는 중추신경계통의 변화를 보면 신경세포의 소멸이 연령이 증가할수록 증가하게 된다. 신경세포의 변화가 알츠하이머성 치매와 혈관성 치매와 같은 질병을 유발하는 경우도 있다. 이 경우 신경세포에서 유전자 발현의 변화, 미토콘드리아의 기능 이상, 자유라디칼의 산화와 칼슘 항상성에 변화로 나타난다. 뇌의 경우 연령이 증가할수록 가쪽뇌실(측뇌실)의 크기가 증가하고 대뇌의 위축이 나타난다. 특히 대뇌의 겉질(피질)의 변화는 이마엽(전두엽)에서 많이 관찰되고 신경세포와 신경세포를 연결하는 백색질에서 뚜렷한 소실을 보인다. 이마엽의 경우 인지기능(계획, 조직화, 판단 그리고 언어 등)을 담당하게 되는데 수행능력의 감소를 가져오고 백색질의 신경섬유의 감소로 정보처리속도는 더욱 더 영향을 받게 된다. 또한 관자엽(측두엽)의 해마에서 신경세포의 소실이 뚜렷하여 노인 인지기능의 감퇴를 보인다.

신경세포의 변화를 보면 세포내 노인성 반점, 신경섬유매듭(neurofibrillary tangles)의 출현이 60세 이후에 나타나기 시작한다. 특히 알츠하이머성 치매와 학습장애가 있는 사람의 뇌에서 특히 많이 분포하는 것을 볼 수 있다. 신경전달물질의 분비 이상으로 나타나는 뇌질환도 있다. 알츠하이머성 치매의 경우 대뇌피질에서 발견되는 아세틸콜린의 분비 감소로 나타나 학습과 기억에 영향을 미치고, 파킨슨병은 움직임을 조절하는 기관인 바닥핵(기저핵)에서 분비되는 도파민의 분비 감소로 나타난다.

운동과 감각기능을 담당하는 말초신경계에 변화를 보면 주로 감각정보를 중추신경계에 전달하고 운동명령을 말초신경계를 통해 근육으로 전달하는 기능을 담당한다. 감각과 운동의 명령은 전기적인 자극전달인 활동전위로 전달하는데 연령이 증가할수록 신경자극 전달속도는 느려진다. 이런 원인은 주로 신경섬유의 수가 감소함으로써 나타난다고 한다. 또한 신경이 손상된 후의 재생 능력이 연령이 증가할수록 감소한다고 한다.

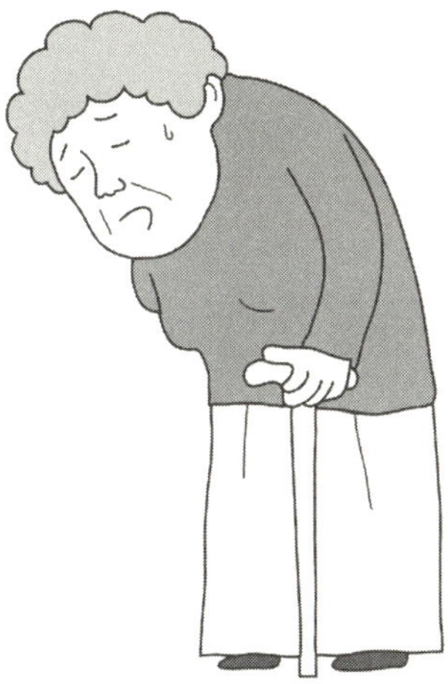

〈그림 2-2〉 신체적 노화

2. 노인의 심리적 이해

생각해보기

본인이 겪은 노화로 인한 심리적 변화를 생각해 보고 써 봅시다.
– 심리적인 변화

사람들은 상황에 따라 반응하는 양상이 각기 다르다. 노인들도 그들 나름대로의 방식으로 자기 자신을 지각하는 방법, 활동하는 방법, 상황에 대처하는 문제해결방법 등이 있다. 나이가 증가할수록 어떤 한 상황에서 대처하는 능력은 나이에 따라 다르게 나타난다. 노인들은 평소 자신이 생활하는 생활방식에 따라 생각하고 행동하고 반응한다. 중년시절에 문제에 대해 적절한 대처능력을 가진 사람들은 노인이 되어서도 많은 문제에 대해서도 적절한 대처기술을 이용하여 현명하게 문제를 해결하게 된다. 이처럼 노인들의 심리적 변화 및 반응양상은 개인에 따라 다르듯이 우리가 이제까지 알고 있던 노인에 대한 상식이 틀렸을 지도 모른다. 노인들은 힘이 없고 변화를 거부하는 고집불통이며 학업을 계속할 수 없을 것이라고 대부분 생각하고 있는데 이런 것들도 전체의 특성이라고 정의하기보다 일부 노인의 특징인 것으로 현재 인식하고 있다. 기억력이나 학습능력도 노화가 진행되어도 충분히 수행할 수 있으며 젊은 사람들보다 다소 시간이 걸릴지 몰라도 수행하는데 전혀 어려움이 없다. 또한, 변화에 대한 거부는 학창시절 성취 정도 및 최종 학력과 연관성이 있다고 한다. 그러므로 학업성취도가 높고 지능이 높은 노인인 경우 덜 고집스럽다고 한다.

먼저 노인의 사회적 역할 변동에 따른 변화를 보면, 노인의 경우 사회적인 지위에서 명확한 변화인 퇴직(은퇴)에서 명확하게 나타난다. 누구나 60세 이상이면 직장에서 퇴직하게 되는데 사회구성원으로서, 한 가족의 가장이자 부양자인 경제적 주체로서 역할을 수행하다가, 한순간 피부양자로 전락하게 되면서 나타나는 여러 가지 문제점들이 있다. 사회적인 지위와 역할을 보면 직장인에서 퇴직자로, 부양자에서 피부양자로 전락하게 된다. 그러므로 사회적 활동범위에서도 많은 변화를 가져오게 된다. 경제적인 주체로서 한 가족의 생활을 책임지고 중추적인 역할을 수행하며 직장에서 구성원으로 자신의 일을 충실히 하면서 관계형성을 통해 인간적인 유대관계를 형성하고 있지만, 이런 연결고리가 자신 또는 타인에 의해 서서히 약화되어져 가게 된다. 모든 사회활동이 경제적인 뒷받침으로 인해 자연스럽게 이루어지던 것이 수입의 감소로 인해 활동범위가 작아지고 점점 더 주변 사람에 대한 의존력이 증가하게 된다. 직장인으로 활동하던 시기에는 일주일에 5~6일 동안 바쁜 직장생활을 하다가 주말과 휴일에 가족과 나들이하고 취미생활을 즐겼다. 그러나 퇴직이후 직장을 떠나서 할 일이 없어진 상태에서 여가시간이 증가하게 되고 계획되지 않는 시간에 무료하게 보내어지는 시간이 많아지게 된다. 따라서 대부분 노인의 경우 퇴직에 대한 구체적인 계획이 설정되지 않는 경우 새롭게 형성하게 되는 주변 사람(자녀, 아내, 친지 등)과의 관계에서 문화적 이질감을 느끼게 되고 자신이 가졌던 인생의 목표에 대해서도 불확실성이 증가하면서 혼란을 야기한다.

이런 노인의 사회적 역할변화에 의해 심리적 변화가 많이 나타난다. 사회생활을 영위하고 있을 당시 주체자로서 일에 대한 적극성을 보였다면 퇴직 후 경제적인 이유와 더불어 주변의 변화에 대한 대처능력이 떨어져 외향적인 성격도 내향적으로 변화되고 어떤 사건과 일에 대한 적극성을 상실하고 소극적으로 대처하게 되는 현상이 나타난다. 더불어 동일한 일에 대해 바라보는 시각의 변화로 인해 사고의 경직성과 조심성이 서서히 증가하게 된다. 노인의 경우 사회적 활동범위가 가족과 인근 지역으로 국한되면서 사회성이 떨어지고 사회적인 유대관계 형성에 문제로 인해 자신 스스로 소외되었다고 생각하고 능력이 없다고 생각함으로써 우울한 날들을 보내게 되고 자신이 좋았던 시절을 회상하게 되고 다른 사람들에게 예전의 모습에 대한 많은 이야기를 하게 된다. 그리고 이런 증상으로 인해 자신에게 친근한 사물에 대한 애착이 증가하게 된다. 사람에 따라 다소 차이가 나겠지만, 대부분의 사람들은 낡은 것에 대한 집착보다 새로운 것에 대한 관심의 증가로 변화를 많이 줄려는 경향을 많이 보이지만, 노인의 경우 자신을 중심으로 주변 환경의 변화에 두려움을 느끼고 예전에 좋았던 것에 대한 애착이 젊은 사람들보다 많이 나타난다. 또한 나이가 증가함에 따라 자신의 존재에 대한 가치를 부각시키기 위해 주변 사람들에게 자신의 중요한 것을 남기려는 경향을 보이기도 한다. 이런 현상은 모든 노인들에게 똑같이 나타나는 것은 아니며 개인에 따라 나이에 따른 대처능력이 달라진다는 것을 명심해야 할 것이다.

노인의 경우 항상 사망에 대한 공포에 사로잡혀 있다고 생각하고 있는데 실제로는 젊은 사람들이 죽음에 대해 관심을 가지기 쉽지만, 노인들은 금전적인 문제에 더 많은 관심을 가진다고 한다. 이처럼 노인들의 심리적인 변화는 다양하지만 다음의 몇 가지로 살펴볼 수 있다.

1) 감각상실

앞서 언급한 것과 같이 감각의 상실은 노화과정에서 시각, 청각, 미각 그리고 후각 등의 상실이 정상적으로 나타난다. 이런 정상적인 변화에도 노인들은 심리적인 스트레스를 받는 것으로 보인다. 감각상실은 노화과정에서 서서히 일어나며 급격한 감각상실은 노화과정보다 질병에 의한 변화양상으로 보는 것이 정상이다.

특히, 이런 감각상실에서 노인들이 가장 많은 심리적인 변화를 보이는 것은 일반 사람들과 마찬가지로 시력이 상실될 경우 가장 많은 심리적인 변화를 보인다. 사람들은 모든 감각정보에서 시력에 의존하면서 생활하는 경우가 대부분이다. 따라서 시력의 상실은 생활방식에 많은 변화를 가져온다. 주로 분노와 우울 등으로 표현되는 경우가 많다. 청력의 상실은 매우 점진적으로 나타나며 노인 자신이나 주변 사람들이 인식하지 못하는 경우가 많다. 노인과의 대화에서 듣지 못한 부분을 짜 맞춘다면 청력의 상실이 있다는 것을 나타낸다. 또한 대화하는 과정에서 이유 없이 화를 내거나 짜증을 내면 상대방이 자신에게 불친절한 말을 하고 있다고 생각하기 때문이다. 그리고 다른 감각의 상실은 시각과 청각처럼 정서적인 문제를 야기하지는 않는다.

2) 역할변화에 대한 상실

사람들은 사회적인 역할을 통해 자신의 존재 가치를 이해한다. 우리가 살아가면서 다양한 역할(자식, 부모, 남편과 아내 등)을 통해서 자신의 정체성을 확립해 가고 있다. 이런 역할은 하나로 끝나는 것이 아니라 시간이 지남에 따라 변하기도 하고 여러 역할을 동시에 수행하는 경우도 많다. 이런 역할의 변화가 자기 수용에 직접적으로 영향을 미칠 때가 있다.

남성의 경우 가정의 경제를 위해 오랜 기간의 직업을 통해 자신의 역할을 수행하였다. 가족에 필요한 부분을 얻기 위해 모든 노력을 다하고 자신을 위한 레저 활동을 거의 수행하지 못하고 있다. 이들은 신체적, 정신적인 건강을 유지하고 있으면서도 사회적 구조에 따라 퇴직을 해야만 했다. 이러한 퇴직은 경제적인 주체로서의 역할 뿐만 아니라 자아존중감에 있어서도 뚜렷한 상실을 초래한다.

여성의 경우 남성보다 역할의 변화가 심하지 않다. 출산과 자녀양육 등 어머니로서 역할을 수행하고 노화가 진행되면서도 할머니로서 역할을 수행하므로 긍정적인 가치를 획득한다. 특히 많은 역할의 변화는 부부 중 한사람의 신체적, 정신적 손상에 따라 다른 사람의 역할을 대신 수행할 때이다. 한사람이 다른 사람의 역할을 수행하다보니 각자의 역할에 결함이 생기면서 발생하는 역할상실이다. 또한 부모-자식 사이의 역할전환에서 경제적 능력을 가진 부모에서 경제적인 능력이 없는 부모로 바뀌면서 역할이 변화되고 부모가 질병에 걸릴 경우 가족들에 대한 죄책감, 분노 그리고 우울한 반응을 보이기도 한다.

3) 재정상실

재정적 문제는 모든 사람들에게 공통적으로 나타나는 문제이며 특히 노인의 경우 더 많은 고통을 제공한다. 현재 우리나라의 노인독립가정구조에서 경제적 자립은 중요한 문제이다. 노후준비가 미흡한 노인의 경우 퇴직 이후 재정적 자립을 유지하지 못할 경우 자신의 가치와 사회적 역할에 많은 문제를 야기하게 된다. 따라서 실제 수입은 적어도 자신의 욕구를 채워주고 즐길 수 있다면 재정상실의 상황에서 자신의 가치를 부여하게 된다.

4) 사랑하는 사람의 상실

노인들이 겪게 되는 가장 큰 상실이 배우자의 상실이다. 모든 사람들에게 자신에게 의미가 있으며, 사랑하는 사람이 서로 상호작용을 하는 것은 매우 중요하다. 이런 상호작용은 개개인의 안녕을 위해 필요한 요소이므로 배우자의 상실은 심리적 위축으로 삶의 가치가 저하하기도 한다.

5) 죽음

죽음은 생명의 마지막 단계이다. 요양시설에 거주하는 노인의 경우 서로 죽음에 대해 이야기는 하지만 그것에 대한 이야기를 피하기도 한다. 동료 중에서 한사람이 죽게 되면 며칠간 매우 우울해지도 한다. 노인들의 경우 새로운 고통에 대한 두려움을 느끼고 이것을 다가올 임종에 대한 징조로 여긴다. 그러므로 노인들은 죽음에 대한 공포보다 임종과정의 공포를 더 두려워한다.

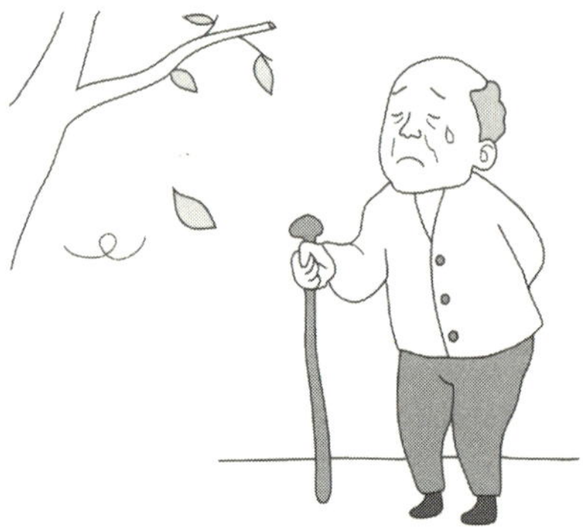

〈그림 2-3〉 노인의 심리적 변화

생각해보기

본인이 기대하는 노후생활에 대해 생각해 봅시다.
– 노후생활

제 3 장 노인의 정신적, 인지적 이해

노인의 정신적, 인지적 기능 변화는 다양하게 나타난다. 인지의 변화는 여러가지 원인에 의해 예측이 가능해지는데 특히 낮은 교육상태, 폐기능의 저하, 인지감퇴와 관련된 건강문제, 신체 및 정신적 활동의 감소에 의해 나타날 가능성이 높아진다. 인지기능은 환경에서 받아들이는 지각정보에 따라 변화되며 지식, 기억력, 언어 및 의사결정 등이 있다. 인지와 지각능력은 중추신경계의 기능과 특별한 감각정보(시각, 청각, 촉각 그리고 미각 등)에 서로 밀접한 관련성을 가진다. 노인의 경우 신체 내·외부의 정보를 받아들이는 감각기능의 변화로 정확한 정보를 수집하는 능력이 방해받게 된다.

노인들의 정보처리 속도는 나이와 더불어 변화하게 되는데 일반적으로 정보를 처리하는데 더 많은 시간이 걸린다. 단기기억은 장기기억보다 더 많은 손상을 받게 된다. 그러므로 최근의 상황은 기억하지 못하지만 10년 전에 일어난 일은 명확하게 잘 기억하고 있다는 것이다. 또한 기억상실과 건망증은 노인들의 보편적인 변화이다. 기억상실의 원인은 정확하게 밝혀지지 않았지만 교육과 밀접한 관련성을 가진다고 한다. 교육기간이 긴 노인의 경우 교육기간이 짧은 노인보다 높은 수준의 기능을 보유하고 있다.

노인들은 나이와 상관없이 새로운 정보를 배우려고 시도한다. 새로운 정보를 획득하는 능력은 나이와 더불어 감소하지만 일단 정보를 학습하면 명료한 노인의 경우 잘 기억한다.

이처럼 노화과정에서 나타나는 변화에서 지성, 기억력 및 사고력의 쇠약은 나타나지 않는다. 따라서 노화과정의 인지기능 감소로 인해 노인들의 일, 여가 및 독립적인 생활에 제한을 줄 필요성은 없다는 것을 명심해야 한다.

인지기능은 사람의 일상생활활동에서 중요한 요소인 것처럼 노인의 일상생활에서 인지기능은 기능적 수행을 위한 기초를 형성한다. 인지능력은 주변 환경과의 상호작용을 통해서 알아가는 능력이며, 지나간 경험을 통해서 배우며 자신의 존재를 향상시키는 새로운 아이디어를 생각하게 되는 일련의 복합적인 사고 과정이다. 또한 인지는 인식, 추리,

직관 그리고 기억에 의한 자각을 형성하는 것이며, 개념형성, 문제해결 및 언어능력을 포함하는 능동적인 정보처리과정이다.

인지기능은 20세~50세 남성의 경우 수학적 능력에 느린 감소를 보이지만 언어능력과 종합적인 지적 수행력에서 증가를 보였다. 노인의 경우 노화에 따른 정신능력은 점진적인 감소를 보였다. 특히 70세 이상의 노인의 경우 즉각적인 반응이나 정확도를 요구하는 활동에 어려움이 있었고 새로운 경험을 배우고 상황을 이해하는 능력을 유지한다. 이런 지적수행력의 중요한 변화는 자연적인 노화의 결과로 받아들이지 않고 있다. 또한 나이에 따른 개성들이 안정적인 상태가 되는 것을 보여준다. 만일 중년에 과묵하거나 괴팍하고 무뚝뚝하다면 이런 개성은 노인이 되어서도 계속 유지된다. 그러나 노인의 행동에서 평소와 다르게 어떤 행동이나 특성이 과장되고 부적절하고 조절되지 않은 상태가 되면 자연적인 노화라기보다는 노이로제의 원인이다. 노인들은 자신의 역할의 감소로 인해 모든 행동에서 과도한 조심성을 보이는 경우가 많다. 이런 경우는 화와 관련된 질병을 참는 것으로 생길수도 있다고 한다.

1. 기억력

기억은 외부에서 정보를 받아들이고 저장하고 인출하는 것을 말한다. 기억은 시간의 요소와 더불어 주의집중 과정의 역동적인 연속체계로서 기억과정은 외부 환경의 정보입력과 정보에 따른 중추신경계의 변화가 나타나고 정보에 대한 적절한 반응을 행동 또는 정보의 출력과정으로 이루어진다. 기억은 크게 보면 감각기억, 단기기억, 장기기억으로 나눌 수 있다. 감각기억은 다양한 감각기관을 통해 들어오는 감각정보를 선택적인 주의집중력으로 받아들이는 것이며, 단기기억은 감각기억을 받아 잠시 머물고 있는 기억을 말한다. 장기기억은 단기기억의 반복적인 처리과정을 거치면서 부호화와 통합과정을 거쳐 영구적으로 기억되는 것을 말한다. 또한, 장기기억은 크게 서술적 기억과 비서술적 기억으로 나눌 수 있다. 서술적 기억은 결정기억으로 일반적으로 '무엇인지에 대한 기억'이라고 하며 사람, 사물, 장소 그리고 사건에 대한 기억으로 알고 있고, 기억하는 것이 무엇인지에 대한 기억이다. 그리고 주로 숙련된 기술이나 지식으로 경험을 통해 얻어지는 현명한 일처리, 요리솜씨, 유창한 언어구사력 등이라고 할 수 있으며 새로운 지식이 입력되면 언제든지 변형될 수 있는 것이다.

〈표 2-1〉 기억의 종류

초단기(ultra-short)	단기(short-term)	장기(long-term)
감각(sensory)	작업(working)	저장(storage)
초상(iconic) 반향(echoic) 촉각(haptic)		일화(episodic) 의미(semantic) 섬광(flashbulb) 절차적(procedural) 점화(priming) 조건화(conditioning)

서술적 기억은 사람, 사물, 장소, 사건 또는 사실에 대한 기억이다. 즉, 알고 있고 기억하고 있는 것이 무엇인지에 대한 기억이다. 예를 들어 사람의 이름을 기억하고 내가 태어난 곳을 기억하고, 입학할 때 입었던 옷이나 사건들을 기억하는 것으로 언어적으로 표현되고 서술될 수 있는 기억이라고 할 수 있다. 서술적인 기억은 다음에 나올 절차적 기억보다는 쉽게 습득되지만, 오래 지속되지 않고 새로운 정보 입력에 의해 변형되기 쉽다.

이 서술적 기억은 다시 의미적 기억과 일화적 기억으로 나눌 수 있다. 의미적 기억은 지식이나 일반적인 사실에 대한 기억으로 '지구는 둥글다', '우리나라의 수도는 서울'이라는 것을 기억하는 것처럼 대개 의도적인 학습을 통하여 기억된 정보들이다. 일화적 기억은 시간 및 장소와 연관된 사건에 대한 기억이다. 즉, 여름 휴가 때 바다에 간 일이나 오늘 아침 먹은 음식 종류를 기억하는 것으로 일화적 기억은 자신의 경험을 바탕으로 하기 때문에 의도적인 학습이 필요하지 않다. 의미적 기억과 일화적 기억은 그 경계가 모호하고 서로 매우 밀접하게 연결되어 있다. 따라서 일화적으로 기억되었던 정보들은 시간이 지남에 따라 의미적 기억으로 변하기도 한다. 주말에 아침 일찍 강릉으로 가기 위해 터미널에 갔는데 우연히 첫차를 타게 되었던(일화적 기억) 한 사람이 몇 달 후 주변 사람들에게 강릉 첫 차는 몇 시에 있고, 배차간격은 몇 분이라는 사실을 기억해서 말할 수 있는 것(의미적 기억)과 같은 것이다.

절차적 기억은 기술이나 행위, 조작방법과 같은 수행활동을 습득해서 기억하는 것이다. 자전거 타기, 수영하기, 사진기 조작방법, 말하기 등과 같은 신체의 움직임이나 기술을 기억하는 것이다, 하지만 이러한 절차적 기억은 언어적으로 수행방법을 세부적으로 설명할 수는 없는 기억이다. 절차적 기억은 행동이나 기술을 어떻게 하는지에 대한 방법을 습득하는 것이기 때문에, 습득하기는 어렵지만 일단 어느 수준에 이르면 쉽게 잊혀지지 않는다. 수년이 지난 후에도 자전거 타는 것을 기억해서 자전거를 탈 수 있는 것도 이러한 이유 때문이다. 〈표 2-2〉는 장기기억의 서술적 기억과 절차적 기억을 비교한 표이다.

〈표 2-2〉 서술적 기억과 절차적 기억

	서술적 기억		절차적 기억
	의미적 기억	일화적 기억	
기억내용	지식 및 사실	경험한 사건	운동 및 언어기술, 행위, 조작방법
언어적 표현	언어적으로 표현 가능		언어적으로 표현하기 어려움
	의도적인 학습 필요	의도적인 학습 필요 없음	습득은 어렵지만 쉽게 잊혀지지 않음
인출방식	외현적 기억		암묵적 기억

기억은 앞에서 설명한 저장기간에 따라 분류할 수 있지만 인출방식에 따라서 외현적 기억과 암묵적 기억으로도 분류할 수 있다. 외현적 기억은 의도적인 노력 없이는 인출되지 않는 것이고, 암묵적 기억은 의도적인 회상 노력 없이도 자연적으로 떠오르는 것이다. 기억과정을 통하여 완전히 응고화된 장기기억은 머릿속에 깊이 박혀 있고 인출과정에서 별다른 의식적인 노력 없이 자연히 회상할 수 있기 때문에 암묵적 기억이 가능하다. 그러나 응고화가 덜 된 장기기억의 경우 의식적인 노력 없이는 인출할 수 없기 때문에 외현적 기억이 된다. 외현적 기억과 암묵적 기억을 응고화에 따라 나눌 수 있지만, 앞에서 설명했듯이 절차적 기억을(서술적 기억 보다는) 암묵적 기억이라고 할 수 있는 것처럼 외현적 기억과 암묵적 기억으로 분류할 수 있다.

기억력 장애 환자의 경우는 암묵적 기억보다는 대개 외현적 기억과정에 더 많은 손상을 보이게 된다. 또한 연령에 따른 기억력 감퇴의 경우도 외현적 기억의 감소가 더 심하다. 따라서 기억력 장애 환자를 위한 재활과정에서는 비교적 손상이 덜한 암묵적 기억을 동원하여 외현적 기억을 보상하는 전략들을 사용하게 된다.

노화과정에서 기억력의 손실은 전형적인 감소를 보이며 70세 이후에 빨라진다. 기억 감퇴는 장애의 가장 무서운 과정이며 개인의 개성, 사회적 관계형성, 수행능력을 감소시킨다. 기억형성은 동기, 각성, 인식, 주의력 그리고 기억수행과정이 필요하며 교육과 직업수준에 영향을 미친다. 기억과 학습은 기억으로부터 복구되고 행동과 수행의 관찰을 통해 평가된 학습 기술의 성공적인 저장과 밀접한 관련성이 있다.

2. 집중력

집중력은 주변 환경에서 오는 자극을 받아들이고 선택함으로써 효율적인 행동반응을 이끌어 낼 수 있는 능력으로 요구된 시간동안 내적 경험과 외적자극에 초점을 맞춘 특수한 정신기능이다. 집중력과 기억은 작업수행에서 문제를 발생시키는 기능 이상과 연결된다. 집중력은 크게 지속적 집중력, 선택적 집중력, 변화적 집중력, 동시적 집중력으로 나눌 수 있다.

지속적 집중력은 지속적이거나 반복적으로 행해지는 행동이나 생각을 유지하고 조작하는 능력으로 일정시간 주의를 집중하는 능력이며 주로 주관적으로 평가되고 있다. 지속적인 집중력은 우리의 일상생활활동에서 많은 부분을 차지하는 어떤 한 과제를 계속적이고 효율적으로 수행하는데 필수적인 요소이다. 특히, 노인의 경우에서 초기 알츠하이머성 치매에 많은 영향을 미친다고 하며 우울증 환자의 경우 집중력을 지속하는 능력이 떨어져 계속적인 과제를 수행하는데 어려움이 있다.

지속적 집중력을 평가하거나 훈련할 수 있는 프로그램의 예시로 다음과 같은 것을 활용할 수 있다.

(1) **1분 이상 반복되는 동작의 지속을 평가** : 눈을 감고 속으로 60까지 세면서 타월을 접게 하거나 속으로 60까지 세면서 막대끼우기 판에 같은 색깔의 막대를 꽂도록 하여 관찰한다.

(2) **작업의 변화와 함께 지속하는 능력을 평가** : 1분 동안 박자계에 관계없이 10초에 한번씩 손으로 책상을 두드릴 수 있는지, 선 추적 검사 1(Trail Making 검사 1)에

서 숫자를 1-6까지, 1-22까지 따라서 볼 수 있는지를 관찰한다.

(3) **일정한 규칙을 유지하고 변화하는 작업과 함께 지속하는 능력을 평가** : 50부터 2씩 또는 3씩 더하여 셀 수 있는지를 관찰한다.

선택적 집중력은 한 번에 하나의 과제에 집중하는 것으로 주변의 다른 부적절하고 혼란스러운 자극을 차단하거나 무시하는 것을 포함한다. 즉, 거리를 걸으면서 친구에 선택적으로 집중하여 대화를 가능하게 하는 것이다. 노인의 경우 이런 부적절한 자극을 가려내거나 억제 및 차난하는 과정에 어려움을 호소한다. 특히, 알츠하이머성 치매와 우울증이 있는 경우 주어진 자극에 대해 구별하고 차단하는데 어려움이 있어 그로 인해 학습하는 능력에 제한을 가져온다.

선택적 집중력을 평가하거나 훈련할 수 있는 프로그램의 예시로 다음과 같은 것을 활용할 수 있다. 음악을 틀어놓은 상태에서 동그라미와 네모 모양들을 섞어놓고 동그라미를 찾아내도록 하거나, 양말짝을 찾아내게 하거나, 세 가지 색깔 이상의 다양한 적목 가운데에서 빨간색을 찾아내게 하거나, 음악을 틀어 놓거나 앞에서 그 반응을 본다.

변화적 집중력은 다른 말로 사고의 유연성과도 연결되어 질 수 있으며 집중하고 있는 자극에서 다른 자극으로 집중을 이동시켜 작업을 유연하게 처리하는 능력이다. 책을 읽고 있는 동안 갑자기 초인종이 울리면 초인종 소리에 반응하여 누가 왔는지를 확인하고 문을 열어주게 되는데 이러한 능력을 가능하게 해주는 것이 변화적 집중력이라고 할 수 있다.

변화적 집중력을 평가하거나 훈련할 수 있는 프로그램의 예시로 다음과 같은 것을 활용할 수 있다.

(1) **작업규칙에서 변화를 따르는 능력을 평가** : 'mmmmmmmnnnnnn'과 같이 비슷한 글자를 연속적으로 따라 쓰게 하거나, 다양한 무게와 크기의 공을 던졌을 때 그것에 반응하는 정도를 관찰한다.

(2) **두 가지 또는 그 이상의 작업에서 왔다 갔다하는 능력을 평가** : 두 가지 색깔 구슬을 순서대로 끼우기와 선 추적 검사 2(Trail Making 검사 2)에서 숫자와 글자 사이를 순서대로 찾아내게 한다.

동시적 집중력(분리적 집중력)은 여러 가지 정보에서 한 가지 정보와 관련된 자극이나 과정에 더욱 더 집중하는 것으로 집중력을 분배하는 능력이다. 주로 우리가 운전할 때 많이 보이는 행동으로 운전을 하면서 신호등을 보고 옆의 사람과 이야기 하는 것처럼 상황 상황에 적절하게 대처해가는 능력을 말한다. 특히, 대뇌의 이마앞겉질(전전두피질)과 대상이랑부위에 이상 시 나눠진 일을 수행할 수 없음을 알 수 있다.

동시적 집중력을 평가하거나 훈련할 수 있는 프로그램의 예시로 다음과 같은 것을 활용할 수 있다. 요리를 하면서 TV뉴스를 듣고 그 내용을 알 수 있는지를 전화를 하면서 수첩에 주소를 적어 넣을 수 있는지를 본다.

3. 지남력

지남력은 시간, 날짜, 사람과의 관계 속에서 현재 자신의 상황을 파악하고 이해하는 능력을 말하며 노인들의 인지평가 시 지남력 장애를 쉽게 관찰할 수 있다. 지남력은 집중력, 기억, 새로운 정보의 보유를 포함한 많은 기능이 요구된다. 특히, 노인의 경우 지남력 장애는 노인성 질병인 알츠하이머성 치매, 우울증, 뇌졸중의 진행과정에서 나타나는 징후이다.

지남력을 평가하거나 훈련할 수 있는 프로그램의 예시로 다음과 같은 것을 활용할 수 있다.

사람, 장소, 시간에 관하여 준비된 질문을 사용하여 질문하고 훈련한다.

(1) **시간 지남력** : 현재시점, 시간의 지속성, 시간과 관련된 사건 즉 계절, 명절, 국경일 등이 포함된다(예를 들면, '지금은 몇 년도 인가?', '몇 월, 몇 일, 무슨 요일인가?').

(2) **사람 지남력** : 자신에 관한 내용에는 나이, 생일, 주소, 직업, 좋아하는 것에 대한 질문을 한다. 다른 사람에 관한 평가는 다른 사람이 누구인지 알아보고 구별하기, 이름, 관계, 역할 등에 관한 것을 질문한다(예를 들면, '나는 누구인가?', 부인을 가리키며 '이 사람은 누구인가?').

(3) **장소 지남력** : 장소의 형태, 장소의 위치나 이름, 거리와 방향 등을 질문한다(예를 들면, '여기는 어디인가?', '무슨 도시인가?').

4. 통찰력

주어진 상황을 보는 능력이다. 일반적 통찰력은 육체적 손상 정도만을 인식하는 경우로 예를 들면, 마비, 시야문제, 감키는 문제 또는 침을 흘리는 문제 등에 대한 인식이 있다. 특정적 통찰력은 인지 또는 지각손상을 인식하는 것으로 자신의 강점 및 약점의 차이를 인식하는 것이다.

5. 분류력

사물이나 개념 등을 비슷하고 관련된 그룹으로 만드는 능력이다. 평가하거나 훈련할 수 있는 프로그램의 예시로는 색깔, 모양, 크기 또는 관련성 유무 등에 따라 물건이나 그림카드를 분류하도록 한다.

6. 순서개념

전 · 후에 관한 개념(과거, 현재, 미래)의 제시에서 한 단계 이상의 과제를 준비하기 위하여 생각을 조직화하는 능력이다. 평가하거나 훈련할 수 있는 프로그램의 예시로는 일상생활에서 접할 수 있는 내용으로 3장에서 장으로 만들어진 순서카드, 시리즈 그림, 그래픽 등을 사용하여 의미있는 줄거리 또는 순서를 만들게 한다.

7. 문제해결능력

독립된 기능이 아니라 전략 기획능력과 같이 조직, 계획, 축약과 목적 있는 행동 등이 복합된 것이다. 문제해결능력은 문제의 인식, 문제의 분석, 계획, 실행, 확인의 다섯 단계로 나뉜다. 평가시에도 여러 단계 중 어느 부분의 문제인지 알아내도록 한다. 평가하거나 훈련할 수 있는 프로그램의 예시로는 분류하기, 추론게임, 구조화되지 않은 문제해결 과제, 전화사용과 예산 세우기 등의 기능적 문제해결 과제 등이 있다. 예를 들면 종이와 연필, 풀, 가위 등을 주고 정육면체 주사위를 만들게 하는 과제, 지도책을 제시하고 어느 곳에 가려면 어떤 방법으로 가는 것이 가장 좋은지 선택하게 하는 과제 등을 제시한다.

8. 의식과 수면

각성과 수면은 정반대의 의미를 지니고 있다. 주로 각성수준이 낮으면 의식이 흐려져 수면에 들 수 있는 단계에 도달하도록 한다. 각성은 최고의 인지기능인 기억, 학습, 집중력을 일으키는데 중요한 요소이다. 일상생활의 갑작스런 변화와 변화를 인지하는 육체적 요구, 이런 변화의 요구에 대한 수면을 발생시키는 퇴직의 시작과 함께 각성과 수면에 영향을 미친다. 대뇌의 이마엽(전두엽)은 뇌줄기에 있는 그물체(망상체) 각성체계에 억제성 기능을 담당한다. 그러므로 노화가 진행되면 이마엽의 어떤 기능적 감소가 각성과 수면의 양상을 변화시킬 것이고 정보의 선택적 억제능력 저하도 발생시킨다. 따라서 집중력의 기능도 감소하게 될 것이다. 이런 각성수준이 연령에 관계없이 일정수준 이상까지 올릴 수 있으며 그 이상도 가능하다.

수면은 노인들에서 여러가지 요인과 복합적으로 나타난다. 노인성 질환인 심장혈관질환, 약물 또는 통증과 같은 요인들이 수면 패턴을 많이 변화시킨다. 대부분 노인들에서 나타나는 이상주기리듬으로 저녁시간 쉽게 깨는 얕은 수면을 하고, 이른 아침 기상하며 오후 낮잠을 자는 패턴을 가진다.

생각해보기

기억력과 집중력 노화를 위한 나만의 방법에는 무엇이 있는지 써 봅시다.
- 기억력
- 집중력

제 4 장 노인의 역할

1. 노화와 역할

대부분의 사람들은 다양한 역할과 다양한 관계로 자신의 정체성을 만들어 가며 자신의 삶에서 수행하는 역할을 통해 수용할 수 있는 관계를 배우고, 개인이 사는 사회의 가치와 기준에 의해 각 역할의 지위를 나타내준다. 사회는 다양한 역할의 영역을 만들고 개개인은 역할을 얼마나 잘 이해하고 따르는지에 의해 판단된다. 노인들은 노화로 인하여 다음과 같은 역할변화를 겪고 있다.

1) 노화와 관련된 예측 가능한 역할과 관계변화에 적응해야 한다. 은퇴, 자녀들과의 관계, 주거의 변화, 이사로 인한 친구와의 헤어짐, 죽음으로 인한 배우자의 상실, 독립성의 상실 등의 변화는 노인에게 잠재적인 정신충격을 초래하게 된다.
2) 은퇴는 직장인의 역할 상실감으로 자신에게 주어진 역할, 지위 그리고 타인과의 상호작용을 잃었다는 것을 발견하고 자신이 더 이상 생산적인 존재가 아닌 것을 원망한다.
3) 부모의 역할변화는 노인을 소외시키거나 학대에 이르는 심각한 문제를 낳을 수 있고 배우자의 죽음으로 오는 상실감은 자신의 반이 사라지고, 반만 살아있는 것처럼 느끼고 자신의 슬픔에 압도되어 일상생활의 활동을 계속할 수 없음을 발견하게 된다.
4) 주거지의 변화나 죽음으로 인한 친구의 상실은 사회적 역할과 관계의 변화를 초래하여 주위에서 사회 구성원들이 이사를 가거나 사망 시 노인들은 더욱더 사회적으로 고립되기 쉽다.
5) 노인들의 건강과 독립성의 상실은 그들 자신의 운명을 조절하는 능력을 상실하게 한다. 노인들의 보살핌과 생계는 가족이나 외부사람에 의해 좌우된다.
6) 노인의 역할과 관계변화에 영향을 미치는 위험요소에는, 최근에 배우자, 자녀, 친

한 친구, 중요한 사람 혹은 애완동물의 상실, 가치 또는 의미 있는 역할의 상실 및 자신의 삶의 환경에 주된 적응과 기능의 상실로 인해 익숙한 역할을 수행할 수 없는 무력감 등이 있다.

2. 노인의 역할 상실

산업사회의 생산기술의 기계화는 노령 인구의 노동에 대한 수요를 제한함으로써 노인들의 역할을 상실하게 만든다. 상실감은 배우자나 친구의 사망이 동반되면 더욱 심화되고 배우자 사별에 따른 역할 상실은 남녀의 평균수명의 차이로 볼 때 여성노인에게 더욱 심각한 문제이다.

우리나라의 퇴직연령은 일반적으로 55세 전후이고 정년퇴직 후의 실제적 노년기는 15년 이상이다. 그러나 노인 자신의 여가에 대한 사회화가 부족하고, 여가시설과 프로그램의 미비로 인하여, 연장된 노년기는 축복의 기간이기 보다 고통의 기간이 되고 있다. 대다수의 노인들이 TV시청, 라디오 청취, 신문이나 책보기, 친구·친척 모임 참여, 화투, 장기, 바둑, 집안일, 잡담 등의 단순한 역할 없는 역할만을 수행하고 있을 뿐이다.

또한 역할 상실 및 고독과 노인의 문제는 현대 사회의 특징으로 노인은 가족들로부터 심리적 소외감과 고독감, 노인유기 및 학대를 경험한다. 특히 노인의 평균 수명 연장, 세대간 갈등의 증가로 인해 앞으로 노인의 고립 및 소외문제는 더욱 심화될 것으로 전망된다. 노인들은 정년 퇴직제도에 의해 자신의 정든 직장으로부터 박탈되어 사회의 일선에서 물러나게 되며 고독하고 할 일이 없는 노인으로 전락하게 된다. 정년퇴직 후 노인들은 고독감과 소외감이 점점 심화되고 사회적 의미를 상실하면서 스스로 삶의 의욕을 잃고 죽음을 재촉하는 경우에 이르게 된다.

제 3 부

심리와 상담

제 1 장 노화의 심리적 이론

'노인'이라 하면 그 개념을 한가지로 단정 지을 수 없을 것이다. 국제노년학회에서 말하는 노인의 정의는 다음과 같다.

① 환경의 변화에 적절히 적응할 수 있는 조직의 기능이 감퇴되고 있는 사람
② 인체의 자체 통합능력이 감퇴되고 있는 사람
③ 인체의 기관, 조직, 기능에 쇠퇴현상이 일어나는 시기에 있는 사람
④ 인체의 적응능력이 점차 결손되고 있는 사람
⑤ 조직의 예비능력이 감퇴되어 적응이 제대로 되지 않는 사람

생각해보기

나의 노인 이후의 삶에 대해 생각해 봅시다.
– 노인의 생물학적 연령

노인에 대한 개념은 스스로 생각에 노인이라고 여기는 개인적 자각에 의한 노인이 있고, 사회적 역할 상실 기준에서 보는 노인이 있을 수 있다. 이러한 차원에서 객관성과 보편성의 개념으로 설명하려면 생물학적 연령과 기능적 연령에 의한 정의가 일반적이다. 생물학적 연령에 의한 노인개념은 시간의 양적인 면을 단위로 하여 시간의 흐름에 의한 노화를 말한다. 기능적 연령에 의한 노인개념은 노화로 인한 다른 능력의 감퇴에도 불구하고 어떤 특수한 신체적 · 정신적 · 사회적 영역의 업무를 수행할 수 있다는 전제에서 개인의 특수한 업무를 수행할 수 없을 때 노인으로 규정한다.

1. 심리적 노화의 특징

심리적 노화개념은 생물학적인 견지에서 1/4은 성장하면서 보내고, 3/4은 늙어가면서 보낸다고 할 수 있다. 하지만 사회·문화적인 측면에서는 인생의 1/4은 성장하고, 2/4는 일하는 기간, 1/4은 늙어가면서 보내는 기간이라고 할 수 있다. 심리적 노화는 마지막 1/4기간 동안 이루어지는 것으로 퇴행적 발달의 의미가 강하다.

심리적 노화의 특성은 다른 노화의 영역과도 상호관련성을 가지고 있다.

1) 생물학적 노화

생물학적 노화와 관련된 심리적 기능일수록 연령이 증가함에 따라 퇴행적 발달이 나타난다.

2) 심리학적 노화

경험과 관련된 심리적 기능이나 발달은 그대로 유지되거나 오히려 증가하는 특성을 보인다. 노인의 감각, 지각 및 다양한 정신기능이 실제 생활에서는 연령이 증가하더라도 크게 변화하지 않고 그대로 유지되는 경우가 많은 것으로 나타났다. 심리적 노화가 일어나는 시점이나 노화의 비율은 개인에 따라 달라진다.

3) 사회적 노화

심리적 노화가 사회적 기능의 약화를 초래할 수도 있지만, 사회적 노화가 심리적 노화에 긍정적이거나 부정적인 영향을 미칠 수 있는 상호 밀접한 상관관계를 가진다.

2. 심리적 노화의 주요이론

노화에 관련된 심리학적 이론들은 대부분 노년기의 심리적 적응을 다루고 있으며, 노년기의 발달과업에 대해 이야기하고 있다.

1) 에릭슨(Erikson, 1963)의 심리사회적 발달이론

에릭슨의 심리사회적 발달이론은 노인기의 발달단계를 '자아통합 대 절망'이라 규정하였다. 자아통합감이란 과거 및 현재의 인생을 바라던 대로 살았다고 수용하고, 만족스럽고 의미 있게 생각하며, 다가올 죽음을 수용하고 기다리는 태도를 말한다. 자아통합 단계는 전단계인 중년기의 생산성대 침체성이라는 발달과업의 해결에 따라 크게 좌우된다고 보았다.

2) 해비거스트(Havighust, 1972)의 발달과업이론

해비거스트는 인간발달 단계를 다음과 같이 6단계로 제시하였다.

(1) 약화되는 신체 기력과 건강에 대한 적응

(2) 퇴직과 소득 감소에 대한 적응

(3) 배우자의 죽음에 대한 적응

(4) 동년배 집단과의 유대관계 강화

(5) 융통성 있는 사회적 역할 수행

(6) 생활에 적합한 물리적 생활환경의 조성

3) 펙(Peck, 1968)의 발달과업이론

펙의 발달과업이론은 에릭슨의 7단계와 8단계를 통합하여 일곱 단계의 인간발달이론을 제시하면서 자아분화가 잘 된 경우, 자아역할이 직업역할 외로 여러 가지 역할로 나누어 있는 데 반하여, 자아분화가 약한 경우 지지기반을 전적으로 직업역할에 두고 있으므로, 직업역할의 상실은 자아 지지기반의 상실을 의미하며 자아정체감을 유지할 수 없게 된다. 생물학적 노화현상을 받아들이고 적응함으로써 생활의 만족을 얻고, 쇠퇴현상에만 몰두하여 받아들이지 못하면 생활의 만족을 얻기 어렵다.

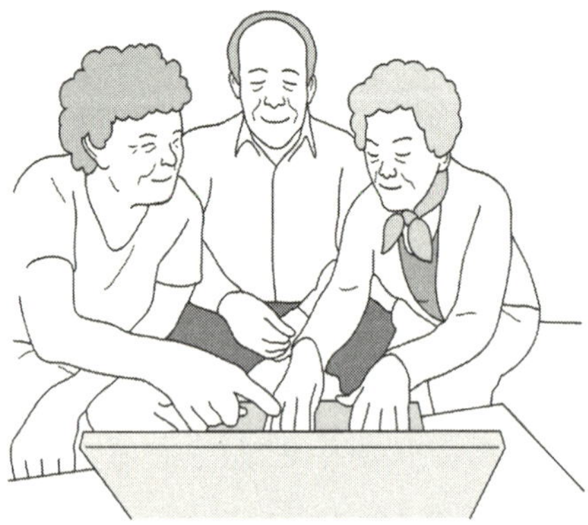

〈그림 3-1〉 컴퓨터 활동 여가

생각해보기

노화를 잘 설명하는 이론 중 가장 공감되는 이론은 무엇이며 이유에 대해 생각해 봅시다.
- 노화이론
- 공감 이유

제2장 노화의 심리적 양상

노화의 심리적 양상을 감각기능과 인지기능 및 정신기능 등으로 구분하여 보고 발달적 특성은 정서 및 성격 변화를 중심으로 살펴본다.

1. 감각기능

1) 시력과 청력

노인기에는 신체 내・외부의 변화와 상태에 대한 정보를 수집하여 뇌에 전달하는 감각능력이 저하된다. 시력은 40대 이후부터 약화되기 시작하여 70세 이후부터는 교정시력으로도 정상시력을 유지하기 어려워진다. 또한 속귀(內耳)에서 대뇌피질까지의 청각체계의 반응능력 감소, 중추신경계의 자극반응 능력 감소 등으로 인하여 청각능력의 감퇴가 일어난다. 55세 이후부터는 음의 고저에 대한 변별력이 감소하고, 노인기 후에는 보청기와 같은 청력 보조기구의 필요성이 높아진다.

2) 미각, 후각, 촉각

미각은 20대에 최고 상태에 이른 후 50세부터는 서서히 저하되지만 70세 이전까지는 큰 변화가 없다. 그러다 80세 이후부터는 맛봉우리(미뢰)가 감소하여 미각 구별능력이 현저히 감퇴한다. 후각은 65세 이후부터 감소하기 시작하여 80세 이후 노인의 75% 정도가 후각의 문제를 경험하게 된다. 촉각에 대한 감각은 45세 이후부터 급격히 저하되며, 통각은 젊은 사람들에 비해 노인들이 덜 민감하지만 통각의 저하는 연령과는 크게 상관성이 없다.

3) 감각기능 반응속도의 저하

감각기관이 수집한 정보(시각, 청각 등)를 의식적 수준에서 처리하고 평가하는 감각기능의 반응속도가 저하된다. 노인기에 이르면 뇌의 신경자극전달세포의 감소, 연령 증가에 따른 조심성, 심사숙고의 증가로 운동반응(근육, 골격 등), 반응시각, 문제해결, 기억력, 정보처리과정에서 반응속도가 둔화된다. 그러므로 노인기에는 환경 변화에 즉각적으로 대처할 수 없게 되고 안전사고를 유발할 가능성이 높아진다.

4) 수면

연령이 증가함에 따라 일반적으로 수면이 감소한다. 20대에는 하루 평균 7~8시간의 수면을 취하지만 55세 이후부터는 급격히 감소하여 65세 이상에서는 5~6시간 정도 수면을 취하게 되는 것으로 나타난다. 이러한 수면시간의 감소와 함께 취면장애, 조기각성, 주야전도, 숙면장애 등의 수면장애를 경험하는 경우가 많다. 특히 REM(Rapid Eye Movement) 수면시간이 감소함에 따라 피로 회복률이 낮아짐으로써 낮 동안의 일상적 활동에 지장을 받는 경우가 많아진다.

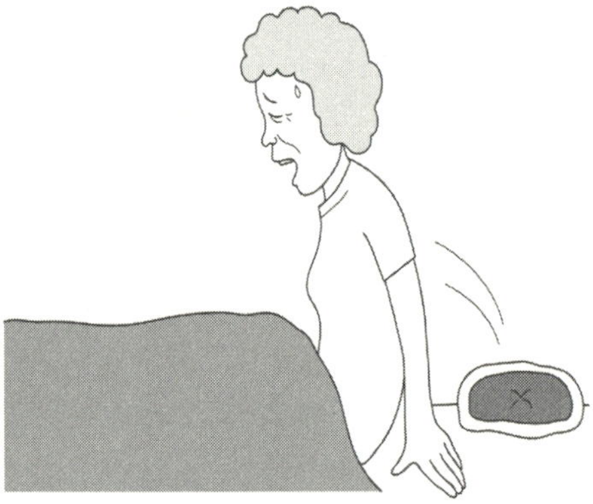

〈그림 3-2〉 수면장애

2. 인지 및 정신기능

1) 지능

인지기능 중 지능은 개체가 목적적으로 행동하고 사고하며, 환경에 효율적으로 대처하는 종합적이고 총체적인 능력으로 새로운 것을 학습할 수 있는 능력 또는 환경에 적응하는 능력이다.

지능은 일반적으로 18~25세 이후부터는 점진적으로 쇠퇴한다고 보고 있으나, 지능에는 여러 종류가 있으므로 특정 영역의 지능만을 근거로 지능의 약화를 주장할 수는 없다. 연령이 증가함에 따라 선천적으로 갖고 태어난 수에 대한 감각, 정확성, 기억력, 반응속도 등의 유동성 지능은 20~30대에 절정을 이루며 70세 이후부터는 급격히 감퇴하는 반면, 경험을 통하여 후천적으로 획득된 추론능력, 어휘력 등의 결정성 지능은 60세까지 꾸준히 증가하는 것으로 나타났다.

2) 기억력

기억이란 외부에서 들어온 정보를 대뇌에 기록해서 저장했다가 어떠한 상황에 직면하여 의식으로 되살려내는 정신기능을 의미한다. 나이가 들면서 물건을 잃어버리는 등 건망증이 심해지나 기억력이 모두 똑같이 저하하는 것은 아니다. 기억력의 저하, 장기기억의 유지 등이 특징적이다. 이러한 기억은 다음과 같이 구분된다.

① 5~10초 후에 회상해 내는 단기 기억
② 1시간~며칠 후에 회상해 내는 최근 기억
③ 오래 전에 일어난 일을 생의 과정을 통하여 자주 회상되던 것을 회상해 내는 장기 기억
④ 오래 전에 일어난 일로서 한 번도 회상해 본 적이 없는 것을 회상해 내는 최고 기억

노인기에 이르면 일반적으로 단기 기억과 최근 기억능력이 약화되고 암기보다는 논리

적인 기억능력이 더 많이 감퇴되는 것으로 알려져 있으며, 보는 것보다는 듣는 것의 기억력이 뛰어나므로 노인들의 학습능력 증진을 위해서는 청각을 활용한 교육 방법이 더 효과적이다.

생각해보기

건망증과 치매는 어떻게 다른지 생각해 봅시다.
- 건망증
- 치매

3) 학습능력과 사고능력, 치매

(1) 학습능력

연습이나 경험을 통하여 정보나 기술을 습득하는 학습능력은 일반적으로 연령이 증가함에 따라 저하되는 것으로 알려지고 있다. 그러므로 노인들의 학습능력을 증진시키기 위해서는 충분한 시간을 부여하고, 의미 있고 분명하며 구체적인 학습과제를 부과하고, 학습결과에 대하여 즉각적인 피드백을 제공하는 것이 바람직하다.

(2) 사고능력

학습과 지각에 의해 받아들인 정보를 구별하고 분류하고 개념화하는 과정으로, 이미 습득한 지식을 활용하여 여러 가지 과제를 해결하거나 과제상황에 대처하는 것을 의미한다. 노인기에 주로 일어나는 사고능력과 기억력의 심각한 장애인 치매는 심각한 사회문제로 인식되고 있다.

(3) 치매

치매는 뇌질량의 감소, 뇌혈관장애, 알코올 등과 같은 원인에 의해 인지기능과 고등정신기능이 감퇴되는 기질성 정신장애로서 기억장애, 추상적 사고장애, 판단장애, 대뇌피질장애, 성격변화가 수반됨으로써 직업 일상적 사회활동 또는 대인관계에 지장을 받게 되는 복합적 임상증후군이다.

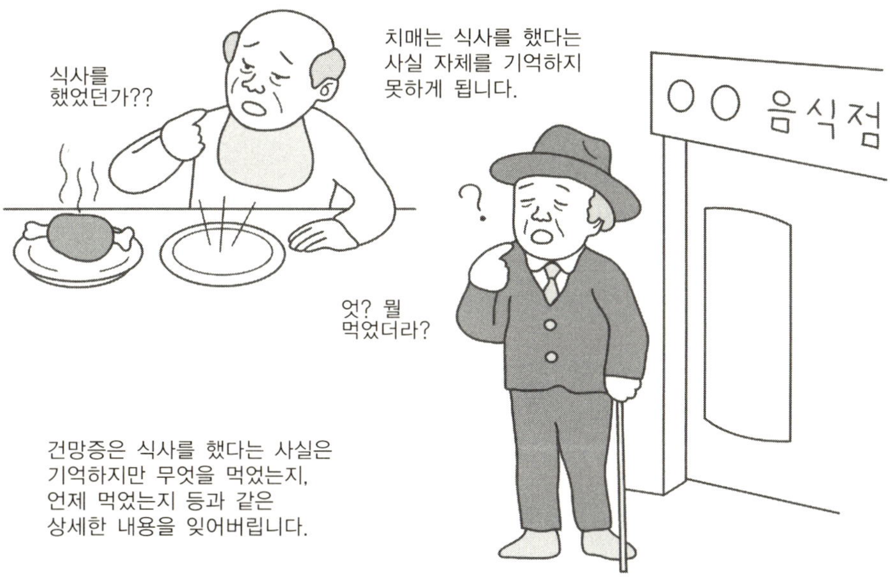
식사를
했었던가??
치매는 식사를 했다는
사실 자체를 기억하지
못하게 됩니다.
OO 음식점
?
엇? 뭘
먹었더라?
건망증은 식사를 했다는 사실은
기억하지만 무엇을 먹었는지,
언제 먹었는지 등과 같은
상세한 내용을 잊어버립니다.

〈그림 3-3〉 치매와 건망증의 차이

4) 지혜와 영성

노인들은 오랜 삶의 경험을 통하여 나름대로의 삶에 대한 지혜를 갖게 된다. 지혜는 지식과 실용적 능력을 결합하여 인생에 대해 더 큰 이해를 갖게 되는 개인적 지식의 통합체로써 공식교육, 부모나 스승의 가르침, 수도 등을 통하여 후천적으로 습득할 수도 있지만, 성인이나 종교지도자처럼 선천적으로 타고나는 경우도 있다. 또한 노화 자체가 궁극적 존재의 이유에 대한 관심을 갖게 하고 죽음에 대해 깊이 명상하게 한다.

3. 정서 및 성격 변화

1) 자아정체감

노인기의 자아정체감 변화에 대해 밀러와 액클리는 서로 상반된 이론을 제시하고 있다. 밀러는 노인기의 은퇴로 자아기반이 와해되면서 노인은 정체성 위기에 직면하게 된다는 정체감 위기이론을 제시하였다. 반면 액클리는 정체감은 여러 가지 원천에서 파생되므로 은퇴 이후에도 여러 가지 역할을 통하여 정체감을 유지할 수 있다는 정체감 유지이론을 제시하고 있다. 에릭슨의 심리사회적 단계에서 자아통합에 이르게 되면 자신이 살아온 인생을 수용하고 두려움 없이 죽음에 직면하는 능력이 높아지지만, 절망에 이른 경우에는 죽음을 수용하지 못하고 타인을 원망하며 우울증의 경향을 보인다.

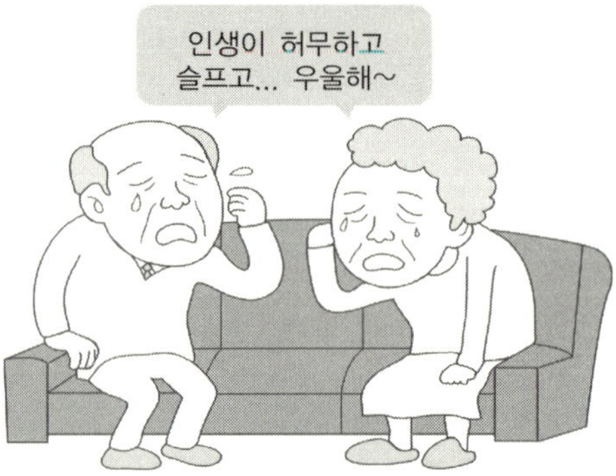

〈그림 3-4〉 노년기의 우울증

2) 감정표현능력

노인기에는 감정표현능력이 저하된다. 이러한 저하는 연령의 증가에 기인한 것이라기보다는 사회문화적 요인에 더 큰 원인이 있다. 즉 감정표현을 억제하는 것이 사회문화적으로 좀 더 바람직한 것으로 사회적인 압력에 순응한 결과라고 할 수 있다.

노인기의 성격, 특히 방어기제의 변화와 관련하여 나이가 들수록 투사, 공격성 등 미성숙한 방어기제는 줄어드는 반면 승화와 같은 성숙한 방어기제는 더욱 증가하는 경향이 있다.

3) 노인기의 10가지 특정적 성격 변화

(1) 내향성 및 수동성의 증가

(2) 조심성의 증가

(3) 경직성의 증가

(4) 우울 성향의 증가

(5) 생에 대한 회상의 경향

(6) 친근한 사물에 대한 애착 증가

(7) 성역할 자각의 변화

(8) 의존성의 증가

(9) 시간전망의 변화

(10) 유산을 남기려는 경향

4) 노인기의 성격 유형

(1) 적극적 통합형

매우 긍정적인 자기 이미지를 가지고 있으며 매사에 적극적이고 타인을 수용하는 정서적 안정감을 갖고 있기 때문에 자녀와 배우자를 무척 소중하게 생각하는 유형이다. 이들은 자신의 일생 가운데 실패와 불운보다는 성공과 행운에 더 큰 비중을 두고 그 점에 대해 항상 감사하는 마음을 가지고 있으며 미래에 대한 두려움도 없다.

(2) 수동형

강한 의존적 욕구를 가지고 있는 형으로써 어떤 난관에 부딪혔을 때 그 난관을 극복하기 보다는 회피하며 다른 사람들에게 의존하고 투사하는 유형이다. 이들은 매사에 자신감이 없고 다른 사람들에게 보수적이며 행동이나 사고가 조심스럽고 신중한 형이다.

(3) 실패과장형

자신의 인생에 대해 실패의 연속이었다 생각하는 유형으로 자신의 실패의 원인을 타인에게 투사하기 보다는 자신에게 돌림으로써 자신을 학대한다. 이들은 자신이 열등하고 무가치하다고 생각하며 취미도 거의 없고 성취에 대해 만족하지 못하며 친구를 쉽게 사귀지 못하고 심리적으로 불안하여 자주 우울해 하는 유형이다.

(4) 자기부정형

다른 사람들은 모두 행복하고 공적 삶을 살아가고 있는데 자신의 운명은 늘 불행하다고 느끼는 형이다. 이 형은 사람들에게 복종적이며 사회규범을 무서워하고 세상을 너무 조심스럽게 살아가는 나약하고 정서적으로 불안한 유형이다.

생각해보기

여러분은 어떤 성격 유형의 노인이고 싶은지 서로 이야기 해봅시다.
– 적극적 통합형, 수동형, 실패과장형, 자기부정형

제 3 장 노인의 상담

1. 노인상담이란

상담이란 내담자가 전문적 훈련을 받은 상담자와 대면관계를 통하여 일차적으로 개인의 당면한 문제들을 해결하고자 하는 일련의 과정이다. 따라서 노인상담은 서비스를 받는 노인의 관점에서 보면 도움을 필요로 하는 노인이 전문적 훈련을 받은 상담자와 대면관계에서 일차적으로는 개인의 정서적, 심리・사회・경제적, 또는 신체적 문제를 해결하고 감정, 사고, 행동 측면의 인간적 성장을 가져와서 성공적인 노후 생활을 영위하기 위하여 노력하는 과정을 의미한다. 또한 더 나아가 노인상담은 노인 뿐만 아니라 노인과 관련을 맺는 개인들이 노인을 이해하고 가족이나 사회조직 내에서 노인들과 보다 원만한 관계를 맺고 이들에 대한 더 적절한 서비스와 부양을 제공할 수 있는 정보를 얻을 수 있는 중요한 방법이다.

2. 노인상담의 특징

노인을 대상으로 한 상담은 노년기의 인간이 경험하게 되는 특성으로 인해 비노인을 대상으로 한 상담과 몇 가지 점에서 차별적이다. 첫째, 노인상담은 노인의 삶에 대한 지지에 초점을 둔다. 일반적으로 상담이 치료 또는 문제해결을 강조하는 것과 달리 노인상담은 지지에 중점을 둔다. 둘째, 노인상담은 실천성이 강하다. 즉 상담을 통해 이룬 성과를 일상에 적용하는 것을 강조한다. 셋째, 노인상담은 방어기제에 허용적이다. 이는 체면을 중시하는 노인의 정서를 고려하기 때문이다. 끝으로 노인상담에서 종결은 매우 중요하게 다루어진다. 여타의 상담과 달리 노인상담은 갑작스런 노인의 사망 또는 시설 입소 등으로 계획되지 않은 종결을 맞이하게 되는 경향이 높기 때문에 종결에 대한 특별한 주의가 요구된다.

상담자들은 우리 사회의 노인문제에 대한 원인과 해결방안 등을 강구할 수 있는 탐색적 자료제공의 역할을 함으로써 노인문제에 대한 예방적 역할을 담당해야 한다. 따라서 노인상담 제공자 입장에서 보면, 노인상담은 일차적으로는 노인복지를 실천하는 가장 기초적이고 중요한 서비스 방법이며 다양한 기술과 방법을 활용하여 노인들의 복지욕구를 충족시키거나 예방할 수 있는 효율적인 실천방법으로 의의가 있다.

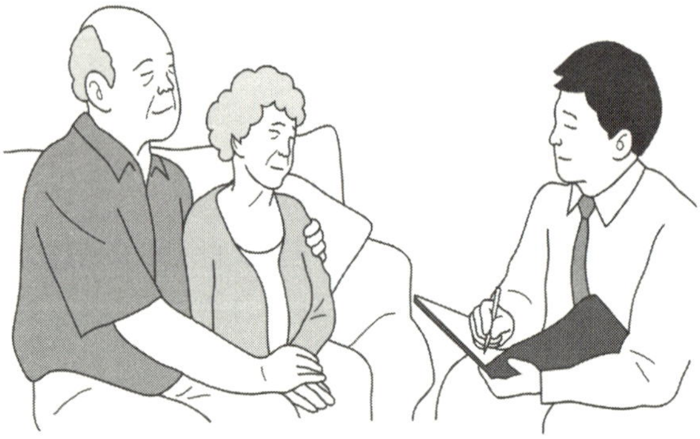

〈그림 3-5〉 건강한 노년을 위한 상담

3. 노인 상담자의 역할

1) 상담자의 역할

노인 상담자는 노인과 지역사회 자원간의 중개자로서 상호간에 연관을 맺어주는 일이다. 그 역할을 효과적으로 수행하기 위해서는 지역사회내의 자원에 대한 폭넓은 지식을 갖고 클라이언트가 필요로 하는 자원을 적시에 찾아 활용할 수 있도록 돕는 것이 노인 상담자가 할 수 있는 가장 중요한 서비스이다.

2) 대변자의 역할

노인 클라이언트를 대신해서 논쟁, 교섭, 협상, 환경을 조작한다. 대변은 법적으로 부여된 혜택을 보장받기 위한 노력이다.

3) 가능케 하는 자로서의 역할

노인 클라이언트의 대처능력을 강화시키고 자원의 발견과 활용을 도와주는 것을 말한다. 즉 변화를 노인 클라이언트 스스로가 달성할 수 있도록 돕고, 그 과정을 촉진시키며 그의 환경을 변화시킬 방법을 발견하도록 도와준다. 노인 클라이언트가 스스로 결정을 내리는데 필요한 정보제공, 가르쳐 주는 일도 중요한 측면이다.

4) 교사의 역할

문제 상황에 대처하는 필요한 정보제공, 새로운 행동이나 기술을 숙련하도록 돕고 대안적 행동유형의 모델을 통해 활용하는 것도 가르치는 좋은 방법이다.

제 4 장 노인상담의 유형

1. 대상자에 따른 분류

1) 개인상담

노인과 상담자가 일대일로 만나 이루어지는 상담으로 내담자가 자신의 문제를 가족에게 알리기를 원치 않거나 가족 구성원이 상담과정에 참여하기 어려울 때 활용된다. 개인상담은 문제가 위급하거나 원인과 해결이 복잡하고, 노인과 관련된 사람들의 신상을 보호할 필요가 있는 경우, 그리고 집단에서 공개적으로 발언하는 것을 두려워하는 경우에 적당하다.

2) 가족상담

노인 가족을 위한 상담으로 '지금 – 여기'의 관점에서 즉각적인 해결책 계획에 초점을 둔 교육적이고 지지적인 활동이다. 현대 가족이 핵가족화되고 있지만 부모-자녀 간 경제적, 심리적 상호의존도는 여전히 매우 높고, 가족상담을 통해 노인에 대한 가족구성원의 고정관념을 재검토하여 객관적으로 상황을 파악하게 함으로써 가족이 노인을 돌보는 방법을 발견하고 가족적 결합을 굳히는 계기가 될 수 있다는 점에서 가족상담에 대한 욕구는 커질 것이다.

3) 집단상담

15명 내외의 노인들을 상대로 각 노인의 관심사, 대인관계, 행동양식의 변화를 가져오려는 노력으로 볼 수 있다. 집단상담의 기본적인 목적은 개별성원의 능력과 자존감을 유지, 증가시키는 것이다. 집단은 다음과 같은 네 가지 형태를 취한다.

① 전통적인 정신분석에 근거한 통찰집단
② 클라이언트의 자아 및 적응능력에 초점을 두는 지지 및 안정화집단
③ 성장 및 교육집단
④ 과제 및 활동집단

2. 상담매체에 따른 분류

1) 대면상담

대면상담은 상담자가 내담자인 노인과 직접 얼굴을 마주하고 진행하는 상담으로 정의될 수 있다. 대면상담의 장점은 우선 상담자가 노인의 언어적 표현과 함께 비언어적 표현을 직접 관찰할 수 있어, 전달되는 정보를 정확히 이해할 수 있다는 점이다. 또한 대면상담은 깊이 있는 정보를 얻을 수 있다. 반면 노인의 익명성이 보장되지 않고 노인이 자신의 문제를 상담자 앞에서 말해야 한다는 점에서 심리적 부담이 상대적으로 높다는 단점을 갖는다. 많은 노인들이 거동이 불편하거나 교통체계에 익숙하지 않으며 적극적으로 자신의 문제를 해결하려는 동기가 낮기 때문에 내방상담은 매우 제한적으로 이루어지고 있다.

그 중 개인상담은 문제의 원인을 개인의 정신 내적 과정에서 찾는 과정이다. 개인상담이 집단상담과 서로 정반대되는 것은 아니며, 개인상담도 가족상담이나 집단상담과 마찬가지로 효과적인 상담을 위해서 상담자는 문제 해결을 위한 촉진적 역할을 다해야 한다. 이와는 다른 가족상담은 가족 내에서 의사소통의 문제를 겪고 있는 노인을 위해 이용할 수 있는 상담으로 각 가족구성원에게 감정을 표현하는 기회를 제공함으로써 가족구성원 간에 민감성을 증진시킨다. 개인이 아닌 가족을 한 체계로 다루는 것이므로 그 체계의 구성원은 서로 연관되어 있고 상호작용을 한다고 본다. 상담자는 상담에 참여한 가족원의 행동, 말소리, 자세 등 모든 동작에 중요한 관심을 가져야 하며 참여한 가족원 모두가 그

문제에 대한 생각이나 느낌을 같은 방향으로 이야기 하도록 조정해야 한다. 즉, 가족 상담이란 모든 가족원이 다른 가족원과 상호작용을 하면서 영향을 주고받는다는 사실을 인식하게 함으로써 가족원들이 함께 문제를 해결하려는 노력에 도움을 주는 것이라고 말할 수 있다.

2) 전화상담

전화를 통한 내담자와 상담자의 만남은 음성을 통한 전혀 모르는 사람들의 순간의 만남이다. 내담자들은 자기가 전화하는 상대가 누구인지 모르면서 도움이 될까 해서 답답한 마음으로 전화를 건다. 전화를 통한 인간관계는 신뢰하는 관계로 시작되어야 한다. 따라서 내담자를 향한 상담자의 마음의 자세가 무엇보다도 중요하다. 상담에 대한 지식이나 기술이 많아도 보살피는 마음, 겸손한 마음이 결합될 때 두 사람 사이에 친근한 마음이 이루어진다.

전화상담의 특성은 다음과 같다.

① 접근성, 용이성, 즉시성 – 누구나 손쉽게, 고통 받는 순간에, 즉시, 언제나, 어디서나 이용이 가능하다.

② 익명성 – 전화상담의 익명성은 처음 상담하는 사람의 무지, 불안, 망설임, 불확신, 죄책감 등을 줄이며 전화자 자신의 선택의 여지를 넓힌다. 반면 직접상담으로는 이야기하기 어려운 상담 내용이 많으므로 비윤리적이고, 비도덕적인 내용이 많다.

③ 친밀성 – 전화가 주는 친밀성이 있다.

④ 전화자 주도성 – 전화자가 전화를 거는 것으로 상담이 시작되고 마찬가지로 전화자가 일방적으로 전화를 끊을 수도 있다.

⑤ 일회성 – 1회적이므로 단 몇 분 동안의 상담으로 문제가 해결될 수는 없다. 문제는 전화자의 것이므로 해결 방법도 스스로 찾을 수 있도록 격려와 지지가 필요하다.

3) 인터넷 상담

인터넷 상담은 상대적으로 오래되지 않은 역사를 갖고 있으나 미래형 상담으로 주목된다. 웹사이트 상의 상담 공간을 이용한 상담, 전자우편을 이용한 상담, 채팅 프로그램을 통한 실시간 상담, 그리고 인터넷 카페를 통한 노인 동료 간의 상담 등 다양한 형태가 있다. 인터넷 상담 역시 익명성을 보장받을 수 있으며 실시간 상담이 가능하고 상담 내용이 문자로 기록되어 내용을 보관할 수 있다는 장점이 있다. 반면 인터넷 상담은 컴퓨터를 비롯한 기계가 구비되어야 하고 노인이 인터넷 사용법을 숙지하고 있어야 한다는 단점이 있다.

3. 노인상담의 영역 및 문제점

1) 경제적인 영역

노인들은 은퇴 후 현격하게 소득수준이 하락하면서 생활고를 겪게 된다. 또한 자국의 국민연금제도는 다른 선진국에 비해 매우 미약한 수준이며 현재 65세 이상의 노인의 30% 정도만이 경제활동에 참여하고 있고 수입도 매우 열악하다. 뿐만 아니라 노후생활을 자녀의 지원에 의존하는 노인도 45% 이상 수준이다.

노인의 정년연장을 위한 고령자고용촉진법이 시행되고 있으나 그 기능이 미약하고, 조기퇴직인구의 증가에 비해 재취업의 기회나 훈련 및 교육 등의 욕구가 충족되지 못하고 있어서 경제적인 문제를 가중시키고 있다. 이러한 노년기의 경제적인 문제는 노후생활의 불행을 초래하며 나아가 가족과의 갈등이나 노인 학대까지 이르게 된다. 노년기의 경제적인 문제에 대한 상담은 주로 취업, 물질적인 지원 및 자원연계, 노인복지서비스에 대한 정보 제공, 재테크에 관한 전문가의 조언, 직업 알선 및 직업훈련 및 정보제공을 목적으로 다루어진다.

2) 정서적 영역

정서적인 영역에서 노인상담은 가족관계와 가정 내에서 발생하는 문제들로 인한 고독,

소외 문제에 관한 것이 많다. 노년기에는 가정에서 보내는 시간들이 늘어나고 가족과의 접촉이 빈번해지며, 가족 간의 상호교환 역시 확대된다.

정서적인 영역의 문제로는 가족의 기본적인 기능의 손상에서 유발되는 문제와 가치관의 변화에서 오는 세대 간의 인식차이의 문제, 노인부양에서 오는 가족관계의 갈등문제, 노화로 인한 불안문제, 황혼의 외로움, 이성문제, 자녀에 대한 소외감, 배반감, 상실감, 노인성 우울증 등이 있다. 그렇기 때문에 노인들의 고립감과 소외감과 같은 정서적인 문제에 대한 상담의 필요성은 시급하고 절실한 것이 되었다. 한국노인의 전화 전화상담 통계(1994~2003년)에는 가족관계문제가 52.6%로 두드러지게 나타난다. 이 결과로 볼 때, 노인들의 정서적인 문제는 가족관계와 밀접하게 관계가 있다는 것을 알 수 있다.

노년기의 정서적인 문제의 상담은 노인과 주 부양자, 친구, 배우자, 손자녀, 자녀, 이웃, 노인복지기관 및 시설, 종교 등 다양한 자원들을 동원하여 정서적 지지 및 지원, 정보제공 및 자원 활용, 관계개선 및 심리적 상담기법을 활용하여 도우며 전문적인 집단 활동을 통한 인식의 재구조화까지 이끌어내는데 목표를 둔다.

3) 신체적 영역

노인들은 노화와 함께 신체건강 약화와 적응력 감소를 경험한다. 그만큼 건강에 대한 관심과 염려가 매우 높으며, 노화로 인한 신체적 변화와 건강문제가 일차적 근심, 걱정의 대상이 된다. 또한 우리나라 노인들은 스스로 수족을 못 움직여 자식에게 짐이 되는 것을 가장 두려워한다. 이는 치매에 대한 노인들의 관심과 연결된다. 치매는 우리 사회가 당면한 가장 큰 문제 중 하나로 부상하고 있다. 신체적인 상담내용은 내담자보다 부양가족의 문제가 대부분인데, 특히 케어방법에 대한 정보부족이나 부양부담의 가중으로 정서적인 문제가 발생된 가족관계의 갈등문제와 연류된 것이다.

따라서 신체적 영역의 효과적인 상담을 위해서는 노년기의 질병이나 케어방법, 발생 가능한 가족갈등문제, 스트레스 관리방법, 노년기 질병에 대한 의학적 지식, 시설입소에 대한 다양한 정보 등 철저한 준비들이 필요하다. 신체적 영역의 상담은 노인과 부양자의 신체사정이나 신체적 문제로 빚어진 심리적 갈등의 해결방법도 병행해야 할 것이다. 필요에 따라서는 병원의 입원치료나 노인복지시설의 입소가 문제해결방법이 될 수도 있다.

4) 사회 · 법률적 영역

노인 인구의 증가와 더불어 노인들의 사회활동 참여 역시 늘어나고 있다. 노인들의 사회활동은 종교적인 봉사활동, 가족단체의 봉사활동, 자연보호운동, 지역단체 가입을 통한 활동 등 다양한 영역과 범위에서 나타난다. 이러한 추세와 함께 노인상담 영역 중 사회적 영역과 법률적 영역에 대한 상담이 증가하고 있다.

사회적 영역의 문의는 대개 시설에 대한 문의가 주를 이루고 있다. 시설은 크게 교육과 여가를 위한 사회시설 문의와 학업 및 취업을 위한 문의로 나뉜다. 법률적 조언을 구하는 사례도 늘어나고 있는데, 대부분 재산분할, 분가, 공문서 작성 및 발송 방법, 법률가 알선 등이다. 최근에는 수급자등록 가능 여부를 묻거나 시신기증이나 장기기증과 같이 가족의 동의가 필요한 개인 신체기증과 관련된 문의도 늘어나고 있다. 현대사회가 복잡해지고 노인들의 사회적 수요가 점차 늘어나면서, 노인들이 사회 · 법률적 영역에서 자문을 구하는 경우는 앞으로 더 늘어날 것이다.

5) 비노인의 영역

노인상담은 노인뿐만 아니라 노인을 부양하는 자녀와 노인관련 사업에 종사하는 자와 노인문제에 관심이 있는 어떤 사람도 할 수 있다. 이 영역에 포함되는 사람으로는 노인의 주 부양자로 남성보다 여성이 많으며 그 중에서는 며느리보다 딸이 많은 것으로 나타났다.

그 밖에 종교지도자나 노인관련 기관이나 시설에 종사하는 자 등이다. 상담내용은 부모의 건강이나 질병, 부양문제, 시설입소에 관한 문제, 가족갈등 문제 등이다. 이 영역의 효과적인 문제해결방법은 정서적인 영역을 병행하는 것이 바람직하며 내담자가 호소하는 문제에 초점을 맞춰 해결방안을 모색하는 것이라고 말할 수 있다.

제 5 장 노인상담의 기법

1. 회상기법

자신의 과거를 돌이켜 생각하고 그런대로 만족하고 최선을 다해 노력해 온 의미 있는 일생이었다는 느낌을 가지고 통합적으로 바라보게 한다. 또한 문제를 노인 스스로 자각하고 해결하며 효과적인 대인관계와 정서적 지지를 통해 자존감을 향상시키는 방법이다.

혼자 회상할 때 부정적 결과가 더 많으며 다른 사람에 의해 받아들여지고 지시될 때 삶의 재고와 의미를 찾을 수 있는 능력을 가지게 된다.

1) 회상기법 프로그램

(1) 도입 단계

프로그램 소개, 자기소개(목적, 과정이해, 친밀감형성)

(2) 신뢰감 형성 단계

긍정적 측면 자기개방단계(공감대형성, 신뢰감 쌓기), 우리 집 자랑 등

(3) 회상기법 활용 단계

지나온 삶의 의미 찾기, 현실적 소망 다짐단계(사건이나 물건을 통한 기억 떠올리기 그것에 얽힌 사연, 의미를 집단원과 경험나누기, 10단위로 좋았던 때와 힘들었던 때를 구분하고 남은 여생 소망 나누기)

(4) 마무리 단계

느낀 점, 새롭게 알게 된 점, 생활시 도움을 얻게 된 점, 서로에게 해주고 싶은 점을 나눈다.

2) 주요 회상기법

(1) 자서전의 저술이나 녹음

자서전 방법은 내담자가 자신의 삶을 정리하고 기술하는 기법으로, 자서전에 기술되지 "않은" 것에 대해 주의를 기울이는 것이 필요하다.

(2) 생애 순례여행

순례여행을 통해 노인들은 돌이키고 싶었던 과거와 화해할 기회를 갖게 된다.

(3) 중요 인물들과의 재회

사람들은 모임이나 종교단체, 활동단체의 모임에서 친구들이나 그들의 인생에서 중요한 사람들을 보면서 자신을 돌아볼 수 있는 기회를 갖는다.

2. 여가상담

노인들로 하여금 현재생활을 가장 만족스럽고 실제적인 여가활동을 선택하고 그 후에 선택한 여가활동을 즐길 수 있는 시간과 장소를 발견할 수 있도록 조력하는 과정이다. 자기인식, 여가인식 및 자아존중감을 증진, 삶의 만족도 향상시킨다.

1) 여가상담 프로그램

(1) 신뢰감 형성 및 의식단계

프로그램 및 자기소개, 신뢰감 형성, 즐거운 여가활동 찾기

(2) 능력개발 단계

여가활동 장애요인 점검 및 제거전략 세우기, 여가활동 장애 제거기술 습득(의사소통 기술 습득), 여가활동 주장의 단계

(3) 실행단계

여가활동 결정, 여가정보수집, 여가활동계획 및 정보활동하기

(4) 종료단계

여가활동 후 문제점 검토 및 개선책 마련, 재계획 단계

2) 집단여가상담 프로그램 사례

(1) 프로그램의 목적

노인들의 여가에 대한 바른 이해와 인식의 폭을 넓히고, 여가활동참여에 문제가 되는 장애요소를 제거할 수 있는 기술을 습득한다. 이를 통해 여가활동 참여를 높이고, 정신건강을 증진하고 개인의 성장과 발달을 촉진시켜 만족스러운 삶을 영위하도록 한다.

(2) 프로그램의 구성

〈표 3-1〉 프로그램 구성

단계	활동 및 활동지	진행절차
프로그램소개 및 자기소개	1. 인사나누기 2. 별명정하기 3. 짝지어 짝 소개하기 • 활동지 1 : - 이름 - 좋아하는 여가활동 - 현재하고 있는 여가활동 - 시간 날 때 하는 일 - 좋아하는 음식 - 좋아하는 노래	1. 도입 (신체활동) 2. 강의 3. 활동 4. 나누기

	- 제일 아끼는 물건 - 제일 아끼고 사랑하는 사람	
신뢰감 형성	1. 이름표 달아주기 "OO야 놀자"하며 이름표 달아주기 2. 손으로 밀기 3. 앉아서 등으로 밀기 4. 다 같이 신문지 위에서 노래부르기 5. 신체부위로 풍선전달하기 6. 안마해주기	
즐거운 여가활동 찾기	1. 여가활동 빙고게임 ·활동지 2 : 여가활동지 목록 ·활동지 3 : TV시청, 산책, 등산 등 여가활동 빙고게임 2. 자신의 역사이야기 ·활동지 4 : - 유아기 시절 - 초등학교 시절 - 청년 시절 - 결혼 시절 - 현재	
여가활동 장애요인 점검 및 제거전략	1. 즐거운 여가활동 인간조각 만들기 2. 즐거운 여가활동 장애요인 점검 및 제거전략 나누기	
여가활동 장애 제거 기술 습득	1. 집단원의 말, 행동 따라하기 2. 경청하는 것과 하지 않는 역할 놀이 3. 다른 사람으로 인하여 여가활동 그만두고 싶었을 때	
여가주장하기	1. 느낌의 말들을 듣고 행동으로 표현하기 2. 나 - 메시지 전달 연습 3. 역할놀이를 통하여 가족들에게 가장 하고싶은 여가활동 주장하기	

3. 이야기를 통한 상담

노인은 삶의 이야기를 갖고 있는 연령층이다. 이야기 상담은 경험이 다른 내담자와 상담자의 삶의 이야기가 대화를 통해 만나며 서로의 세계를 파악하고 교차하면서 각자 이야기의 궤도가 수정되고 바뀌는 것을 말한다.

인간의 각 경험을 정리해 주고 의미를 창조하며 각 개인의 특성에 적합한 이해의 틀을 형성해 준다. 즉 이야기를 통해 진정한 자신을 깨닫고 삶의 의미를 발견, 치유 받게 되는 것이다.

1) 이야기를 통한 상담프로그램

(1) 미래 이야기 요청

미래와 희망에 관한 이야기(미래에 대한 이미지)

(2) 의미 발견을 위한 질문

5년 뒤에는 할아버지의 삶이 어떻게 변해 있을 거라고 생각하세요? 만일 아무 변화도 없다면 어떻게 하시겠어요? 만일 ~ 하다면 무엇을 하시겠습니까? 가장 걱정스러운 것은 무엇이죠?

4. 현실요법 상담

노인들의 삶의 만족을 위해서 일시적인 오락보다는 노인들이 스스로 책임감 있는 행동으로 자신의 삶을 통제해서 자녀들과 좋은 관계가 유지될 수 있도록 해준다. 현실요법은 내담자의 현재 행동에 초점을 둔다.

1) 현실요법 상담과정

(1) W(Want)

내담자에게 바램에 관련된 질문하여 자신에게 어떤 일이 일어나기를 바라는지 명확하게 생각해 보게 한다(자기 향상 수준 도달 정도 파악, 약속 받아내기).

(2) D(Doing)

내담자에게 상담의 전반적인 방향, 내담자가 어디로 가고 있는 가를 탐색하도록 도와주는 절차다.

(3) E(Evaluation)

보통의 가치평가는 도덕적이고 윤리적인 기준에 맞추어 평가하는 것을 의미하지만 현실요법에서의 평가는 개인의 행동과 욕구와의 관계를 점검해 보고 스스로 자기평가를 하게 되는 단계이다.

(4) P(Planning)

내담자의 가능성을 신뢰하며 용기와 희망을 불어넣는다. 상담자는 내담자의 진정한 욕구와 바램을 충족시킬 수 있는 계획수립과 실행, 평가를 통해 계획 완료되면 그 계획을 강화시킨다.

2) 현실요법 상담프로그램

(1) 욕구 이해

힘의 욕구, 자유에 대한 욕구, 소속 사랑의 욕구, 즐거움의 욕구, 생존의 욕구

(2) 욕구 채우기

윷놀이, 신랑 신부놀이, 시조놀이

제 6 장 노인상담과정

1. 상담과정 시 고려사항

1) 내담자 이해단계

(1) 노인상담 시 상담자가 기억해야 할 사항은 다음과 같다.

① 모든 사람은 감정을 가지며 표현할 권리가 있다.
② 노인들의 감정은 다른 생의 주기에 있는 사람들보다 억눌려 있다.
③ 노인들은 감정적인 지지를 원한다.
④ 노인들의 감정은 그들의 세계 속에서 항상 의미가 있다.
⑤ 노인들의 분노 감정은 자연스러운 것이며 나쁜 것이 아니다.
⑥ 노인들의 반복적인 표현 속에는 강한 감정적 역동이 있다.

(2) 상담자가 주의해야 할 사항은 다음과 같다.

① 내담자의 감정이 타당하다는 것을 부정해서는 안 된다.
② 내담자의 감정과 내담자 자체의 중요성을 잊어서는 안 된다.
③ 내담자의 감정을 고집일 뿐이라고 여겨서는 안 된다.

2) 신뢰 형성단계

신뢰는 내담자와 상담자 간의 구체적인 상담적 교환이 이루어지는 감정적 영역이며 치료적 공감이다. 노인상담에서 신뢰 형성은 적극적 경청, 존중, 내용 요약, 상호 공감이 요구된다.

3) 상담목표 설정단계

(1) 상담목표 설정 시 주의할 사항은 다음과 같다.

① 한번에 한가지 목표에 초점을 맞춘다.

② 상담목표는 구체적이고 측정 가능한 것이어야 한다.

③ 상담목표는 실행 가능하고 도달 가능한 것이어야 한다.

④ 상담목표는 내담자가 동의·승인하여야 한다.

2. 노인상담 절차

노인상담은 일반적인 상담과 마찬가지로 접근방법에 관계없이 접수 및 관계형성, 자료수집 및 사정, 개입, 평가와 종결이라는 4단계로 이루어져 있다.

1) 접수 및 관계형성 단계

접수 및 관계형성 단계에서는 클라이언트인 노인이 상담에 대한 초기 불안과 거부감을 해소하고 상담의 핵심적 요소가 되는 전문적 원조관계를 형성하여야 한다.

일반적으로 친화관계를 형성하는 데 필요한 상담자의 자세와 태도는 다음과 같다.

① 끊임없이 노인을 이해하려는 진지한 자세

② 모든 것을 노인의 입장에서 생각해보려는 내담자 중심적인 태도

③ 비난하거나 비판하기보다는 수용하고 존중하는 허용적인 자세

④ 어떤 가식도 하지 않는 진솔한 태도

⑤ 노인을 도와주고자 하는 인간적 자세 등이 요구

2) 자료수집 및 사정단계

자료수집과 사정은 이 단계에서만 이루어지는 것은 아니며 전체 상담과정을 통하여 이루어지지만, 원조관계가 형성된 이후에 본격적인 자료수집과 사정이 이루어진다. 자료수

집 및 사정단계에서 노인의 문제를 규정하기 위해서는 노인이 처한 상황과 노인의 강점과 제한점을 모두 파악해야 한다. 의도적으로 노인의 행동, 개인적 특성, 자원의 측면에서 노인의 강점을 파악하고 격려해야 하는데, 이러한 강점의 강조는 치료적 효과까지 갖는다. 사정과정에는 전반적으로 노인의 신체적, 심리적, 사회적 기능이 포괄적으로 고려되어야 한다. 노인의 신체적 기능을 사정할 때는 전반적인 건강상태와 일상생활 수행능력에 초점을 두며, 심리적 기능 사정에서는 노인의 성격과 인지 및 정서기능에 초점을 둔다.

3) 개입단계

개입단계는 문제해결의 계획을 구체적인 행동으로 실천하는 단계이며 문제해결단계이다. 이러한 개입활동의 적절성과 효과를 검토하기 위해 상담자는 개입과 동시에 개입과정을 평가하여야 하며, 개입으로 유도된 변화를 지속시키는 노력을 수행하여야 한다. 앞서 설정한 상담의 목표를 달성하기 위해서는 상담자는 상담에서 궁극적으로 달성하고자 하는 목표들에 대해 해박한 지식과 경험을 가지고 있어야 하며 이를 바탕으로 구체적인 과정적 목표를 설정하고 이에 대한 해결 노력을 기울일 수 있어야 한다.

〈표 3-2〉 노인상담의 주요영역

상담영역	주요내용
정서적 영역 (고독)	· 배우자 상실, 자녀와의 애정적 교류 단절 · 노인의 가족 내 지위하락, 가치관 및 생활양식 변화에 따른 세대 간 갈등 · 성격특성의 변화문제 · 이성교제 또는 노년기 성생활에 관한 문제 · 정서서비스(예 : 말벗 파견 등)의 문제
경제적 영역 (빈곤과 일)	· 은퇴 전·후의 재정 관리에 관한 문제 · 소득감소 또는 상실로 인한 생계유지와 경제지원 문제 · 사회보장제도의 정보 제공 · 유산배분의 문제 · 경제활동 지원(취업알선, 부업알선 등)

건강영역 (질병과 부양)	· 노년기 건강 유지 및 질병 예방에 관한 상담 · 질병 치료 빛 의료비 지원 상담 · 노인복지시설, 노인전문 의료시설에 관한 상담 · 가족부양 체계 조성 상담 · 부양가족의 부담 경감을 위한 지원 상담
사회참여영역 (소외와 무위)	· 종교 활동, 사회단체 및 비공식 모임 참여문제 · 노년기 친구 및 이웃관계 문제 · 가족 내 역할 부적응에 관한 문제 · 은퇴 이후의 사회적 관계 유지 문제 · 법률 및 복지제도에 대한 정보 상담

4) 평가 및 종결단계

종결은 상담의 마지막 과정으로 상담자와 노인 사이의 전문적 원조관계가 공식적으로 완료되었음을 의미한다. 종결과정에서 새로운 문제나 욕구가 발견 된다면 추가적인 서비스를 위해 다른 기관이나 전문가에게 의뢰해야 한다.

① 도움이 될 수 있는 기관과 서비스에 대한 정보를 제공하고

② 의뢰할 기관에 노인의 문제와 욕구에 대한 문자화된 정보를 제공하고

③ 의뢰기관에 대한 객관적인 정보를 제공하고

④ 의뢰기관에 노인과의 면접을 예약해 준다. 노인이 필요로 하는 경우, 가능하면 기관까지 동행해 주는 것이 바람직하다.

3. 노인상담의 원리

1) 노인 및 가족의 욕구에 따라 서비스를 개별화한다. 노인에게 편리한 면접시간, 장소, 면접방법 등을 모색한다.

2) 노인과의 관계형성을 속히 이루고 감정이입을 통하여 노인의 생각, 감정을 수용한다.

① 노인에게 시선을 주는 주목행동(주의를 기울이고 있다는 표시)

② 상담자의 얼굴 표정과 고개를 끄덕이는 행동

③ 상담자의 목소리와 억양(부드럽게, 천천히)

④ 상담자의 올바른 자세와 겸손한 태도

3) 노인과 상담 시에는 경청자가 되어야 한다. 노인의 문제를 이해하기 위해서는 노인 쪽에서 말을 많이 할 수 있도록 유도한다. 언어적 표현과 침묵을 포함한 비언어적 표현을 관찰하여야 한다.

4) 노인이 가족관계나 사회관계에서 잠재적으로 갖고 있는 부정적 감정을 자유롭게 표현할 수 있도록 도와주고, 이를 긍정적으로 전환시킨다.

5) 노인은 심신기능 장애로 잘 알아듣지 못하거나 대답하지 못하는 경우가 있으므로 개개 노인의 능력에 따라 상담 속도나 방법을 조정해야 한다.

6) 노인에 대한 질문은 '왜(why)'라는 것보다는 '어떻게(how)'라는 개방형 질문이 효과적이다. 질문은 단일질문이 좋다.

7) 노인의 생각이나 감정에 대해 선입감이나 편견을 버리고 비심판적인 태도를 보여야 하며 문제해결에 집중하도록 도와준다.

8) 노인의 자유로운 의사를 존중하고 문제해결을 위한 목표를 설정하는데 노인 스스로 결정할 수 있도록 도와준다. 노인자신이 문제를 해결할 수 없을 때에는 노인의 잠재능력을 최대한 개발하고 지역사회 자원을 동원하여 도와준다.

9) 노후생활에서 죽음은 불가피한 것이므로 죽음에 대한 교육과 상담을 통하여 불안을 완화하고 죽음을 긍정적으로 수용하도록 도와준다.

10) 노인과의 상담과정에서 알게 된 사실들은 비밀보장을 하여야 한다.

제 4 부

성공적인 노후설계

제1장 성공적인 노후

제2장 노후설계의 유형

제3장 노후설계 프로그램

제 1 장 성공적인 노후

누구나 근사한 정원이 딸린 전원주택에서 텃밭을 가꾸고, 주말이면 근처에 사는 자녀들과 함께 하는 "행복한 노후생활"을 꿈꾼다. 그러나 꿈꾸기만 하고 실현을 위해 노력하지 않으면 행복한 노후생활은 그야말로 꿈에 지나지 않는다. 노화는 신체적, 심리적, 사회적 측면들이 모두 상호작용하여 나타나는 현상으로 노후설계는 다양한 측면들을 통합적으로 접근하여야 한다.

급속한 고령화 시대를 맞아 사회적, 경제적 변화와 함께 노인인구의 증가에 따라 여러 가지 노인문제가 수반되고 있다. 노인의 경제적 문제 및 신체적 기능약화로 인한 질병문제와 노년기의 소외감 및 역할 상실의 문제는 노년기의 사회부적응 문제를 낳고 있다. 또한 노년기 확대에 따른 노인욕구의 증가와 생활수준의 향상으로 더 길어진 노년기에 안정적으로 적응하기 위한 다양한 방안과 삶의 질 향상을 위한 해결책 마련을 위해 노후설계의 중요성이 강조되고 있다.

노후설계란 노년기 생활의 변화에 적극적으로 대응할 수 있도록 노후의 삶을 긍정적으로 수용함으로써 노인 자신이 주체가 되어 노년기 전반적인 영역에 걸쳐 노후생활을 설계하는 것이다. 은퇴 후 전원주택에서 여유를 느끼는 삶을 그려보며 성공적인 노화를 달성하기 위한 노후설계의 중요성과 노후설계의 실전 내용에 대해 함께 알아보도록 하자.

생각해보기

본인이 그리는 은퇴 후의 삶은 어떠할지 생각해 봅시다.
– 은퇴 이후의 모습

'노년기를 어떻게 하면 성공적으로 보낼 수 있을까?'하는 문제는 은퇴를 앞둔 세대뿐만 아니라 중장년층에게도 가장 고민스러운 걱정일 것이다. "성공적인 노후"라는 개념은 성공적인 노화라는 용어와 함께 노년기의 성공적 적응의 개념으로 이해되고 있으며, 생리적, 심리적, 사회적인 부분을 포괄적으로 다루어야 한다. 즉 질병이나 손상이 없는 상태를 강조하는 신체적인 측면뿐만 아니라 인지적 기능과 우울 및 정신건강 등의 심리적 측면, 대인관계, 일과 같은 사회적 측면을 포함한다.

성공적인 노후란 자신과 다른 사람 모두를 만족하게 하는 신체적, 사회적, 심리적 안녕의 가능성 또는 수준에 도달하는 것을 말한다. 성공적인 노후생활을 위해서는 신체적 건강, 개인의 성장, 정서적 안녕, 자율성, 가족지향, 경제적 안정이 필요하다.

노년기에 접어들면서 신체적인 기능뿐만 아니라 역할과 지위, 수입, 환경, 사회적 관계의 변화 등 여러 가지 문제들을 맞이하게 된다. 그러므로 이러한 다양한 변화들을 수용하고 조화를 이루며 새로운 역할을 습득해나가는 것이 매우 중요하다. 최근 보건복지부 발표에 따르면 "저 출산 고령화 현상에 대한 국민인식조사"에서 노후를 걱정하고 있다는 사람이 78.4%이고, 전혀 걱정하지 않는다는 응답은 4.6%로 대다수의 국민들이 노후에 대한 불안을 느끼고 있다고 하였다. 그러면 우리는 노후를 대비하여 어떠한 생활태도를 가져야 할까?

노후를 만족스럽게 보내기 위해서는 첫째, 노화에 따른 능력의 한계나 감소를 이해하고, 둘째, 노령기의 물리적, 사회적 활동 범위에 대해 새로운 개념 정의와 이해가 필요하며, 셋째, 개인의 욕구를 충족시킬 수 있는 새로운 활동이나 취미를 개발한다. 넷째, 자아를 평가하는 기준을 새롭게 설정하고 재평가하며, 마지막으로 인생의 목적을 재확인하거나 설명하여야 한다. 따라서 노년기의 다양한 변화에 적극적으로 대처하기 위해서 경제적인 부분뿐만 아니라 건강, 인간관계, 일, 주거 등 다양한 영역에서 자신의 노후를 주도적으로 준비하고 설계하는 자세가 필요하다. 또한 성공적인 노후생활을 위해서는 다음의 4가지 요소가 필수적이다.

1. 질병 및 장애의 예방

건강은 신체적 독립을 유지하고 개인의 일상생활을 영위하며 개인의 목표를 달성하는 데 필수적인 요건이다. 노년기는 신체적 정신적 기능의 퇴화와 함께 질병의 저항력이 약해지므로 건강은 노년기에 이르러 더욱 그 중요성이 강조된다. 그러므로 노년기 질병의 치료와 예방을 포함하는 건강관리는 기본생활의 유지뿐만 아니라 긍정적인 자아를 유지하고 원만한 인간관계와 사회생활을 유지하는 데 필수조건이다. 건강상태에 따른 노후생활의 만족도에 관한 연구에서도 노인의 신체적 건강상태가 좋을수록 노년기 적응과 생활만족도가 높고, 건강상태가 나쁠수록 사회활동의 참여도가 낮고 우울증의 정도가 심한 것으로 나타났다.

2. 사회활동 참여

은퇴 이후 노년의 삶은 경제적인 어려움에 처하게 될 뿐만 아니라 심리적으로 위축될 수 있으며, 사회적으로는 노인 부양 책임의 증가 등 사회적 문제를 야기할 수 있다. 이에 대한 해결책 마련으로 노인 재취업에 대한 관심이 증가되고 있다. 노인의 사회활동의 참여는 소득보장뿐만 아니라 건강유지와 여가시간 문제를 해결하는 중요한 수단이 된다.

3. 신체 · 인지적 활동

노년기 평균수명의 연장과 역할상실로 인한 노후의 시간활용이라는 의미로 여가활동의 중요성이 강조되고 있다. 특히 여가활동을 통한 신체·인지적 활동은 창조적이고 생산적인 노후생활을 영위할 수 있게 한다. 또한 오락 취미의 역할뿐만 아니라 자기개발과 역할의 회복, 건강관리의 측면에서 중요한 역할을 한다.

4. 긍정적인 마음가짐

노년기는 신체, 생리적 변화뿐만 아니라 인지적 능력, 성격, 사회적 지위의 변화 등 많은 변화를 겪게 된다. 성공적인 노화를 위해서는 이러한 노화과정을 얼마나 잘 이해하고 있으며, 이러한 변화를 얼마나 긍정적으로 보는가가 매우 중요하다. 즉 노화와 노년기를 정상적인 생의 주기로 받아드리고 지나온 세월에 대한 적절한 평가와 자신의 삶에 긍정적인 인식을 가지고 자신의 인생을 잘 정리하는 것이 필요하다. 따라서 인생전반을 돌아보며 노년기 삶의 의미를 생각하고 긍정적인 자아개념의 정립과 함께 노년기를 맞이하는 적극적인 태도를 가져야 한다.

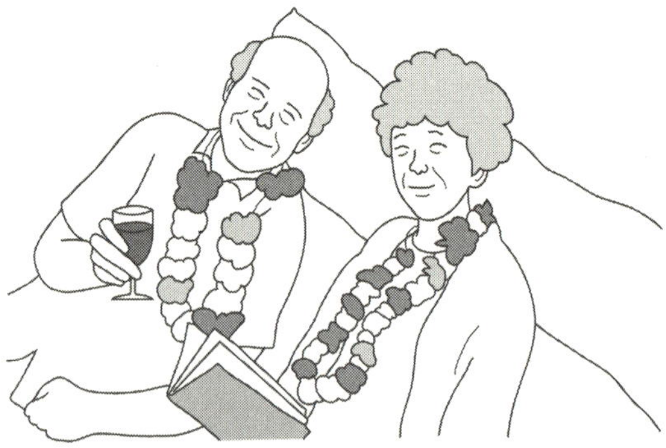

〈그림 4-1〉 성공적인 노후생활

생각해보기 – 성공적인 노후 설계의 사례

KBS 언제나 청춘이라는 프로그램

- 공직(부산시청상수도본부)에서 기획, 예산, 홍보, 인사, 서무 경력 26년간 정년퇴직 후 연금수령 중
- 현재 – 모학교 폭력예방 봉사직 근무, 홍보마켓프리랜스(병원, 학원, 기업) 활동, 교회 선교호활동봉사 등으로 활동하기도 함

생각해보기

나의 노후는 안정적일까? 아래의 내용에 따라 나의 "노후 불안도"를 확인해 봅시다. 질문을 읽고 해당되는 내용에 체크하세요.

	문항	전혀 아니다	아니다	보통 이다	그렇다	아주 그렇다
1	나는 노년에 친구들이 먼저 가버릴까 두렵다.					
2	나는 노년에 만족감을 느끼지 못할까봐 두렵다.					

3	나이가 들수록 건강이 걱정된다.					
4	노년에 내 문제를 다른 누군가가 결정한다는 것을 생각하면 불안하다.					
5	나는 노년이 되었을 때 내일을 잘 처리할 수 없을 것이다.					
6	내가 노인이 되었을 때 내 삶이 아무런 의미가 없을까봐 두렵다.					
7	나는 노인과 함께 하는 것이 부담스럽다.					
8	나는 나이든 친척을 방문하는 것을 꺼린다.					
9	나는 노인들과 이야기하는 것이 어렵다.					
10	나는 노인과 함께 있을 때 불편하다.					
11	나는 노인을 위해 무언가를 하는 것이 힘들다.					
12	늙어가는 내 모습을 상상하는 것이 괴롭다.					
13	나는 거울에서 흰머리를 보게 될 그날이 두렵다.					
14	나는 늙어 보이는 것이 두렵다.					
15	나는 거울 앞에서 나이 들어가는 내 모습을 보는 것이 괴롭다.					
16	나는 내 노후생활이 좋지 않을 것으로 예상한다.					
17	나는 나이가 들어 할 일이 없을까봐 두렵다.					
18	나는 노인이 되었을 때 나 자신에 대해 불행하게 느낄 것이다.					
총 노후불안 점수						

〈결과 해석〉

- 전혀 아니다–1점, 아니다–2점, 보통이다–3점, 그렇다–4점, 아주 그렇다–5점으로 환산하여 총 점수를 구하자.
- 총점이 높을수록 노후불안이 높음을 의미한다.
- 1~6 문항 : 상실에 대한 두려움, 7~11 문항 : 노인에 대한 두려움, 12~15문항 : 신체적 외모에 대한 두려움, 16~18문항 : 심리적 불안정에 대한 두려움을 의미한다.

출처 : 최순옥 외. (2008). 일부 지역 성인의 노후불안.

제2장 노후설계의 유형

1. 경제적 노후설계

우리나라 65세 이상 고령층의 40%가 빈곤을 경험하며, 소득 구성비에서 이전소득이 56.9%로 가장 높게 나타났다. 또한 노인가구의 40% 이상이 자녀나 친척의 도움을 받아 생활하고 있고 주위의 도움 없이 젊은 시절 모아놓은 돈으로 독립해 살고 있는 노인들은 약 10%밖에 되지 않는다. 생명보험연구원의 조사에 따르면 은퇴 후 가장 걱정되는 요소에 72.5%가 경제적 불안이라고 답하였다.

노인의 지위가 약화되고 노인문제가 발생하게 되는 가장 큰 원인 중 하나가 노인의 경제적 지위의 약화이다. 퇴직으로 인한 수입 감소, 국민연금 등의 사회보장제도의 불충분, 자녀 교육 및 혼인 등의 지출의 확대, 재취업의 어려움 등이 경제적인 어려움을 야기한다.

노인의 소득 유형은 공적 소득과 사적 소득으로 나뉜다. 공적 소득은 공적 연금과 공공부조 등의 공적 이전소득이다. 공적연금은 법에서 정한 일정한 자격조건을 갖춘 국민을 대상으로 강제적으로 시행되는 것으로 공적연금 가입자는 일정기간 기여금을 납부하고 법률이 정한 일정한 연령에 도달하였을 때 퇴직연금을 지급받게 된다. 우리나라에서 시행되는 공적연금제도에는 일반국민을 대상으로 하는 국민연금제도와 특수직종사자를 대상으로 하는 연금제도 즉, 군인연금 · 공무원연금 · 사립학교교원연금 · 별정우체국직원 연금제도가 있다.

국민연금제도는 전 국민의 강제 가입을 원칙으로 하며, 개인의 노후 보장 뿐만 아니라 세대내/세대간 소득재분배의 효과를 가져 사회통합에 기여할 수 있도록 만들어져 있다. 또한 단순 정액 지급이 아닌, 물가 상승에 따른 실질가치 보장으로 보다 현실적인 노후보장이 가능하도록 되어있다.

국민연금의 급여 종류는 노령연금 · 장해연금 · 유족연금 등이 있으며, 가입기간과 불입금액 등에 따라 만 60세 이후 가입자에게 지급하게 된다. 만약 국민연금에 가입된 이가 60세 도달이나 사망, 국외 이주 등으로 인해 더 이상 가입이 불가하나, 연금수급조건에는 아직 미치지 못한 경우에는 반환일시금 및 사망일시금 등의 형태로 연금을 지급하도록 규정되어 있다. 국민연금 의무가입대상에서 제외되는 이는 국민연금이 아닌 여타 공적연금에 가입하였거나, 여타 공적연금에서 연금을 수령받는 경우, 국민기초생활보장법에 의한 수급자 등이 있다.

앞서 언급한 여타 공적연금은 공적연금을 국민연금과는 별도로 운영하는 특수직 종사자를 대상으로 하기 때문에 가입 대상이 한정되어 있다. 본 연금제도에는 공무원연금, 사립학교교직원연금, 군인연금, 별정우체국직원연금 등이 있다. 이러한 공적연금의 전반적인 급여의 종류는 국민연금의 그것과 유사하나, 기금의 운용 주체 및 방식, 연금 지급 방식 및 금액 체계 등이 각각의 연금제도마다 상이하게 운영된다.

반면 공공부조는 개인이 일정 금액을 납입하고, 이후 그 부분에 대해 연금 형태로 지급받는 공적연금이 아닌, 국가가 세금을 재원으로 하여 경제적 지원이 필요한 가정 및 개인에게 경제적 지원을 제공하는 것을 의미한다. 대표적인 공공부조에는 국민기초생활 보장제도가 있으며, 노인을 위해 특화된 공공부조제도에는 기초노령연금제도가 있다.

국민기초생활 보장제도는 사회보험의 지급 금액을 포함한 전체 소득이 최저생계비보다 적은 저소득층의 개인 및 가족에게 기본적인 생활을 보장받도록 하고, 자활을 도와주는 것을 목적으로 하는 사회보장제도이다. 이러한 보장제도 내에는 옷, 음식비, 연료비 등 일상생활에 필요한 생계비용을 지원하는 생계급여와 집을 빌리거나 수리하는 비용과 관련한 주거급여, 자녀의 교육관련 비용을 지원하는 교육급여, 출산관련 급여인 해산급여, 가족 사망 시 장례비용을 지원하는 장제급여, 의료비를 지원하는 의료급여가 있다.

노인을 위한 특화된 공공부조인 기초노령연금제도는 공적연금의 사각지대와 현재의 노후빈곤을 해소하기 위해 2008년부터 도입된 제도이다. 만 65세 이상 전체 노인 중 해당 조건에 부합하는 노인에게 지급하는 공공부조로써, 노인에 대한 지원을 통해 노인의 생활안정을 지원하고 복지를 증진하며, 노인을 부양하는 자녀들의 경제적 부담 경감을 위해 시행되고 있다.

기초노령연금 수급자는 만 65세 이상 노인 중 소득과 재산이 적은 70%의 노인을 대상으로 하며, 2012년에는 총 390여만명의 노인이 수급을 받고 있다. 소득 및 재산의 하위

70% 산정은 월 소득평가액 및 재산의 월 소득환산액을 바탕으로 실시하며, 지급 금액은 국민연금가입자의 연금 수급전 3년간의 평균소득월액의 5%로 지정하여 물가상승률이나 평균소득의 변화에 연동하여 지급할 수 있도록 제도를 마련하고 있다. 다만, 일부 소득이 높거나 재산이 많은 경우 해당 금액에서 감액하여 지급하고 있다. 최근에는 기초노령연금 금액의 향상과 더불어 일정부분 국민연금과의 결합 및 통합 지급을 통해 보장성을 높이고자 하는 논의가 활발히 벌어지고 있다.

사적 소득은 근로 임금을 통한 근로소득, 저축·임대·이자소득·사적 연금 등에 의한 자산소득, 자녀, 친척 등으로부터의 사적 이전소득으로 분류할 수 있다. 은퇴 이후에는 전체 소득 내에서 근로소득의 비중은 줄어드는 반면 공적 이전소득, 사적 이전소득, 자산소득의 비중이 높아진다.

그러므로 노후의 경제적 안정을 위해서는 스스로 계획적이고 자발적인 노후생계대책을 새우는 것이 매우 중요하다. 공적소득과 사적 이전소득 외에도 주식과 부동산에 대한 투자, 개인연금 등을 통한 자산소득을 늘리거나 재취업을 통해 근로소득을 늘리는 방안 등이 제시될 수 있다.

따라서 경제적인 측면에서 노후생활에 대비하기 위해서는 자신의 소비지출과 물가 상승 등의 요인을 토대로 노후에 필요한 생활자금을 선정하며 이를 기초로 국민연금, 퇴직연금, 개인연금 등과 각종 예·적금 및 투자형 상품, 부동산을 활용하는 노후설계가 체계적으로 이루어져야 한다.

2. 신체적 노후설계

노년기의 건강 악화는 심리적 위축과 사회적 활동범위의 감소시켜 고독감과 무력감의 원인이 된다. 신체적 측면은 노년기 삶의 여러 영역에서 부정적인 영향을 미치므로 성공적인 노후를 위해서 신체적 건강은 필수 불가결한 요소라 할 수 있다.

노년기 건강에 영향을 미치는 요인으로는 건강습관과 생활습관, 환경적 요인, 유전적인 요인, 보건의료서비스 등이 있다. 이러한 요인들이 노화과정과 복합적으로 작용하여 개인의 독립적인 삶의 영위에 영향을 미치며, 다양한 질병을 유발하게 한다.

노인의 질환은 유병률과 치사율이 높고, 중복 질환이나 만성질환이 많으며 쉽게 재발한다는 특성을 가지고 있다. 또한 장기적인 치료나 입원을 요하는 경우가 많아 의료비 부담이 매우 큰 실정이다. 특히 대표적인 노인성 질환인 치매나 뇌졸중은 치료가 어렵고 장기적인 치료를 요하므로 발병할 경우 삶의 질뿐만 아니라 부양 가족에게도 많은 고통과 부담을 주고 있다.

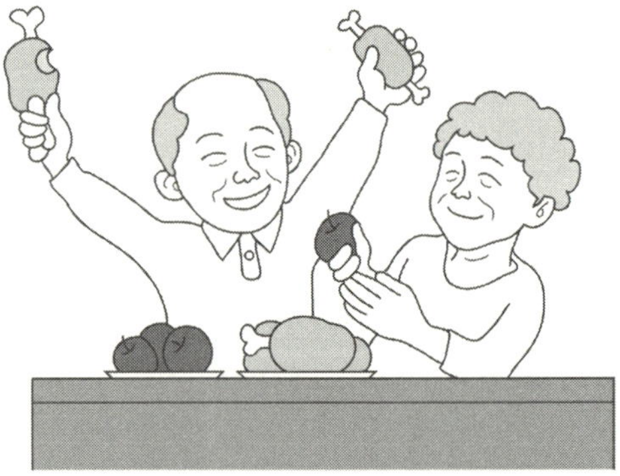

〈그림 4-2〉 건강한 노후

금연, 절주를 시행하고 규칙적인 식사와 생활습관, 영양관리 등으로 노년기 이전부터 건강관리에 관심을 가져야 한다. 또한 정신적인 스트레스를 관리하여 신체의 면역력과 저항력을 키우는 것이 중요하다.

3. 정신 · 사회적 노후설계

사회적 동물인 인간은 타인과 관계를 맺지 않고 살아갈 수 없으며, 개인의 사회적 관계의 범위는 삶의 질을 결정하는데 매우 중요한 요인이다. 노인의 경우에는 경제적 불안, 건강상실에 대한 불안, 친한 사람들과의 이별에 의해 초래되는 외로움 및 고독, 죽음의 공포 등의 어려움을 겪고 있으므로 사회적 적응과 통합, 삶의 만족도에 중요한 영향을 미친다. 즉 노년기 정신건강의 문제는 이들을 지지해 줄 사회적 지지체계의 형성과 밀접한 관련이 있으므로 가족, 친구들과 친밀한 관계를 맺는 것이 매우 중요하다.

따라서 노년기 부부관계, 성인자녀 및 손자관계와 같은 대인관계를 이행함으로써 보다 바람직한 노년기 사회적 관계를 제시하여야 한다. 동시에 여가생활과 봉사활동을 통해 사회활동의 참여를 촉진하고 정신건강을 유지할 수 있도록 한다.

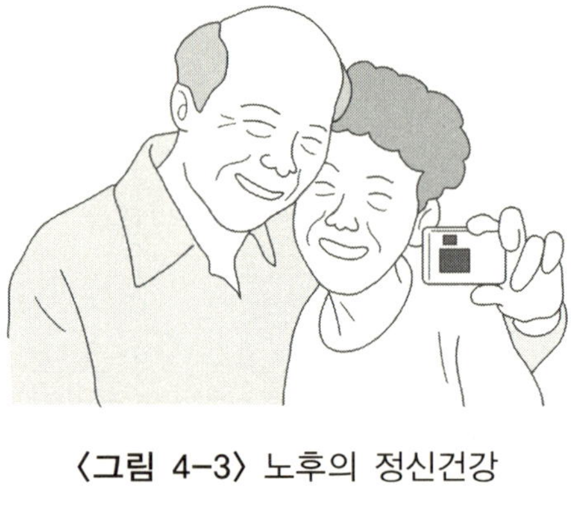

〈그림 4-3〉 노후의 정신건강

제 3 장 노후설계 프로그램

1. 자산관리

노년기의 경제적 안정과 보장은 기본적인 욕구를 충족시키는 것은 물론이고 노인의 지위와 자아를 유지시키는데 큰 영향력을 미치므로 30대부터 노후의 자산관리 중요성을 깨닫고 하루빨리 실천하도록 하자. 과거 생애 재무설계 기간은 30년-30년-20년이었으나 요즘 생명연장으로 인해 30년-30년-40년으로 확대되었다. 노후설계에 있어 가장 중요한 3대 자산을 기억하라. : 보장자산, 은퇴자산, 투자자산

1) 보장자산 준비

열심히 일을 하며 그 대가로 받는 수입이 있다고 하더라도 예기치 못한 불행이나 사고를 당하게 되면 그에 따른 막대한 지출이 생길 수밖에 없다. 더군다나 수입보다 지출이 많은 40~50대에 이러한 일을 당하면 다시 회복하기 어려울 정도로 큰 어려움을 겪게 될 것이다. 보장자산은 흔히 말하는 보험이다.

보험을 단순히 버리는 돈이라 생각해서는 안 된다. 보험은 안전장치, 즉 어려운 일을 극복할 수 있도록 하는 말 그대로의 보장자산이다. 나중을 위한 담보라 생각하고 본인 수입의 5~8%를 보장자산에 투자하여 만일의 경우를 대비하자.

2) 은퇴자산 준비

보장자산을 준비하였으면 이제 은퇴자산을 준비하여야 한다. 은퇴란 더 이상 수입이 발생하지 않는 시기이므로 젊은 시절에 그 비용을 미리 준비해놓아야 한다. 국가차원에

서 준비한 "국민연금제도"가 바로 은퇴자산이지만 국민연금은 미래를 준비하기에 턱없이 부족하다. 퇴직금도 은퇴자산으로 구분해서 중간 정산하여 함부로 써버리지 말고 은퇴자산으로 준비해두어야 한다. 하지만 가장 확실한 미래 보장은 누구에게 의지하지 않고 본인의 수입을 기준으로 어느 정도 은퇴자산을 준비하는 것이다. 이것저것 생각하다 보면 단돈 몇 만원도 힘든 것이 현실이지만 자신의 지출을 생각해 일정한 기준을 정해 모아둔다. 평균적으로 볼 때 매월 수입의 15%를 권유한다.

3) 투자자산 준비

마지막으로 준비할 자산은 투자자산이다. 기본적으로 주택, 자녀들의 교육비와 결혼자금, 여유자금을 말한다. 한국 사람들은 보통 자신이 가진 모든 자산을 투자자산으로 생각하는 경우가 많다. 심지어 대출로 구입한 집과 자동차까지도 투자자산으로 생각한다. 하지만 여기서 말하는 투자자산은 빚이 없는 상태를 전제로 한 여유재산을 말한다.

투자자산은 빚을 우선 갚고 난 후에 만들어가는 자산이다. 투자자산을 마련하는 데 가장 중요한 것은 '목적이 이끄는 재테크'라는 점이다. 아무리 좋은 방법과 이론도 목적이 없다면 수포로 돌아가듯이, 투자에도 분명한 목적이 필요하다. 투자의 출발은 적은 지폐 한 장으로 시작할 수도 있다. 매일 커피 4,000원을 아껴서 한 달 20일 정도면 8만원의 돈이 모인다. 즉 1년이면 96만원의 돈을 10년 이상 조금씩 투자한다면 엄청난 돈으로 불어날 수 있다. 지금부터라도 매일 한 잔의 커피 가격 4,000원을 아껴 시작해보자.

생각해보기

노후의 자산관리에 앞서, 현재 나의 재무설계는 어떠한 단계인지 작성해 봅시다.

- 19 ~ 25세 : 재산형성기로 직장생활을 처음 시작하는 사회초년생으로 일정금액 저축 시작하며 동시에 부채가 발생
- 25 ~ 35세 : 재산형성기, 부채관리 시기로서 주거마련, 생활비, 육아비용 등 가족을 꾸미면서 부채가 발생
- 35 ~ 45세 : 자녀성장기, 재산증식기, 투자규모 증가하는 시기로 저축규모가 커지며 재산증식에 관심을 가질 때이며 동시에 은퇴설계를 시작해야 함. 반대로 자녀가 성장하면서 교육비 부담이 있음

- 45 ~ 55세: 가족성숙기, 재산증식기, 재산을 지키는 시기로 자녀의 교육이 어느 정도 마치고 자녀의 결혼 준비를 시작함. 부채는 점차 줄고 소득 증가됨에 따라 투자규모도 증가되고 은퇴준비가 진행됨. 그와 더불어 투자하기보다는 위험관리에 관심을 두어야 할 때
- 55 ~ 65세: 은퇴 및 노후생활기, 재산배분기 시기로 본격적인 은퇴생활 준비, 미래 건강 및 의료비 증가에 따른 설계를 준비해야 함

생각해보기

아래의 빈칸에 자신의 재산 목록과 부채를 나열해보자.

- ▶ 아래의 예시를 참고하세요.
- ▶ 자동차와 집은 사치투자이므로 재산목록에 추가하지 않는다.
- ▶ 재산합계와 빚 합계를 비교하여 자신의 순수한 자산이 얼마인지 알아보자.
- ▶ 재산합계보다 빚 합계가 더 크다면 당신은 재무 설계가 절실히 필요하다.

재산 목록	빚 목록
	빚 합계 : 순부채(빚 합계-재산합계) :
재산합계 :	빚 - 순부채 :

〈예시〉

재산 목록	빚 목록
퇴직금 : 4000만원 주　식 : 3000만원 적　금 : 1000만원	주택담보 대출 : 2억원 자동차할부 잔액 : 1000만원 마이너스 대출 : 3000만원 다음 달 카드결제 대금 : 300만원
	빚 합계 : 2억 4300만원 순부채 : 1억 6300만원
재산합계 : 8000만원	빚 - 순부채 : 8000만원

출처: 고득성. (2008). 돈 걱정 없는 노후 30년 중

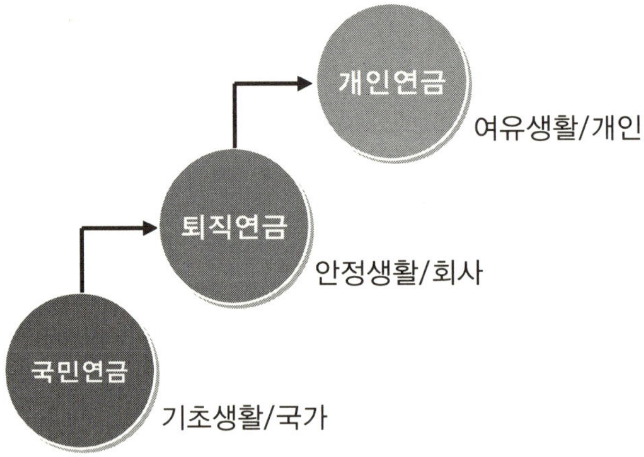

〈그림 4-4〉 노후 자산 관리

2. 건강관리

건강은 신체적 독립을 유지하고 개인의 목표를 달성하며 심리사회적 관계를 유지하기 위한 필수적인 요소이다. 노인들의 규칙적인 신체활동은 우울, 불안, 스트레스를 감소시켜 노인의 인지적 기능과 자신감, 삶의 만족도를 증가시킨다. 이에 노년기 이전부터 규칙적인 건강관리를 통해 노화 예방과 건강 유지를 위한 노력이 필요하다.

생각해보기

당신의 신체 나이를 계산해 봅시다.
다음의 10가지 질문에 O, X로 답해 보자. 단, 모든 테스트는 무리하게 힘을 들이지 않은 상태에서 진행한다.

1. 숨을 멈춰보자. 50초 이상 참을 수 있는가?
2. 눈을 감고 한쪽 다리로만 서 보자. 50초 이상 유지할 수 있는가?
3. 발을 모으고 무릎을 굽히지 않고 선다. 그 다음 천천히 상체를 앞으로 구부려 보자. 손바닥이 전부 바닥에 닿는가?
4. 발을 모으고 서서 상체를 뒤로 젖혔을 때 허리 높이보다 아래에 있는 것이 보이는가?
5. 반듯하게 누워 상체 일으키기를 연속 10회 이상 할 수 있는가?

6. 반듯하게 누워 두 다리를 올려보자. 허리에 힘이 많이 가지 않도록 유의한다. 두 다리를 25cm 이상 들어 올린 상태에서 1분 이상 버틸 수 있는가?
7. 머리 위에 책이나 잡지를 올려놓고 그 상태에서 다리를 굽혔다 폈다 한다. 5회 이상 할 수 있는가?
8. 제자리에서 위로 점프해 보자. 40cm 이상인가?
9. 수건을 바닥에 놓고 그 위를 좌우로 건너 뛰어 보자. 10초 안에 10번 이상 왕복할 수 있는가?
10. 줄넘기를 연속해서 30회 이상 할 수 있는가?

〈결과 해석〉
- 8개 이상~10개 : 당신의 신체는 아직 한창 때군요. 청춘이 빛나는 시기입니다.
- 6개 이상~8개 미만 : 조금만 더 신경 쓰면 청춘을 되찾을 수 있습니다.
- 4개 이상~6개 미만 : 청춘이 저만치 지나가 버렸네요. 몸을 너무 아끼셨죠? 운동하세요. 등산도 열심히 하구요.
- 2개 이상~4개 미만 : 너무 안 움직이고 사셨네요. 움직일 때마다 으드득~ 소리가 나는 건 아니세요?
- 0개~2개 미만 : 할머니, 할아버지! 지금부터라도 조금씩 몸을 움직이며 가벼운 운동하세요.

1) 연령별 건강로드맵

(1) 30대 – 노화에 대비하는 시기

노화관련 학자들은 성장이 끝나자마자 노화가 시작된다고 본다. 노화는 20대 초반부터 시작된다고 보아야 한다. 30대까지는 노화의 진행속도가 느려 자각 증상을 느끼지 못하므로 잘못된 생활습관과 건강관리의 소홀함이 노화를 촉진시키고 건강을 해치기 쉽다. 이 시기에는 노화 방지를 위한 생활습관을 개선하고 항산화제 섭취로 노화의 진행과 만성질환의 발병을 지연시키는 것이 중요하다.

(2) 40대 – 노화가 본격적으로 시작되는 시기

노안이 발생하거나 성기능이 저하되며 조금만 무리해도 쉽게 지치는 등 본격적인 노화가 진행되는 시기이다. 각종 만성질환과 성인병에 노출되는 시기이며, 직장과 가정에서 가장 스트레스를 많이 받는다. 이 시기는 노년기를 대비하여 기초체력과 건강을 다지는 것이 중요하다. 또한 누적된 피로를 해소하고, 정기적인 건강검진을 통해 조기 검진하여 치료하는 것이 중요하다.

(3) 50대 – 노화가 급격히 진행되는 시기

40대의 건강관리 원칙과 크게 다르지 않지만 본격적으로 노화가 진행되고 그 속도가 눈에 띄게 나타나는 시기이다. 호르몬의 변화와 함께 여성은 갱년기를 경험한다. 적절한 운동과 충분한 수면, 바른 식생활을 통해 호르몬의 균형을 유지하려는 노력이 필요하다. 또한 혈관의 노화가 급격하게 진행되는 시기이므로 혈관을 젊게 관리하기 위한 금연, 적절한 유산소 운동, 항산화 성분과 엽산의 섭취가 필요하다.

(4) 60대 – 노화를 되돌려야 할 시기

건강관리를 잘 하여 젊은 사람 못지않은 체력을 유지하는 사람들도 있지만 그렇지 못한 경우 가족력과 유전적 특징, 체질, 현재의 건강 상태를 고려하여 자신의 건강을 돌보아야 한다. 60대 이상이 되면 중추신경계의 이상으로 집중력과 기억력 감퇴를 경험하게 된다. 고령화 사회의 사회적 문제로 대두되고 있는 치매는 예방이 가능한 질환이므로 뇌에 좋은 식품과 혈액순환에 도움이 되는 식품을 섭취하며 뇌기능을 유지하는 데 도움이 되는 유산소 운동과 계산활동과 같은 두뇌를 사용하는 활동을 게을리하지 않도록 한다.

2) 건강관리의 10계명

(1) 금연한다.
(2) 과식하지 않는다.
(3) 과음하지 않는다.
(4) 규칙적으로 생활한다.
(5) 충분한 수면과 휴식을 취한다.
(6) 자연식을 중심으로 소식한다.
(7) 스트레스를 관리한다.

(8) 생활 속에서 규칙적으로 운동한다.

(9) 정기적인 건강검진을 받는다.

(10) 사고예방습관을 몸에 길들인다.

3) 건강운동

(1) 유산소 운동

유산소 운동은 근육세포에 산소를 이용한 에너지 대사를 일어나게 하는 것으로, 초기에는 탄수화물을 에너지로 쓰다가 약 20분 이후가 되면 지방을 에너지원으로 소모한다. 그러므로 잠깐의 격렬한 운동보다는 약한 강도의 운동을 오랜 시간하는 것이 좋다. 유산소 운동은 체중감소와 심장, 폐, 혈관을 튼튼하게 하여 노화를 방지할 수 있다. 남녀노소 할 수 있는 운동으로 걷기와 등산, 재미와 사교적 모임의 두 마리 토끼를 잡을 수 있는 댄스, 체중감소와 심폐기능 향상에 도움을 주는 조깅 등이 있다.

(2) 근력강화 운동

20대, 30대에 잘 발달되었던 근육은 나이가 들어감에 따라 점차 줄어들고 근력도 함께 줄어든다. 보통 여자와 노인들보다 젊은 남자들에게 이로운 운동방법이라 생각하지만 근육량에 비해 상대적으로 지방의 양이 더 많은 노인과 여자들에게 더 필요하다. 또한 근력 강화는 골다공증 예방에 효과적이므로 노인들에게 꼭 필요한 운동이다. 하지만 처음부터 무리한 운동을 하면 인대를 다치거나 골절의 위험이 일어날 수 있으므로 주의하여야 한다. 손쉽게 할 수 있는 근력강화 운동으로는 앉았다 일어나기, 팔굽혀 펴기, 윗몸일으키기 등이 있다.

(3) 유연성강화 운동

노화가 본격적으로 시작되면서 몸이 뻣뻣해지거나 요통, 관절염, 오십견 등이 생긴다. 유연성은 관절과 근육의 부드러운 정도를 말한다. 유연성이 좋아지면 운동 중에 생기는 상해의 위험이 적어지고, 반복적인 근육의 긴장으로 인한 스트레스도 완화시킬 수 있다. 유연성강화 운동으로는 늘이기 체조, 동그라미 체조 등이 있다. 유연성을 좋게 하려면 한 자세로 2시간 이상 유지하는 것을 피하며, 기지개를 펴거나 자연스러운 관절의 움직임을 하는 등의 가벼운 스트레칭을 자주한다. 또한 큰 소리로 웃는 것은 근육의 긴장이 이완되고 스트레스도 해소되는 간편한 건강 운동 방법이다. 또한 항상 즐겁고 긍정적인 사고를 가지고 생활하면 스트레스로 인한 근육 긴장을 줄일 수 있다.

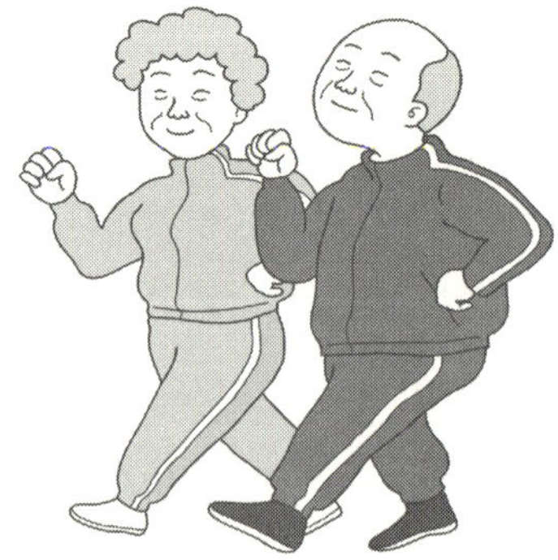

〈그림 4-5〉 노후의 건강관리

3. 일자리 마련하기

한국보건사회연구원이 최근 내놓은 2011 빈곤통계연보에 따르면 65세 이상 노인 빈곤율은 47.1%라 한다. 이는 우리나라 전체인구의 빈곤율인 13.8%의 3.4배로 빈곤이 고령층에 집중되고 있음을 보여준다. 노인의 경제력 상실은 노인부양 책임의 증가 등 사회적 문제로도 대두되고 있다. 이에 대한 해결책 마련으로 노인재취업에 대한 관심이 증대되고 있다. 노인의 취업은 소득 보장의 수단이 되고 삶에 대한 재미를 느끼게 해주며, 건강유지와 여가시간의 문제를 해결해 주는 중요한 수단이 된다. 따라서 재취업을 원하는 노인에게 가능한 업종과 현황에 대한 정보를 알려주고 제2의 인생을 살아갈 수 있도록 하는 것은 매주 중요한 부분이다.

1) 은퇴 준비

인간에게 일은 돈을 번다는 경제적 문제 외에도 정신적 욕구를 충족시켜주는 절대적인 역할을 한다. 하지만 모든 인간들은 일정한 연령에 도달하면 육체적, 인지적 조건의 변화와 사회적 지위 및 역할의 변동, 경제적인 이유 등으로 인해 일자리에서 물러난다. 퇴직의 유형은 크게 세 가지로 나눌 수 있다. 첫째, 본인 자신의 자유의사에 의해 퇴직하는 임의퇴직, 둘째, 연금 수령 연령이 되어 퇴직하는 자연퇴직, 셋째, 본인의 의사나 능력과는 상관없이 일정한 연령이 되어 퇴직하게 되는 정년퇴직 또는 강제퇴직 등이다. 어떠한 방식으로 퇴직을 맞이하게 될지는 알 수 없는 일이다. 하지만 일이 인간에게 주는 가장 큰 요인이 경제력과 자아 통합감이라는 측면에서 볼 때 은퇴에 앞서 경제력을 확보하는 것과 자아만족감을 충족시켜 줄 수 있는 소일거리를 찾는 것은 중요하다.

2) 노인 일자리 사업

노인 일자리 사업은 일하고자 하는 노인에게 개개인의 특성에 알맞은 일자리를 제공함으로써 노인의 소득보장과 사회참여의 기회를 확대하여 노인의 삶의 질을 높이고, 더 나아가 사회적인 부양 부담을 경감시키며, 소득의 재분배를 통해 사회통합을 이루고자 하는 목표를 가지고 있다. 이러한 사업은 보건복지부, 한국노인인력개발원, 지방자체단체 및 사업수행기관인 시니어 클럽, 노인복지회관, 대한노인회 등 주로 정부나 지자체 및 노인 관련 비영리단체를 중심으로 추진되고 있다.

노인 일자리 사업의 활성화는 가족의 부양부담을 감소시키고, 저출산 고령화에 따른 사회적 부담을 감소시킬 수 있다. 또한 노인의 사회적, 정서적 안정에도 큰 기여를 할 수 있어 생산적 활동에의 참여를 통해 자존감을 향상시키고 삶의 보람을 찾을 수 있도록 해준다. 또한 사회적 활동을 통해 노인의 인간관계의 지속 및 새로운 형성을 획득할 수 있다.

이러한 노인들에게 제공할 수 있는 일자리에는 노인의 상황을 고려하여 신체적, 정신적, 사회적인 면에 있어서 노인에게 적절하여야 하며, 노인이 가지고 있는 경험이나 기술 및 지식 등을 파악하여 개인에게 특화된 일자리를 마련하는 것이 중요하다. 이러한 노인 일자리 사업 유형은 공익적인 성격이 강한 공공분야 일자리 및 민간의 주도하에 고용이 이루어지는 민간분야 일자리로 나눌 수 있다. 공공분야 일자리는 다시 공익형, 교육형, 복지형으로 나눌 수 있고, 민간분야 일자리는 인력파견형, 시장형, 창업모델형이 있다.

공익성 일자리는 주로 공공성이 강한 영역으로, 국가발전이나 국민의 삶의 질 향상을 위해 반드시 필요하나 시장체계 내에서는 효율이 낮아 고용이 잘 발생하지 않는 일자리이다. 이는 주로 정부나 지자체에서 직접 고용을 실시하며, 주된 종류로는 거리환경지킴이, 자연환경지킴이, 지역행정지킴이, 불법주차단속 및 계도 등이 있다.

교육형 일자리는 비교적 전문적인 지식과 경험이 있는 노인들이 이들로부터 교육을 받기 원하는 이들에게 지식과 경험을 전달하도록 하는 일자리이다. 이는 타 노인 일자리 유형보다 전문성이 요구되어 노인으로 하여금 자긍심을 고취시킬 수 있다. 이러한 고용 프로그램은 지자체나 노인복지관, 시니어클럽, 재가 노인시설, 사회복지관 등에서 수행하는 경우가 많으며, 사업 종류에는 숲생태해설사, 문화재해설사, 전통문화지도사, 1-3세대 연계 강사, 건강관리사 등이 포함된다.

복지형 일자리는 경제적 및 사회적 소외계층을 대상으로 이들을 돌보는 노인 일자리 사업이다. 이는 정부나 지자체 및 비영리법인 등에서 수행하는 복지서비스의 전달자 및 수행자를 노인이 담당하는 것으로, 독거노인 돌봄, 중증노인 및 장애인 돌봄, 노-노 케어, 노인주거개선사업단 등이 포함된다.

민간형 노인 일자리 사업 중 인력파견형은 지역사회 내 수요를 파악하고 해당 수요에서 필요로 하는 능력이나 특성을 가지고 있는 노인을 파견하여 일하도록 하는 형태를 의미한다. 노인의 특성 상 고도로 전문적이거나 높은 신체적 기능을 요구하는 일자리는 노인이 참여하기 어려울지라도, 노인의 연륜과 지식을 바탕으로 한 일자리는 노인이 수행함에 있어 충분한 경쟁력을 갖출 수 있다. 급여는 노인을 고용한 사업체에서 지급하게 되며, 주로 공원관리원, 청사관리원, 주유원, 식당보조원, 매표원, 운전원, 급식지도원, 주례사 전문 인력, 가사도우미, 청소원, 주차관리원, 학교 내 학습장 관리원 등이 인력파견형에 속한다.

노인 일자리 사업 중 시장형은 시장경쟁체제 하에서 사업 유지 및 발전이 가능한 사업유형으로, 비교적 단순하고 노인의 경험을 이용하여 진행되는 사업을 의미한다. 운영주체는 다양하며, 주로 시니어클럽이나 노인복지관 등이 포함된다. 주된 사업 유형은 간병인 사업단, 지하철택배사업단, 세탁방, 도시락사업, 재활용품점, 유기농사업, 실버용품점 운영, 전통공예, 문화상품 제작 판매 등이 있다.

마지막으로 창업모델형은 향후 경제적으로 유망한 사업 품목을 선정하고, 노인들이 직접 창업을 통해 지속적으로 보다 나은 수익을 창출하는 것을 목적으로 하는 유형이다.

단, 이 유형의 경우, 기본적으로 시장경쟁체제 내 경쟁력을 갖추어야 하고, 향후 발전 가능성이 있어야 하며, 노인들이 운영하는데 적합한 업종이어야 한다. 따라서 본 유형은 타 노인 일자리 유형에 비해 초기 사업비나 유지비 등이 많이 요구되기 때문에 정부 및 지자체의 지원을 받아 창업하는 경우가 많다. 주된 사업 유형은 시장의 요구에 따라 매우 다양하며, 타 유형에 비해 자율적인 특성을 가진다.

3) 창업 및 일자리 창출 사이트

2010년부터 전체 인구의 14.6%에 이르는 712만 명의 베이비붐 세대의 은퇴가 시작되면서 베이비붐 세대의 은퇴와 그 영향에 대한 사회적 관심이 증가하고 있다. 이들의 은퇴가 본격화된다면 사회적으로는 노동력 부족 등의 문제가 은퇴자에게는 은퇴 후 삶의 문제가 제기될 것으로 예상되고 있다. 이러한 사회적 변화에 따라 정부에서는 고령자 삶의 질 향상 기반을 구축하기 위하여 노인의 안정되고 활기찬 노후생활 보장을 위한 일자리 사업의 내실화와 고용기회 제공 등의 정책마련을 추진하고 있다. 아래 표에 제시된 사이트는 노인의 일자리 마련에 대한 정보를 제공하고 있다.

〈표 4-2〉 일자리 마련 정보 사이트

창업 관련 사이트	
▸ 소상공진흥원	http://www.seda.or.kr
▸ 창업넷	http://www.changupnet.go.kr
일자리 관련 사이트	
▸ 한국노인인력개발원	http://www.kordi.or.kr
▸ 고용지원센터	http://www.work.go.kr
▸ 노동공동 재취업센터	http://www.newjob.or.kr
▸ 한국산업인력공단	http://www.hrdkorea.or.kr
▸ 고령자취업알선센터	http://www.noinjob.or.kr
▸ 노인취업훈련센터	http://www.goldenjob.or.kr
▸ 실버잡	http://www.silverjobs.co.kr

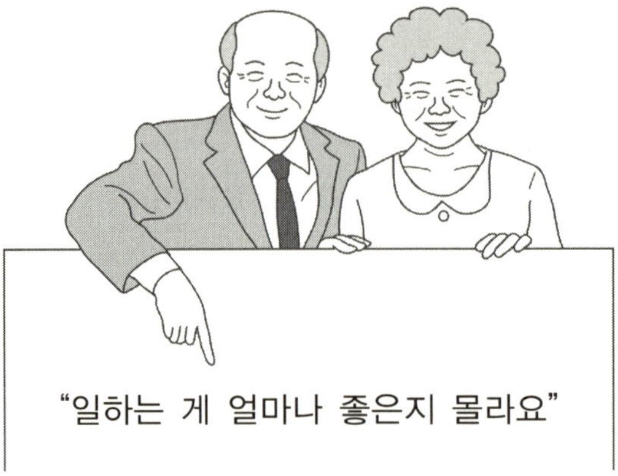

〈그림 4-6〉 노후의 일하는 즐거움

4. 대인관계 유지하기

성공적인 노후를 위해서 부부관계, 자녀관계와 같은 가족관계와 주변의 인간관계를 통한 사회적 지지는 중요한 요인이 된다. 노년기는 생활의 범위가 가족에게로 축소되는 시기이므로 부부나 자녀 등 가족관의 유대관계나 만족도가 심리적 안녕감에 미치는 영향력이 큰 것으로 나타나고 있다.

1) 가족관계

(1) 부부관계

지능연구의 대가 스탠버그(Sternberg)는 1986년 사랑의 삼각 이론을 발표하였다. 여러 가지 다른 형태의 사랑 간의 차이를 밝히고자 애정관계를 분석하였는데 그 결과 사랑은 친밀감 요인, 열정 요인, 결정/책임감 요인 등으로 구성된다고 결론 내렸다. 이 세 가지 요소의 크기는 변할 수 있지만 가장 이상적인 형태는 정삼각형을 이루는 것이라 한다. 부부관계도 마찬가지이다. 열정과 친밀감은 축소된 채 책임감만을 강조하는 관계는 바람직하지 않다.

신혼초기 열정적인 불길은 점차적으로 깊고, 평화스러운 사랑으로 변해가며 중년기 이후에는 부부간의 충성심, 상호간의 감정적 관심이 중요하게 된다. 만족스러운 사랑의 관계는 연령에 따라 차이가 나며 중년기 이후의 부부에게는 열정과 성적인 친밀감보다는 부드러운 사랑의 감정과 신뢰가 중요하다. 노년기 만족스러운 부부관계를 위한 준비방법은 다음과 같다.

① 현실을 이해하고 수용한다.
② 부부 역할을 재조정한다.
③ 부부관계를 재정비한다.
④ 부부가 의논하고 수정 보완한다.
⑤ 각자의 사생활을 존중한다.

(2) 노년의 성

성 욕구는 남녀 누구에게나 70세 이후까지 유지되고 성생활이나 성적 욕구 충족 역시 고령기의 건강한 신체와 정신을 위해 도움이 된다. 특히 노인의 성 충동은 부당하게 억압당하게 되면 과도한 불안이나 감정적 우울과 같은 신경증 상태에 이르기도 한다. 그러므로 성 욕구를 건전한 방법으로 발산할 수 있어야 한다.

특히 노인의 경우 노화로 인한 생리적 변화가 나타나므로 부부는 서로의 변화에 대해 이해하고 만족스러운 관계를 얻을 수 있도록 서로 대화를 나누는 것이 중요하다. 남녀 노인의 생리적 변화는 다음과 같다.

① 여성의 갱년기

45세 이후가 되면 여성은 폐경기가 된다. 폐경기는 생식기의 퇴화와 호르몬 수준의 감소로 인해 성관계 시 질이 건조하고 분비물의 양이 감소함에 따라 오르가즘의 정도와 느낌에도 변화를 가진다.

② 남성의 갱년기와 발기부전

남성의 호르몬 변화는 여성에 비해 관심을 받지 못했지만 남성도 분명한 호르몬의 변화를 가진다. 특히 노년기는 혈관의 쇠퇴, 테스토스테론의 낮은 분비, 흡연이나 알코올 복용과 관련하여 발기부전의 문제를 가질 수 있다.

(3) 자녀관계

노년기 삶에서 성인자녀와의 객관적 유대감(접촉빈도, 물리적 거리, 서비스 교환)과 주관적 유대감(애정, 친밀감, 감정교환)은 중요한 역할을 한다. 노년기 사회적 관계가 가족 특히 자녀를 통해 이루어진다는 것을 볼 때, 부모와 성인자녀 간의 애정을 중심으로 한 호혜적 관계를 형성하는 것이 중요하다.

자녀가 부모에게 생활비를 댄다거나 용돈을 드리는 것이 모든 부양의무를 다했다고 생각하는 것은 잘못된 태도이다. 노부모와 자녀의 관계에 영향을 미치는 요인이 정서적 동일시, 가치 합일, 친밀성이라는 연구 결과를 볼 때 성인자녀와의 정서적 관계를 개선하고 강화시키는 것이 매우 중요하다. 부모 역시 지나치게 자녀에게 의존하는 태도도 옳지 않다. 자녀와의 원활한 관계를 위한 팁은 다음과 같다.

① 부부중심적인 사고와 행동방식을 만든다.
② 모든 인간관계에 갈등이 있듯이 자녀와의 갈등도 당연하다고 인식하는 것이 필요하다.
③ 며느리와 딸 간의 등거리 관계를 유지한다.
④ 자녀에게 경제적, 신체적, 정서적으로 부담을 주지 않도록 준비하고 계획을 세운다.
⑤ 자녀에게 지나치게 기대를 하지 않는다.

(4) 형제관계

형제자매관계는 일생을 통해 서로에게 많은 영향을 미치며 상호작용의 빈도가 높고 공동경험이 많다. 형제자매의 관계는 극도의 친밀감에서 질투, 거부, 적대감에 이르기까지 다양하지만 노년기의 형제자매 관계는 친밀감의 근원이자, 정신적, 물리적 지지를 제공하는 중요한 대인관계라 볼 수 있다. 형제자매와 원활히 지내기 위한 팁은 다음과 같다.

① 노후에 가까운 지역에 함께 살 수 있는지 고려해본다.
② 형제자매의 자녀들과도 관계를 돈독하게 유지한다.
③ 형제자매 간에 함께 노후의 여가를 즐길 수 있도록 노력하고 1년에 한두 번 1박 2일의 여행을 떠난다.
④ 젊어서부터 평소 서로 자주 연락하고 내 자식뿐만 아니라 그 자녀들에게도 능력의 범위 하에 베풀어 준다.

2) 친구관계

친구간의 우정은 삶에 큰 영향을 미치며, 친구관계는 생활주기상에 같은 단계에 있거나 유사한 상황에 처해있을 때 형성되므로 서로 의지하는 대상이 된다. 하지만 노년기는 죽음, 질병의 증가로 친구의 수가 감소하는 경향이 있다. 노년기의 친구관계는 얼마나 성공적으로 새로운 친구를 사귀고, 옛 친구와 관계를 유지하고, 얼마나 우정관계가 적합하게 가족관계를 대치할 수 있는가가 중요하다. 또한 노인의 일상적인 사기를 높이는 데 있어 친구와의 상호작용이 매우 유효하다. 노년기 친구관계를 잘 형성하기 위해서는 결혼관계에 의해 형성된 인간관계 말고도 나만의 친구관계를 형성하고, 일생을 통해 나와 친구가 될 수 있는 사람과의 상호작용, 그 친구에 대한 헌신과 충성도를 유지한다.

5. 주거준비

핵가족화에 따라 노인과 자녀의 동거에 대한 의식이 많이 변화되었고 이에 따라 노년층에 적합한 다양한 주거형태와 환경적 요인에 관심을 기울이고 있다. 주택의 형태와 질, 위치는 노인의 독립성, 안전성, 프라이버시, 사회적 관계 및 활동의 참여, 노인복지 서비스 접근 등에 영향을 미치며, 나아가서는 노후 전반적인 만족도를 향상시킬 수 있는 중요한 요인으로 작용하고 있다. 따라서 노인을 위한 주택관련 정보의 제공 및 노인의 특성에 맞게 주거환경을 바꿀 수 있는 정보를 제공하여 보다 안정되고 편안한 노후생활을 누릴 수 있도록 한다.

1) 노후를 위한 주거 선택 시 고려사항

(1) 주거의식이 전통적인 대가족제도에서 핵가족 중심으로 이행되는 현실을 감안하여 주거의 형태는 노인부부만의 아늑한 주거공간이 필요하므로 공동주택보다는 단독주택, 소형 평수를 선택한다.

(2) 노년생활에서 매우 중요한 건강과 여가 및 안전을 위해 이동이 편리하고 복지시설

이 갖추어진 지역의 주거를 선택한다.

(3) 도시지역 내 공간보다는 도심을 벗어난 농촌이나 전원지역이 노후 건강을 위해 바람직하며, 정치, 경제, 사회, 문화 등과 접하고 소통할 수 있는 커뮤니티가 활성화되어 있는지 고려한다.

제 5 부

신체활동 프로그램

제 1 장 노인운동의 시작

고령화가 되면서 운동을 많이 하는 이유는 무엇인가? 또는 운동을 많이 하지 않는 이유는 무엇인가? 그 이유는 동기를 이해하느냐 그렇지 않느냐에 달려있다. 동기부여가 될 때 비로소 노인들이 운동을 시작하도록 또 시작한 운동을 지속하도록 지도할 수 있고, 효과를 올릴 수 있다. 대체로 나이가 들면 운동을 하고자 하는 동기가 낮아지며, 높은 강도의 운동을 피하는 경향이 있다.

운동으로부터 노인이 얻을 수 있는 이점들은 크게 3가지이다. 첫째, 신체적 혜택은 신체적 장애의 시작시기 지연 및 진행속도 완화이다. 둘째, 심리적·인지적 혜택은 스트레스 감소, 정성상태 안정, 인지능력의 향상과 자신감 상승이다. 셋째, 사회적 혜택은 사회활동 참여의 기회를 제공한다. 그럼에도 불구하고 운동에 대한 동기부여가 낮은 것은 본인이 운동을 하기에는 너무 나이가 많거나, 시간이 없거나, 운동이 오히려 해가될 것 같다는 등의 이유이다. 운동을 방해하는 요소로는 운동의 결과에 대한 경험부족, 적절한 운동선택에 대한 지식부족, 경제적 여건, 교육수준, 현재의 건강상태 등이 있다.

그렇다면 노인의 운동에 대한 동기는 어떤 측면에서 접근해야 할까? 자신감 있는 외모의 표현, 활발한 사회적 접촉의 필요성, 운동에 대한 흥미와 즐거움, 특정운동에 대한 자신감의 형성 등 동기가 여러 가지일수록 운동을 지속할 수 있는 요건에 긍정적인 영향을 미친다.

생각해보기

노인에게 운동의 동기부여를 어디에서부터 시작하면 좋을지 생각해 봅시다.
- 지금 할 수 있는 것

제 2 장 노인에게 맞는 운동처방

1. 근거에 따른 운동처방

개개인의 상황에 맞는 운동처방을 제시해야 하는데 이때 중요한 것이 운동의 목표 설정이고, 목표설정을 위한 현재의 평가가 중요하다. 일방적인 처방보다는 대상자와 함께 하는 양방향 맞춤처방이 필요하다. 운동의 목표는 단기목표와 장기목표로 나누어 설정하도록 한다.

평가요소는 다음과 같다.

첫째, 생활습관병과 관련한 질환의 정도와 운동가능성을 평가한다.

둘째, 생리학적인 운동평가가 필요하다. 우선, 심장과 폐의 기능을 평가하고 강도를 설정할 수 있어야 한다. 기능적인 평가는 물리치료와 작업치료 등에서 많이 이루어지고 있지만 생리적인 평가는 부족한 것이 사실이다.

셋째, 기능적 평가로 관절의 운동성과 근육의 상태 등을 평가해야 한다.

넷째, 이러한 평가는 실행을 거쳐 운동성과를 재측정 평가할 수 있어야 한다.

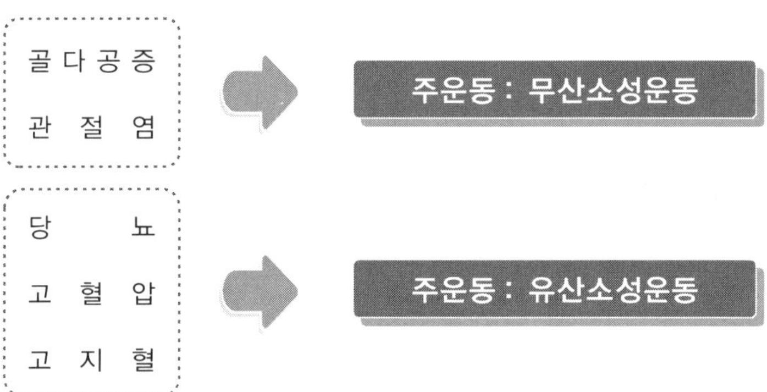

〈그림 5-1〉 질병예방의 효과

1) 생활습관병과 관련한 질환의 평가 예방운동의 효과

노인에게 가장 흔한 골다공증, 관절염, 당뇨, 고혈압, 고지혈증에 관해 살펴보고 평가한다.

(1) 관절염 운동평가

간단한 발목 굽힘과 무릎 힘주기로 운동강도를 설정할 수 있다.

(2) 관절염 예방운동의 효과

관절염 예방운동은 관절근육을 강화시키고 관절통증을 완화시켜 관절을 보호 및 강화시킨다.

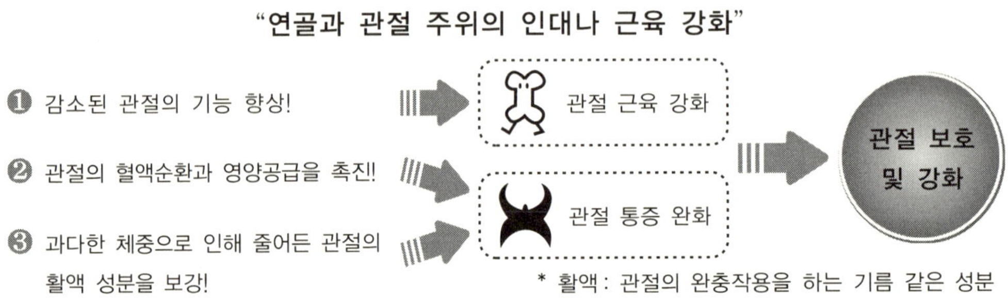

〈그림 5-2〉 근육강화

(3) 당뇨 운동평가

당 수치를 확인하고 합병증 상태와 수치가 높은 시간대를 확인한다.

(4) 당뇨 예방운동의 효과

당뇨 예방운동은 인슐린 반응성 증진, 혈관기능의 향상, 면역성 증진에 따른 합병증 예방의 효과를 가진다.

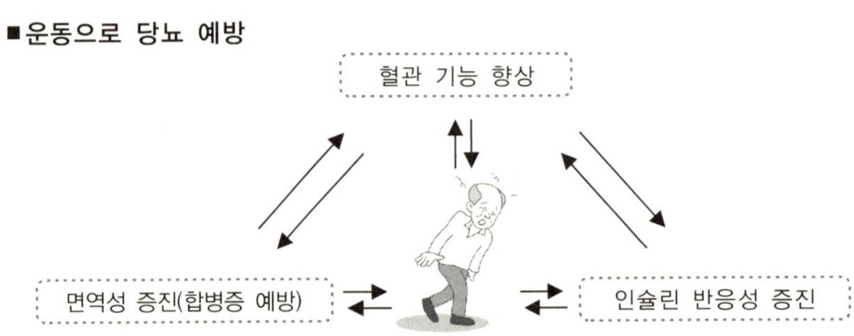

〈그림 5-3〉 당뇨 예방운동의 효과

(5) 고혈압 운동평가

스트레칭을 실시하여 혈압정도와 운동가능성을 평가한다.

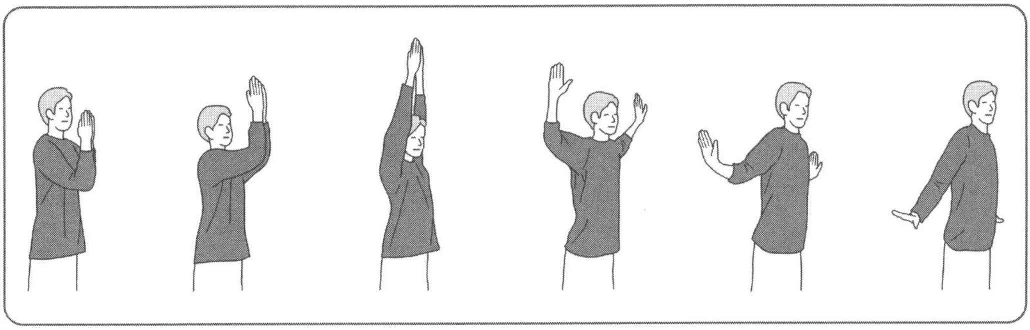

〈그림 5-4〉 고혈압 운동평가

① 턱은 당기고 두 손을 가슴 쪽으로 합장하듯이 모은다.
② 팔꿈치가 떨어지지 않게 조심하여 수직으로 들어 올린다.
③ 양팔이 귀에 닿도록 천천히 손을 끝까지 올리신 다음 그대로 유지한다.
④ 손바닥이 귀쪽에서 바깥쪽으로 향하도록 팔을 돌리고 뒤로 천천히 제친 다음,
⑤ 어깨를 최대한 뒤로 밀어준 상태에서 천천히 내린다.
⑥ 천천히 끝까지 쓸어내린다.

(6) 고혈압 예방운동의 효과

고혈압 예방운동으로 인한 혈액 순환의 증가는 동맥경화의 감소, 심장기능의 향상, 혈관의 탄력성 증진에 긍정적인 영향을 미친다.

■ 운동을 하면 혈압이 조절되는 이유는?

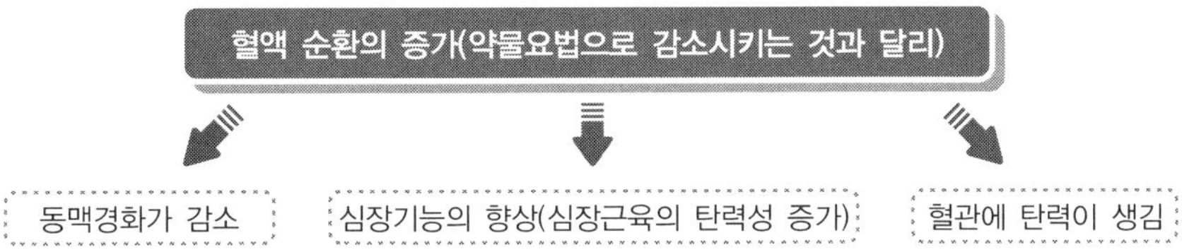

〈그림 5-5〉 고혈압 예방운동

(7) 고지혈 운동평가

① 체질량지수(BMI : body mass index)를 체크하고 평가한다.

② 걷는 자세를 평가한다.

③ 허리를 굽혀 유연성을 체크한다.

④ 1분간 호흡수와 심장박동수를 체크한다.

(8) 고지혈 예방운동의 효과

고지혈증은 협심증, 심근경색 등을 유발할 수 있으며 적절한 예방운동이 필요하다. 고지혈 예방운동은 중성지방의 분해를 촉진시켜 혈관의 흐름을 좋게 하고 에너지 소비를 늘림으로써 혈관의 탄력성을 증진시키고 혈액순환을 원활하게 한다.

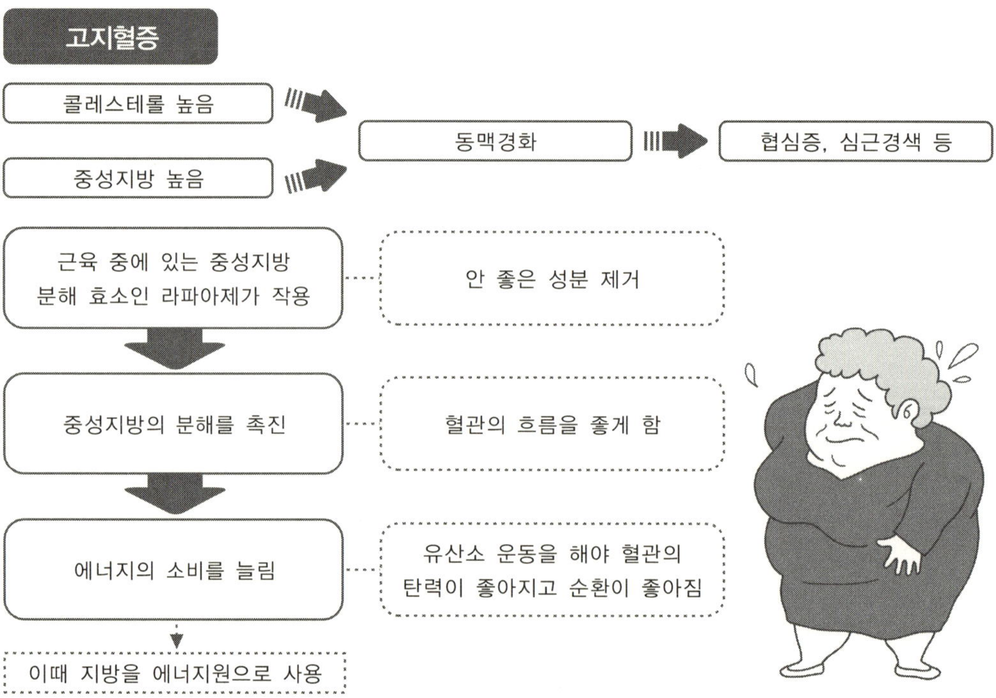

〈그림 5-6〉 고지혈 예방운동의 효과

(9) 골다공증 운동평가

① 팔과 다리의 근력을 측정한다.

② 저체중과 정상, 과체중 및 비만체중으로 분류한다.
③ 수중운동(물속 걷기와 움직임 등) 가능성을 체크한다.
④ 합병증 여부를 체크한다.
⑤ 허리굽히기와 허리돌리기 등의 유연성을 체크한다.
⑥ 골밀도 수치를 확인한다.

(10) 골다공증 예방운동의 효과

뼈의 밀도감소로 유발되는 골다공증은 근육강화 운동으로 뼈의 강도를 보충해 줄 수 있다. 골다공증 예방을 위한 운동으로 무산소 운동이 추천되며 대표적으로 '웨이트 트레이닝'이 있다.

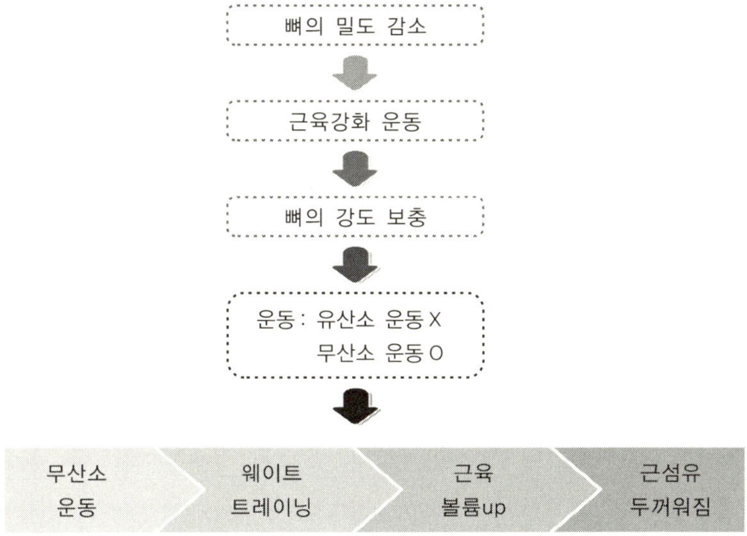

〈그림 5-7〉 골다공증 예방운동의 효과

2) 노인운동기능 평가

노인의 운동기능 평가에는 보행기능검사, 균형능력검사, 상지협응능력검사, 심폐기능검사가 있다.

(1) 보행기능검사(GFT : gait functional test)

① 보행기능평가가 제대로 시행되지 않는다면 관절뿐만 아니라 근육의 위축이 오더라도 제대로 된 처치를 할 수 없다.

② 지면에서 올라오는 반발력의 신체흡수 능력과 좌우균형능력이 정확히 파악되어야만 에너지 소모를 최소화하는 보행패턴을 만들 수 있다. 특히, 신체의 비틀림이 없어야 계단 보행 같은 힘이 들어가는 동작도 쉽게 이루어진다.

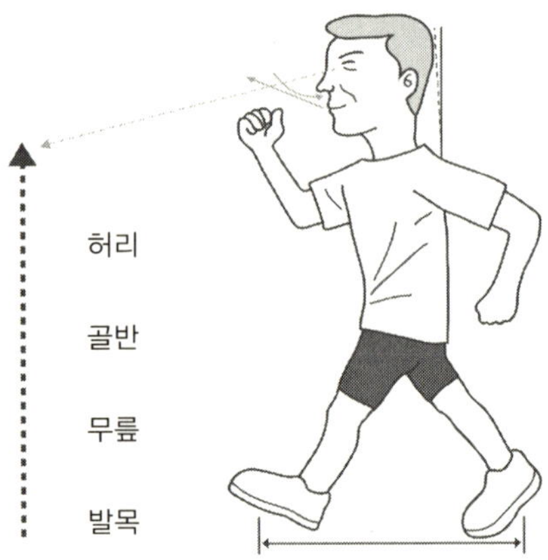

〈그림 5-8〉 보행기능검사

(2) 균형능력검사(TBT : three step balance test)

균형능력검사에는 소뇌성 균형능력검사, 전정기관성 균형능력검사, 체감각성 균형능력검사가 있다.

① 소뇌성 균형능력

- 조화로운 근육의 협동이 일어나기 힘들다.
- 학습된 보행 적용이 어려워진다.
- 목적을 가지고 움직이는 것이 힘들다.
- 에너지를 최소화하며 움직이는 것이 힘들다.
- 상황에 맞는 순발력이 떨어진다.
- 능력 결여 시 정상적인 움직임이 힘들다.

② 전정기관성 균형능력

- 어지럼증이 있다.
- 청력과 연결된다.
- 징검다리를 건널 때 균형잡는 능력이다.
- 몸이 기울 때 감각모 위의 이석이 기우는 방향으로 움직임을 감각모가 감지해내서 평형감각을 유지하도록 한다.

③ 체감각성 균형능력

- 경험과 학습에 의한 균형능력이다.
- 재학습에 의해 균형능력을 증가시킬 수 있다.

(3) 상지협응능력 검사(UECT : upper extremity coordination test)

① 일상생활에 필수적인 동작들을 만들어내는 능력이다.

② 손가락에서의 미세한 동작들은 체간에서 시작된다.

③ 식사시간, 물컵에 물 따르기, 탈의, 등 긁기, 글씨 쓰고 종이접기 등이 있다.

④ 주로 작업치료에서 많이 사용된다.

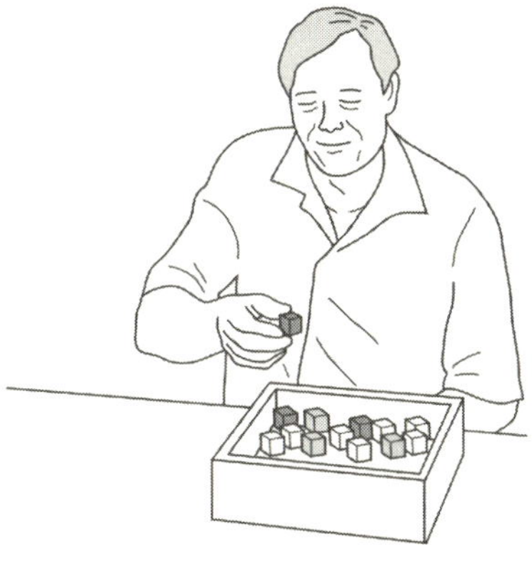

〈그림 5-9〉 상지협응능력 검사

생각해보기

운동시에 문제가 될 것을 미리 생각해 봅시다.
- 정확한 원인과 문제를 찾아내야 한다.
- 어깨뼈, 어깨관절, 팔꿉관절, 손목관절, 손가락관절 간의 유기성이 떨어지는 것인지 확인한다.
- 각 부위 어떤 근육이 약화되어 기능을 못하는 것인지를 정확히 찾아내야 한다.

(4) 폐기능 검사(PFT : pulmonary functional test)

폐는 우리 몸에서 신진대사를 위한 산소를 받아들이고 대사 결과 발생한 이산화탄소를 배출해내는 장기로 폐가 제기능을 하지 못할 경우 숨이 찬 증상이 발생한다. 폐에서 이러한 가스교환과정이 잘 일어나기 위해서는 먼저 코에서부터 가스교환이 실제로 일어나는 폐포까지 기도가 잘 유지되어야 하며 호흡을 관장하는 중추인 뇌를 비롯하여 신경계, 흉곽, 호흡관련 근육 등 모두 적절히 제기능을 유지하여야 한다. 폐의 기능을 평가하는 검사에는 다음 3가지가 있다.

① **환기검사** : 공기가 기도를 통해 폐포에 도달되는 정도를 측정한다.
② **확산검사** : 폐포와 모세혈관 간에 산소와 이산화탄소가 교환되는 정도를 측정한다.
③ **관류검사** : 폐의 혈관에 혈액이 공급되는 정도를 측정한다.

2. 노인의 운동처방

1) 생체시계

생체시계란 모든 생명체의 세포핵 속에 있으면서 생명현상의 주기성을 만들어내는 것으로 생명체에서 다양한 생리, 대사, 발생, 행동, 노화 등의 조절에 핵심적인 역할을 수행하는 중요한 생명현상을 말한다.

〈표 5-2〉 오전의 생체시계

오전의 생체시계	
오전 12시	세포재생력, 신진대사 최고
오전 1시	임산부가 진통을 시작 면역 보조 T-세포(helper T-cell)가 가장 활발히 활동
오전 2시	성장 호르몬의 혈중 농도 최고조
오전 3시	대부분의 신체기능이 최하, 청각은 예민함
오전 1~3시	혈압, 심박수, 코티졸 분비량 최저상태, 심장마비 등 사망빈도 최하
오전 4시	천식 발작이 가장 많은 시간. 체온이 최하, 추위를 가장 많이 느낌. 산업재해 빈도 최고(교대 근무자)
오전 5시	병적 세포 분열 활동이 왕성함
오전 6시	월경 시작되는 시간. 인슐린 혈중농도 최저. 혈압, 맥박 상승 코티졸 혈중 농도 증가. 수면도입 호르몬 멜라토닌 감소
오전 7시	알레르기 증상(콧물, 두드러기 등)
오전 8시	심장마비나 뇌졸중 발작이 가장 빈번한 시간 류마티스 관절염 증상이 가장 악화되는 시간 보조 T세포 활동이 가장 낮은 시간 성호르몬 분비 최고(여성보다 남성이 뚜렷)
오전 7~9시	자살 이외의 대부분의 사망률 가장 높음 부신피질 호르몬 혈중 농도 최고 천식 환자 약효 발효 최고
오전 10~11시	통증, 불안에 대한 인내력이 최고 내성적인 사람 : 의사결정력, 문제해결력, 정신집중력 최고 단기간 암기능력 15% 정도 상승

〈표 5-3〉 오후의 생체시계

오후의 생체시계	
정오	헤모글로빈의 혈중 농도가 가장 높은 시간 시력이 최고조 알코올에 가장 약함(점심 반주는 문제)
오후 1시~2시	기력, 체력이 일시 저하
오후 2시	식곤증 느낌(체내호르몬성 변화)
오후 3시	근력, 악력, 호흡률, 반사신경의 예민도가 최고조 외향적 인자 : 창조력, 관찰력 최고, 업무능력 최고

오후 4시	체온, 맥박, 혈압 최고조 신진대사가 교체되는 시간 얼굴 붉어지고, 숨가쁨 등이 나타남
오후 3시~4시	운동하기 가장 좋은 컨디션 교통사고 최고 오전 7~9시대 이후로 사망률 높음
오후 5시	미각, 취각 예민, 식욕 왕성 가정불화, 싸움이 많음
오후 6시	배뇨량이 가장 많은 시간 물리적인 힘이나 스테미너가 왕성
저녁 7시	정신적 신체적으로 가장 불안정 호르몬 변화로 인해 혈압 불안정
저녁 6시~7시	섭취한 칼로리가 지방으로 변하기 쉬움
저녁 8시	소화작용이 가장 활발, 체중증가가 가장 많은 시간
저녁 9시	통증 예민도가 가장 높은 시간
저녁 10시	각종 호르몬 분비감소, 체온하강, 혈압강하 호흡수 감소, 일의 수행력 감소
저녁 11시	알러지 반응이 가장 잘 일어나는 시간
저녁 8시~11시	체온 하강, 신진대사 저하, 청각신경 최고 예민(밤 내내 지속)

자료 : Michael W. Young, 록펠러 대학교 유전자 연구소장, The Tick-Tock of the Biological Clock, Scientific American Mar.2000 : 대웅 286호 인용

국내 119 응급환자 88,000명의 이송 시간대별 현황(2000년 1~4월)을 살펴보면 오전 8시~오후 2시까지가 각종 질환의 악화나 사고 발생의 위험이 가장 높은 주의 요망 시간대로 조사되었다. 그 중에서도 오전 8~10시가 가장 높은 빈도를 보였다(서울시 소방방재본부).

호주 벨라미 박사의 관절염 치료 일주기 리듬에 관한 연구에서 손 골관절염 환자 21명을 대상으로 하루 동안 6군의 다른 시간대 별로 10일간 통증, 강직과 손의 정교한 동작을 관찰하였다. 그 결과 대부분 환자가 24시간 동안 통증, 강직, 정교함의 미세한 차이는 있었지만, 오후 4시 10분에 통증이 제일 적었고, 오후 4시 18분에 강직이 제일 적었으며, 가장 손의 정교함을 나타낸 것은 오후 3시 48분이라고 보고하였다.

2) 노인 운동처방의 접근

노인에게 운동처방을 하기 위해서는 고지혈증의 수준, 운동전 혈당측정 결과에 따른 운동적용 지침, 운동목적에 따른 운동형태, 운동처방 지침을 고려해야 한다.

〈표 5-4〉 고지혈증의 분류

	정상	경도	중등도	고도
총콜레스테롤(TC)	〈200	220-259	260-299	〉300
중성지방(TG)	〈200	200-399	400-999	≥1000

〈표 5-5〉 운동 전 혈당측정 결과에 따른 운동 적용 지침표

기준치	운동적용 방법
300mg/dl 이상	운동은 금물이며 내과 전문의의 진찰을 받는다.
250-299mg/dl	운동은 금물이나 혈당을 재측정하여 혈당이 높으면 운동을 중지하고 혈당이 낮은 상태라면 운동을 시작한다.
150-249mg/dl	운동하기에 가장 안전한 혈당 수준
100-149mg/dl	걷기와 같은 가벼운 운동을 실시한다. 저혈당의 증상이 있는지 관찰한다.
100mg/dl 이하	운동을 실시하지 않는다. 사탕이나 오렌지 주스를 섭취하도록 한다.

〈표 5-6〉 운동 목적에 따른 운동형태

운동 목적	운동형태
호흡순환계의 강화, 심질환 예방	유산소 운동
체중감량	장시간 중·저강도 운동
근력강화	웨이트 트레이닝

미국스포츠의학회의 추천안은 FITT 원칙을 따르고 있으며 FITT 원칙은 다음과 같다.

① F는 frequency of exercise의 약자로 운동빈도를 나타내며 주당 운동일수(days per week)로 표시한다.

② I는 intensity의 약자로 운동강도를 나타내며 최대능력에 대한 비율(% of maximum capacity)로 표시한다.

③ T는 time의 약자로 운동시간을 나타내며 1일당 운동지속시간(duration on a given day)으로 표시한다.

④ T는 type의 약자로 운동유형을 나타낸다.

〈표 5-7〉 ACSM 운동처방 지침

범주 (category)	운동빈도 (frequency)	운동강도 (intensity)	운동시간 (time)	운동유형 (type)
심혈관계기능 (cardiovascular)	주당 3~5회	40/50%~85% of HRR or VO_2R	20~60분	대근육군 사용 운동, 지속적이고 리듬감 있는 운동
근력(muscular strength)	주당 2~3회	8~12 RM range	8~10종목의 운동으로 1세트 (60분 이내)	주요 근육군, 전 관절가동범위, 적정 속도유지
유연성 (flexibility)	주당 2~3회 또는 매일	To mild discomfort	10~30초간 3-4회 반복	정적 또는 보조를 이용한 스트레칭

3) 노인운동처방 판정표

노인의 운동처방과 관련하여 심폐지구력, 체지방, 복부비만, 근지구력, 유연성에 대한 판정기준은 다음과 같다.

〈표 5-8〉 심폐지구력 판정표

최대산소섭취량(ml/kg/min)					
나이	약함	양호함	좋음	우수	최상
여성					
60 이상	≤ 23	24-25	26-27	28-31	〉 32
남성					
60 이상	≤ 26	27-30	31-34	35-38	〉 39

출처 : 체력과 운동처방, 장성태 등, 2000

〈표 5-9〉 체지방 판정표

	남	여
영양부족	≤ 5%	≤ 8%
평균이하	6~14%	9~22%
평균	15%	23%
평균이상	16~24%	24~31%
비만	≥ 25%	≥ 32%

출처 : 체력과 운동처방, 장성태 등, 2000

〈표 5-10〉 복부비만 판정기준(ACSM guideline) : WHR : waist to hip ratio

	젊은 남성	젊은 여성	60~69세 남성	60~69세 여성
판정기준	〉 0.94	〉 0.82	〉 1.03	〉 0.90

〈표 5-11〉 근지구력 판정표

팔굽혀펴기 측정을 통한 근지구력					
나이	약함	보통	좋음	우수	매우우수
여성(무릎을 바닥에 댄 변형된 자세)					
60세 이상	≤ 2	3-5	6-12	13-14	≥ 15
남성					
60세 이상	≤ 6	7-10	11-18	19-23	≥ 24

출처 : 체력과 운동처방, 장성태 등, 2000

〈표 5-12〉 근지구력표 판정표

윗몸일으키기 측정을 통한 근지구력					
나이	약함	보통	좋음	우수	매우우수
여성					
60세 이상	≤ 0	1	2-9	10-14	≥15
남성					
60세 이상	≤ 4	5-8	9-18	19-20	≥ 21

〈표 5-13〉 유연성 판정표

앉아서 윗몸 앞으로 굽히기를 이용한 유연성					
나이	약함	보통	좋음	우수	매우우수
여성					
50세 이상	≤ 6.5	606-12.8	12.9-18.0	18.1-25.5	≥ 22.6
남성					
≤ 1.0	≤ 1.0	1.1-6.6	6.7-14.0	14.1-18.2	≥ 18.3

출처 : 한국체육과학연구원, 1998

목표를 설정할 때 고려하여야 할 중요한 요인은 다음과 같다. 목표는 도전적이지만 성취 가능한 수준으로 설정되어야 한다. 장기목표와 단기목표를 설정하도록 도와주어야 한다. 목표는 정확하며 실제적으로 설정되어야 한다. 목표를 성취할 수 있도록 도울 수 있는 사회적 지지기반을 확보하도록 한다.

운동처방의 기본원칙은 다음과 같다. 과부화와 적응의 원리, 점진성의 원리, 회복기, 과트레이닝, 훈련중단 시 반응, 개별성의 원리를 지키도록 한다.

제 3 장 노인활동을 위한 운동 적용

1. 운동이란

움직임은 인체가 작업을 수행할 수 있도록 에너지를 쓰게 하는 모든 것이고, 운동은 움직임을 넘어 인체에 무엇인가를 쌓이게 만드는 작업이다.

생각해보기

운동에 대해서 생각해 봅시다.
- 허리 아픈데 뭐해요? 운동하셔야죠!
- 무슨 운동?
- 걷는 것도 좋고 가벼운 산행을 하시는 것도 좋아요!
- 십년 동안 매일 등산 했는데 왜 허리가 안 좋아지는데

2. 질환 위험군별 노인운동 지도

1) 관절염 위험군의 운동적용

(1) 스트레칭

① 한 동작에 15초 버티고 천천히 힘을 뺀다.

② 7초 휴식 후 다시 15초 동안 다음 동작을 한다.

③ 총 3번 반복한다.

④ 스트레칭 중간에 아프면 멈추고 쉬어야 한다.

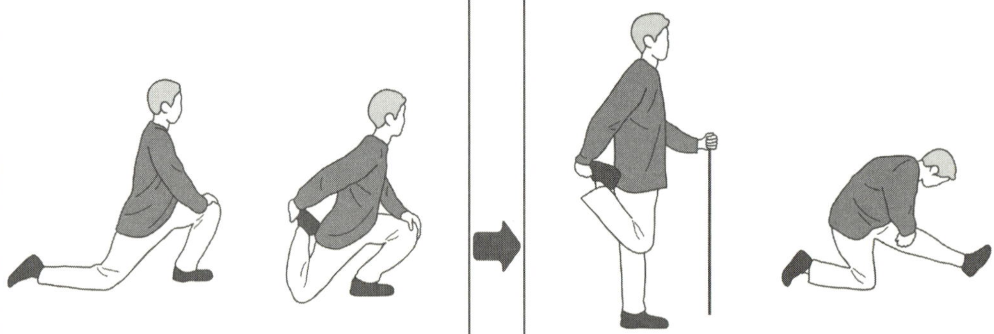

장요근 스트레칭
그림과 같이 자세를 잡고 그대로 체중을 앞으로 실어준다.

대퇴직근 스트레칭
한손으로 발목잡고 허리는 굽히지 말고 그대로 체중을 실어 앞으로 나간다.

대퇴직근 스트레칭
왼쪽 동작이 무릎이 아프거나 잘 안되면 일어나서 실시한다.

슬건근 스트레칭
그림과 같은 자세에서 허리를 숙여 무릎쪽에 체중을 실어준다.

〈그림 5-10〉 스트레칭

(2) 강화운동

① 체중이 많이 나가면 관절에 부담을 주면서 무리가 될 수 있으므로 몸을 푼다는 생각으로 가볍게 시작하여야 한다.

② 빠른 동작이나 갑자기 당기는 동작은 피하고, 운동 시 통증이 있으면 반드시 휴식을 취해야 한다.

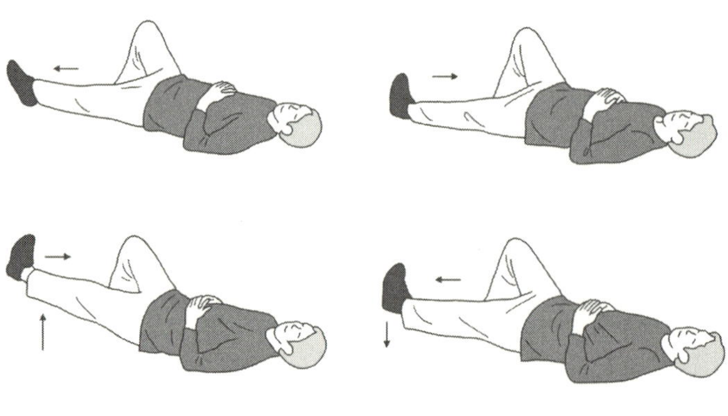

바로 누워 발목당기고 무릎을 지그시 바닥으로 눌러 10초간 유지한다.

발목을 당기고 무릎을 누른 상태에서 힘을 빼지 말고 천천히 다리를 들어줍니다. 10초 유지 후 천천히 내린다.

〈그림 5-11〉 누워서 체중 부담 없이 운동하기

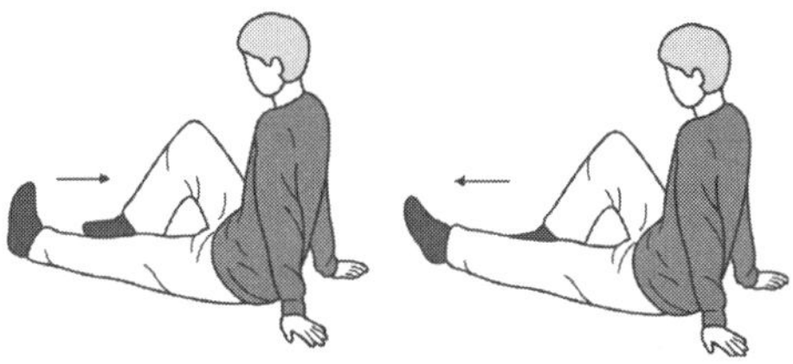

무릎은 바닥으로 지그시 누른 상태에서 발목을 가슴쪽으로 당겼다 놓았다 한다.
한쪽 다리씩 번갈아 올렸다 내린다.
이때, 드는 높이는 15cm면 충분하다.

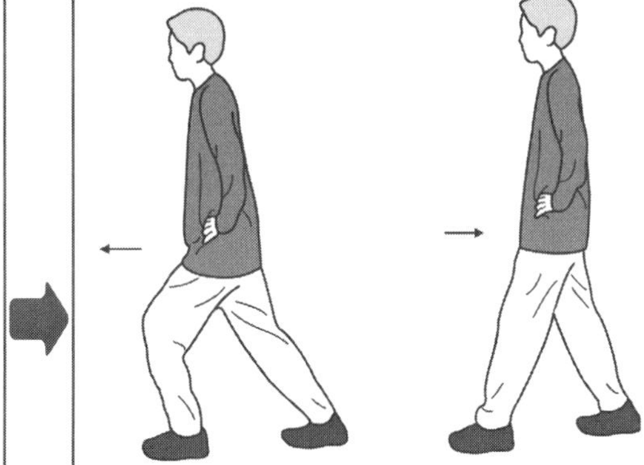

앞다리에 2/3 체중을 주고 10초를 버틴 다음 제자리로 돌아온다.

〈그림 5-12〉 앉고 일어서서 운동하기

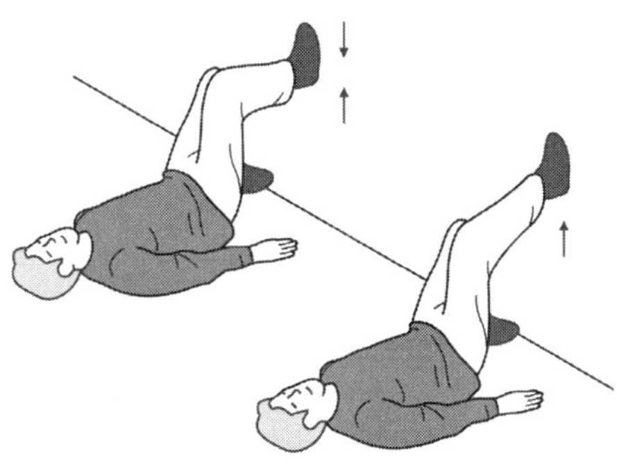

벽에 한발을 올려놓고 발뒤꿈치로 벽을 밀고 위아래로 천천히 움직인다.

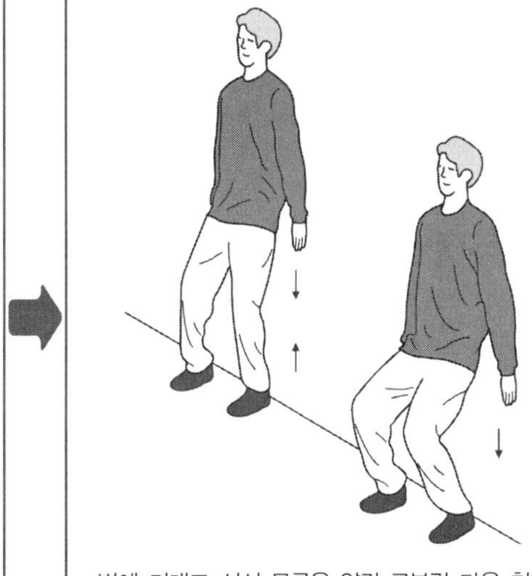

벽에 기대고 서서 무릎을 약간 구부린 다음 천천히 위아래로 움직인다.

〈그림 5-13〉 벽을 이용하여 운동하기

2) 고혈압위험군의 운동적용

(1) 스트레칭

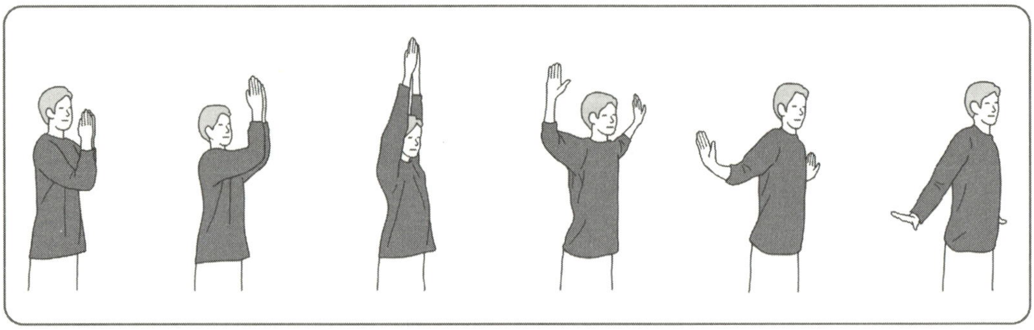

〈그림 5-14〉 일어서서 스트레칭하기

① 턱은 당기고 두 손을 가슴 쪽으로 합장하듯이 모은다.
② 팔꿈치가 떨어지지 않게 조심하여 수직으로 들어 올린다.
③ 양팔이 귀에 닿도록 천천히 손을 끝까지 올린 다음 그대로 유지한다.
④ 손바닥이 귀쪽에서 바깥쪽으로 향하도록 팔을 돌리고 뒤로 천천히 제친다.
⑤ 어깨를 최대한 뒤로 밀어준 상태에서 천천히 내려준다.
⑥ 천천히 끝까지 쓸어내린다.

(2) 브릴 치킨

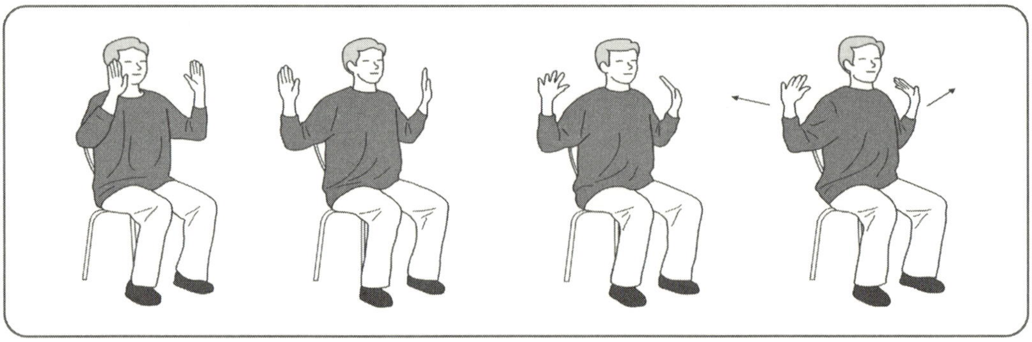

〈그림 5-15〉 어깨, 등, 목 부위 스트레칭하기

① 턱을 가슴 쪽으로 당긴 상태에서 머리를 뒤로 쭉 밀어내어 목 뒷부분이 늘어나게 한다.
② 가슴을 내밀고 어깨를 젖혀서 등뒤의 어깨뼈를 모아준다.
③ 양팔을 그림처럼 구부리고 양손은 어깨 선보다 뒤로 가도록 한다.
④ 팔꿈치를 몸통에 바짝 붙이고 손바닥의 방향은 바깥으로 가게 한다.
⑤ 10초 동안 유지한 후 힘을 천천히 뺀다.

- 마지막 동작에서 10초를 유지한다.
- 5회 반복 후 시원한 느낌을 느낄 수 있다.
- 마지막 동작 후 힘을 뺄 때는 가능한 천천히 빼줘야 한다.

(3) 관절힘주기 운동(자신 껴안았다 뒤로 젖히기)

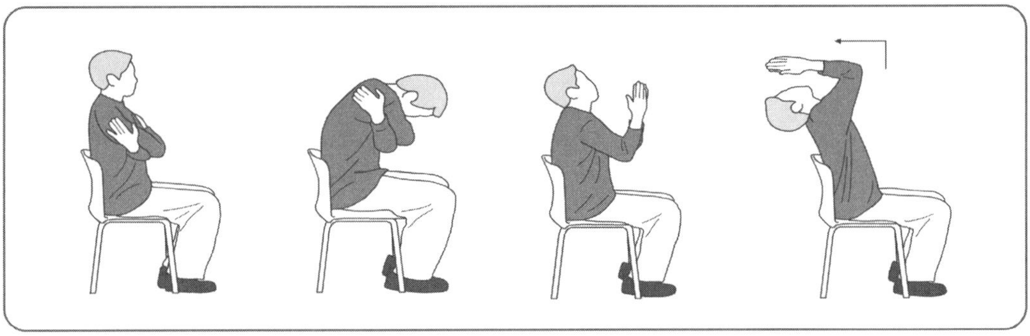

〈그림 5-16〉 배에 힘주고 구부렸다 허리 젖히기

① 양팔을 가슴 앞으로 모아 몸으로 감싸준다.
② 머리가 앞으로 푹 숙여지도록 등을 구부린다. 이 자세로 5초간 버티다가 양 팔꿈치를 구부려 손을 머리 위로 올려준다.
③ 양쪽 손바닥과 손목이 서로 맞닿게 하고 팔꿈치끼리 가능한 한 맞붙인다.
④ 등 가운데 부분이 늘어난다고 느껴질 때까지 가슴과 양팔을 들어 올린다. 고개도 함께 젖혀주며, 5초간 유지한다.

(4) 목을 뒤로 밀어내는 운동

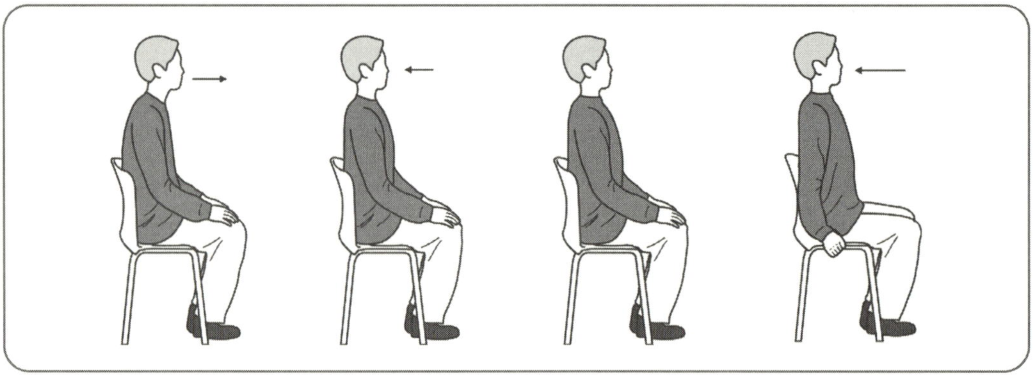

〈그림 5-17〉 목 뒤로 밀어내기

① 똑바로 앉아서 머리가 정면을 향하도록 한다.

② 턱을 가슴 쪽으로 당긴 상태에서 머리를 뒤로 쭉 밀어내며 목 뒷부분이 늘어나게 한다.

③ 귀가 어깨 선보다 뒤로 갈 때까지 머리를 밀어낸다.
(그 결과 일시적으로 이중턱이 된다.)

④ 이 자세를 하고 10초간 유지한다.

3) 골다공증 위험군의 운동적용

(1) 스트레칭

① 과도한 동작이 아니라 작은 범위부터 실시하고 특히 주의할 점은 스트레칭 시 항상 복부에 힘을 주고 있어야 한다.

② 모든 동작은 힘을 줄 때 척추쪽 중심방향으로 힘을 모으려고 노력해야 한다.

③ 스트레칭 동작도 이완보다는 힘을 주어 한다는 생각으로 실시해야 한다.

④ 동작은 천천히 실시하며 근육이 움직이는 것을 머릿속으로 상상하며 실시한다.

⑤ 턱은 가슴쪽으로 당기고 배는 허리쪽으로 힘을 주며 모든 동작을 실시한다.

⑥ 운동은 부드러운 바닥에서 운동화를 신고 실시하는 것이 좋다.

⑦ 빠른 동작이나 갑자기 몸을 돌리는 동작은 피하는 것이 좋다.

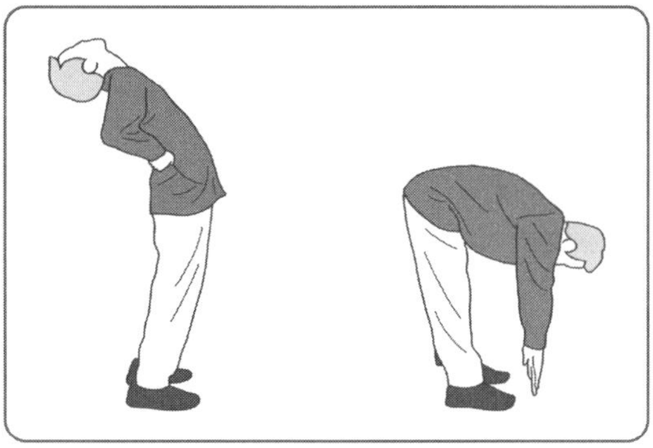

〈그림 5-18〉 허리굽혔다 펴기

(2) 웨이트 트레이닝

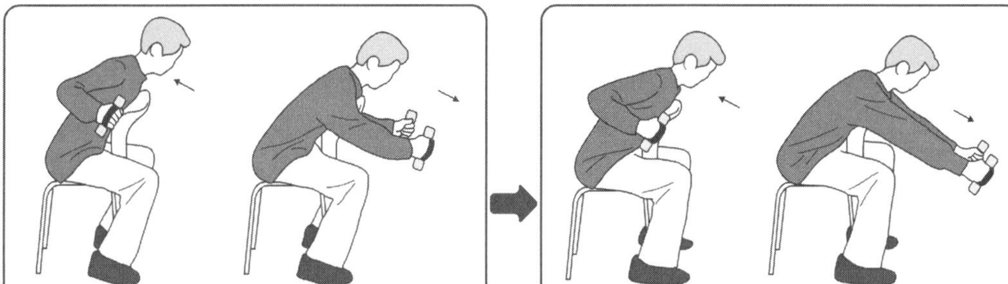

의자에 앉아서 그림과 같이 가슴을 고정하고 양팔을 벌린 다음, 날개뼈(견갑골)를 이용하여 가슴은 벌어지고 등은 모아지도록 한다.

의자에 앉아서 그림과 같이 가슴을 고정하고 팔꿈치를 구부려 어깨 쪽으로 잡아당긴다.

〈그림 5-19〉 앉아서 등 운동하기

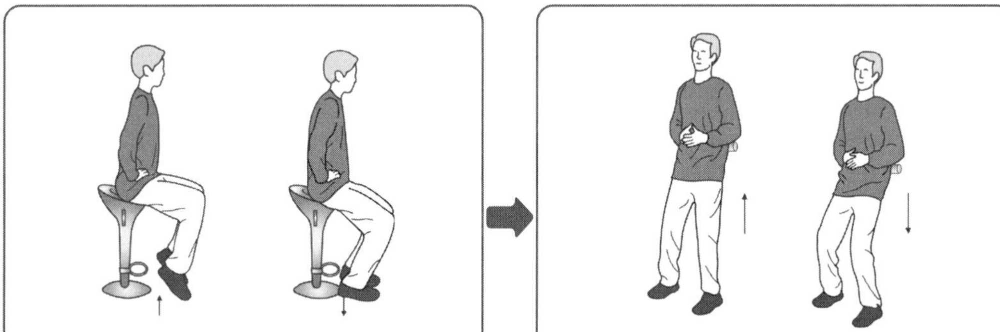

의자에 앉아 허리를 펴고 턱은 당긴 상태에서 뒷꿈치를 들어 무릎을 들었다 천천히 내려준다.

벽에 기대고 턱을 당긴 상태에서 무릎을 구부려 천천히 내려간 자세에서 그대로 유지한다.

〈그림 5-20〉 앉아서 그리고 벽을 이용해서 운동하기

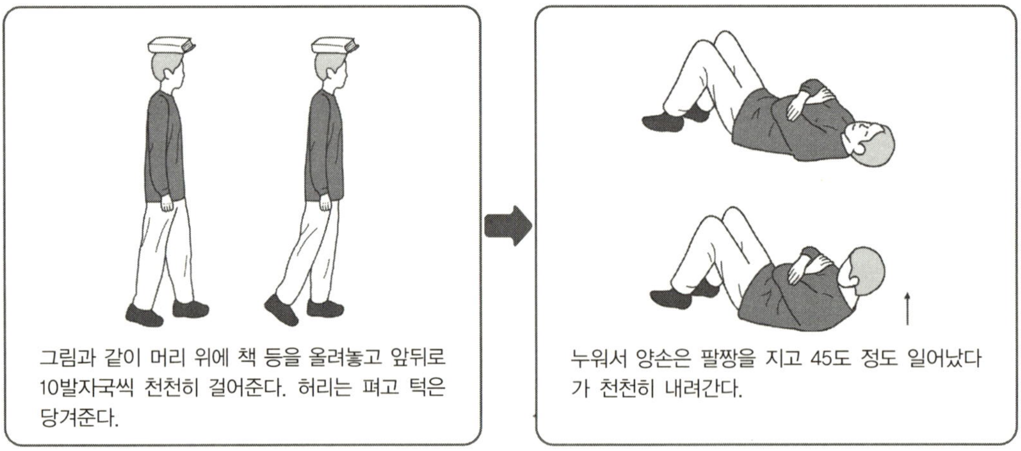

〈그림 5-21〉 일어서서 누운 자세에서 운동하기

4) 고지혈증 위험군의 운동적용

(1) 스트레칭

골프채나 긴 막대기를 이용하시고, 만일 아무것도 없으면 수건을 이용하면 간단히 할 수 있다.

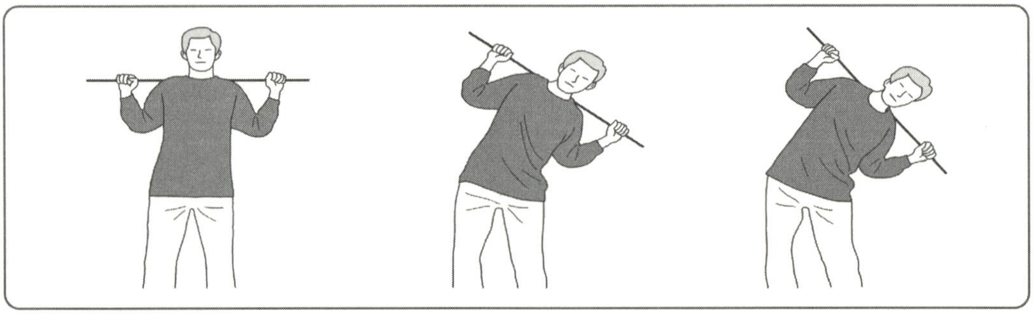

〈그림 5-22〉 봉을 이용한 스트레칭하기

① 막대기를 수평으로 들어 올린 다음 천천히 한쪽으로 돌려본다.

② 더 이상 돌아가지 않을 때까지 돌리고 3초만 버틴다.

③ 그 다음 조금 더 돌리면 몸이 더 돌아가는 것을 느낄 수 있다.

④ 그 상태에서 15초간 유지하고 다시 정면을 향해 몸을 돌려준다.

⑤ 7초를 쉬고 다시 한 번 돌려서 15초 유지한다.
⑥ 마지막으로 한 번 더 한 다음 반대쪽도 똑같이 해주면 된다.

(2) 유산소 운동(걷기)

① 일상생활 속에서의 운동으로는 엘리베이터나 에스컬레이터 대신 계단을 이용한다.
② 버스 한 정거장 걸어간다.
③ 집안에서 까치발로 걸어다닌다.
④ 외식 후엔 간단한 아이쇼핑 즐기기 등을 생활화한다.
⑤ 줄넘기 동작이 어려우면 뒤꿈치만 들었다 내렸다 한다.
⑥ 계단은 처음엔 한 층부터 시작해서 5층까지 도전해본다.
⑦ 수중운동은 냉탕과 온탕을 번갈아가며 실시한다.
⑧ 뒤로 걷기는 평지에서 시작해야 한다.
⑨ 걷기는 운동시간보다는 정확한 동작에 먼저 신경써야 한다.
⑩ 모든 운동은 항상 아랫배에 힘을 주고 시행해야 한다.
⑪ 중간에 관절 등에 통증이 오면 휴식을 취해야 한다.

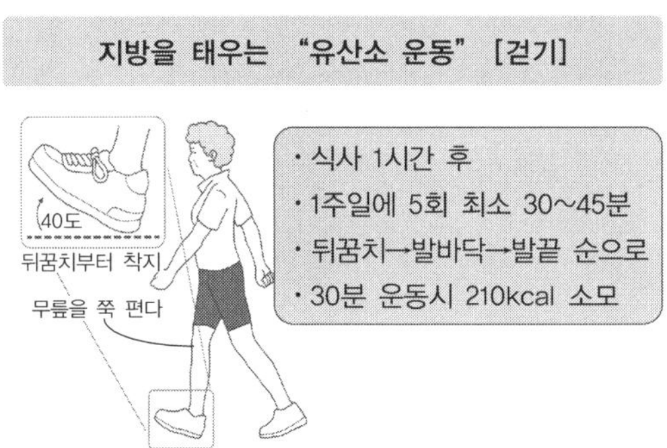

〈그림 5-23〉 올바른 걷기

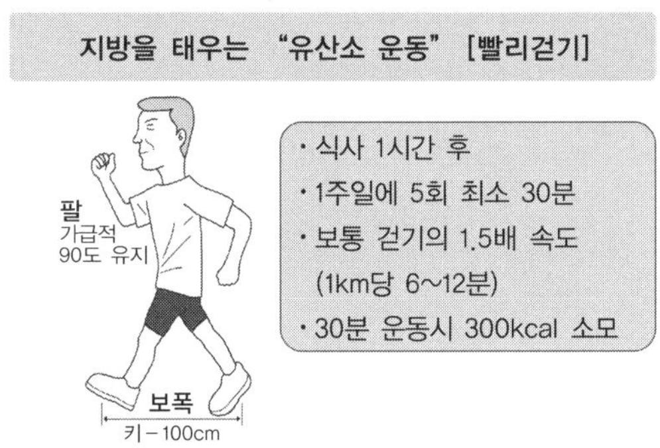
지방을 태우는 "유산소 운동" [빨리걷기]
팔
가급적
90도 유지
보폭
키 - 100cm
· 식사 1시간 후
· 1주일에 5회 최소 30분
· 보통 걷기의 1.5배 속도
(1km당 6~12분)
· 30분 운동시 300kcal 소모

〈그림 5-24〉 빠른 걷기

5) 당뇨 위험군의 운동적용

(1) 스트레칭

고지혈증과 동일한 스트레칭을 적용한다.

(2) 유산소 운동

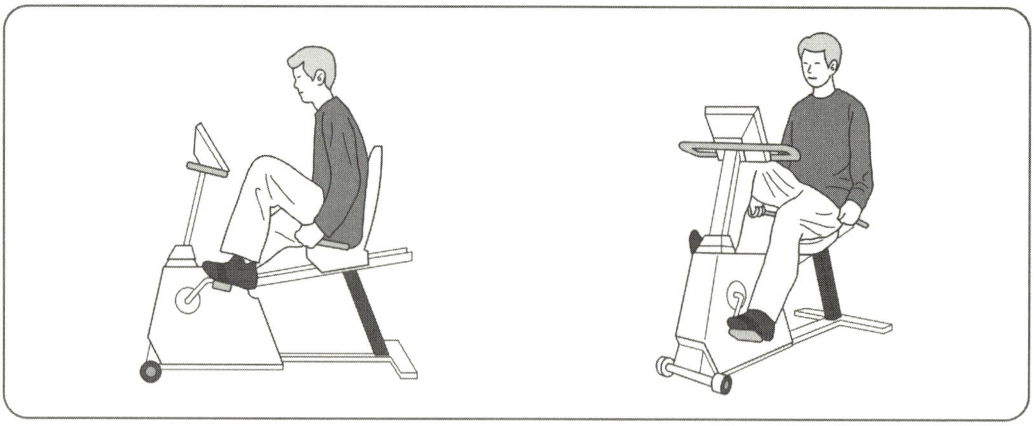

〈그림 5-25〉 발바닥 보호를 위한 실내자전거

(3) 저항운동

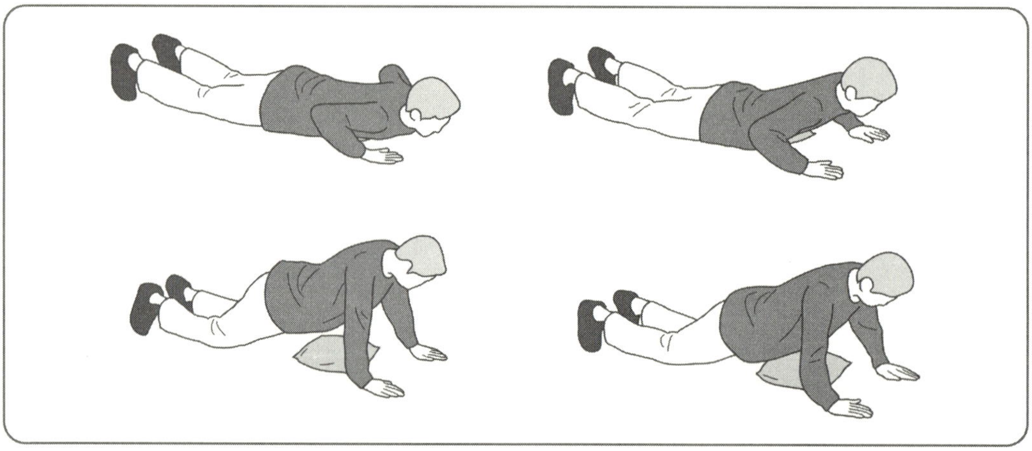

〈그림 5-26〉 상체 이용한 팔굽혀펴기

① 10번하고 30초 쉬고

② 10번하고 30초 쉬고

③ 10번하고 30초 쉬고

④ 총 30회를 실시한다.

제 4 장 통증

1. 통증이란

통증은 한 개인을 넘어서 다른 사람에게 직접 전달 될 수 없는 개인의 개별적 경험이며 주관적 증상이다. 통증이란 실질적인 또는 잠재적인 조직손상이나, 이러한 손상과 관련하여 표현되는 감각적이고 정서적인 불유쾌한 경험이다. 잠재적인 조직손상을 알리는 통증은 바늘에 찔리거나 벌에 쏘이는 순간에 느끼는 것과 같은 잠재적인 조직손상을 알리는 통증으로서, 생물체는 재빠른 굴근회피반사를 일으켜 더 큰 조직손상을 미연에 방지하려 한다. 그 반면, 실질적인 조직손상으로 일어나는 통증은 반사적으로 근육의 위상성 수축을 일으켜 생물체의 전체 또는 일부가 움직이지 않게 된다. 골절상을 입었을 때의 이차적인 통증에서와 같이 움직이면 통증을 더 느끼는 것이 그 좋은 예로서, 움직이지 않아야 아프지 않고 뼈가 아물게 되는 것이다. 이와 같이 통증은 생체의 이상을 신속히 알리고 경고하는 중요한 방어기전 중의 하나이다. 그러나 이러한 방어적인 역할을 다한 뒤에도 통증이 계속적으로 남아있게 되면, 이 통증 자체가 하나의 질병이 되어 인간을 괴롭

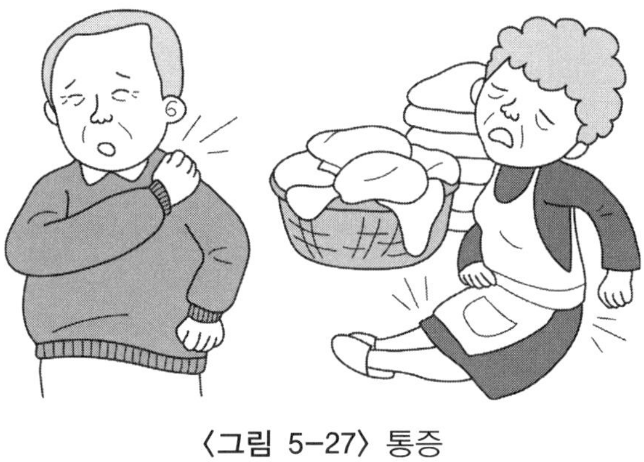

〈그림 5-27〉 통증

히고 치료하지 않으면 안 된다. 이러한 경우는 말초신경계나 중추신경계의 이상으로, 통증유발 자극이 없이도 통증을 일으키게 되며, 구심로 차단성 통증이나 신경병성 통증이 여기에 속한다.

2. 부위에 따른 통증의 분류

〈표 5-14〉 부위별 통증 분류

부위	특징	원인
표재성 또는 피부 통증 피부의 자극으로부터 기인	짧고 국소적, 날카로운 감각	주사침 자상, 작은 배임 또는 열상
심부성 또는 내장 통증 내부기관의 자극으로부터 기인	산발성으로 주위로 방사되기도 함. 기간은 다양하나 표재성 통증보다 오래 지속되며 통증 양상은 날카롭거나 무디거나 원인장기에 따라 독특할 수 있음	협심증, 위궤양
연관통 많은 기관들이 통증 감수체를 갖고 있지 않기 때문에 내장통증에서 흔함. 손상기관으로부터 감각 자극은 척수의 해당분절로 들어가고 통증 지각은 손상받지 않은 신체부분에서 느껴짐	통증은 통증의 근원에서 떨어진 부분에서 느껴지며 통증의 양상은 다양함	심근경색증은 턱, 왼쪽팔과 어깨쪽으로 연관통을 일으키는데 신결석의 경우 통증은 서혜부쪽으로 전이됨
방사통 통증 감각은 초기의 손상부위로부터 신체의 다른 부분으로 이행됨	통증은 신체부위에 따라 또는 아래쪽으로 이동하는 것처럼 느껴지며 간헐적이거나 지속적임	파열된 추간판으로 인한 허리통증은 장골신경으로부터 아래 하지를 따라 발생함

3. 통증예방의 중요성

특정 부위에 손상이 발생하면 통증이 유발된다. 통증이 유발되면 그 부위의 움직임을 제한하기 위해서 근육은 수축을 하게 된다. 근육 수축은 몸을 보호하기 위한 작용이지만, 오랜 시간 지속이 되면 통증을 악화시키고, 수축된 근육 부위의 혈액 공급은 점점 줄어들게 된다. 그래서 그 근육 부위에 허혈이 발생하고, 과다한 근육 긴장과 허혈로 인해서 근육 부종과 염증이 발생하게 된다. 허혈과 부종 자체는 통증을 악화시키고, 근육을 위축시키고 근육 손상을 가져오게 된다. 이런 점진적 반응에 의해서 근력이 떨어지게 되고, 근력이 떨어지면 부상이나 손상에 취약해져서 손상이 반복되게 된다. 그러면 통증이 악화된다. 결국 이런 악순환을 통해서 통증은 점점 지속되면서 악화된다는 개념이다.

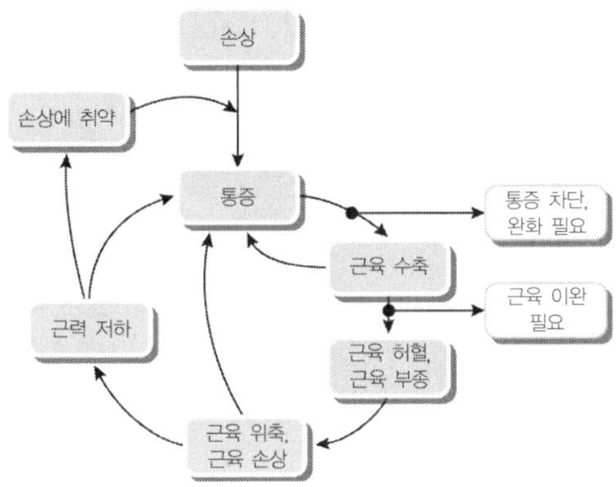

〈그림 5-28〉 통증의 악순환

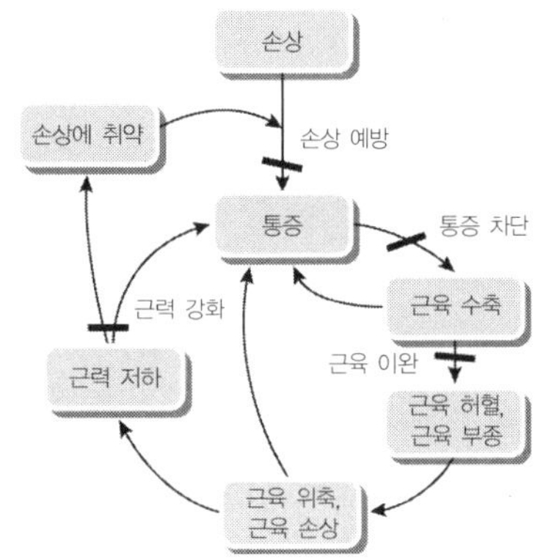

〈그림 5-29〉 통증 예방

이런 악순환에서 벗어나는 방법은 일단 손상이 안 생기게 예방하는 것이 가장 중요하다. 자세를 바르게 하는 것도 하나의 방법이 될 것이다. 손상이 발생하면 통증이 따르게 된다. 통증은 몸을 보호하는 역할을 하기도 하지만, 과다한 통증은 쓸데없는 근육 수축을 유발하기 때문에 통증을 줄여주는 진통을 해주는 것이 중요하다. 통증이 줄어들면 과다한 근육 수축은 줄어들지만, 오래된 통증이 있는 경우에는 근육의 수축을 제거하기 위해서 근육 이완을 유도한다. 약물을 사용할 수도 있고, 마사지, 찜질 같은 방식도 가능하며, 가벼운 스트레칭도 하나의 방법이다. 약해진 근력을 강화시켜주는 것도 중요한 포인트가 될 것이다. 보통 손상이 생기면 통증의 악순환을 막기 위해서 일단 통증을 빨리 제거하는 것이 가장 중요하다는 주장이 많이 나오고 있다. 아픈 것을 잘 참는 것이 미덕이 되는 우리나라에서는 여러 가지 여건 때문에 통증 조절에 적극적이지 못하기 때문에 이런 통증의 악순환이 발생되기 쉬운 편이다. 물론, 통증을 완전히 제거할 수는 없기 때문에 남아 있는 통증으로 인해서 연쇄반응이 생기지 않도록 다양한 방식으로 접근하는 것이 좋다.

4. 통증의 척도

1) 구두 통증 등급

통증 없음, 약한 통증, 중간 통증, 강한 통증처럼 약한 것부터 강한 순서로 구두통증을 구성한다.

2) 숫자 통증 등급

0에서 10 혹은 100까지의 일련의 숫자로 구성되는데 끝점은 각각 통증이 없음, 상상할 수 있는 가장 큰 통증으로 분류해서 환자는 그 순간에 가장 일치하는 통증의 강도를 선택하면 된다.

3) 시각 통증 등급

환자가 시각적으로 느끼는 통증의 정도를 눈으로 볼 수 있는 척도표에서 표시하는 방

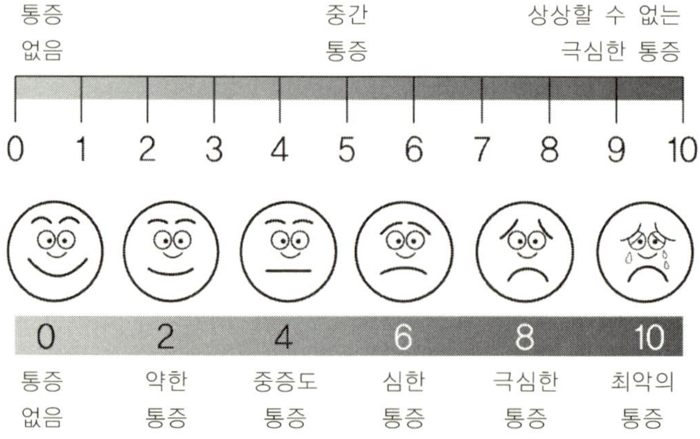

〈그림 5-30〉 시각 통증 등급(VAS)

법. 0점–통증 없음, 10점–극심한 통증으로, 예를 들어 VAS 5 정도이면 거의 매일 진통제를 복용해야만 하는 정도를 나타내며 분만시 통증은 VAS 7~8 정도이며 대상포진 후 신경통은 최대 VAS 9까지 나타나기도 한다.

5. 통증을 예방하는 자세

1) 물건을 드는 자세

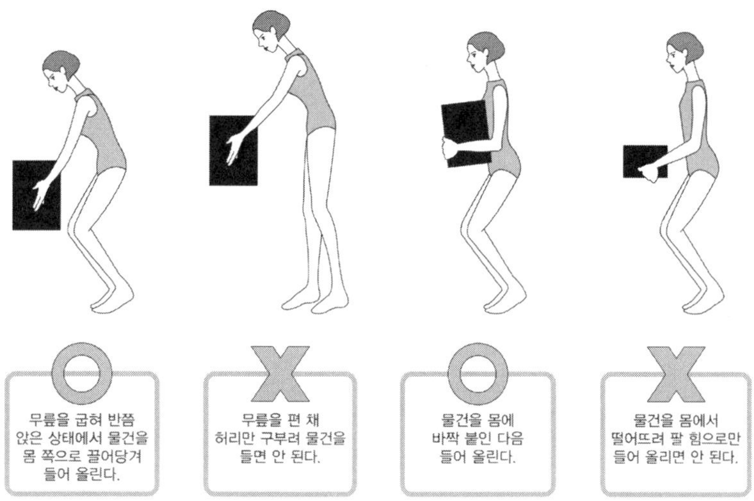

〈그림 5-31〉 물건을 드는 자세

① 허리만 굽혀 무거운 물건을 들면 물건이 무게가 허리로만 지탱되어 허리를 다치기 쉽다.
② 절대로 선 채로 허리만 구부리지 말고, 무릎을 구부린 상태에서 물건을 몸에 바짝 붙인 다음 들어올린다.
③ 물건을 운반할 때는 한쪽으로 허리가 휘지 않도록 양손에 나눠들어 균형이 잡히도록 하는 것이 좋다.
④ 물건을 들고 있는 동안에는 허리를 꼿꼿이 세워야 한다.
⑤ 무겁다고 앞으로 구부정하거나 팔을 몸에서 멀리 뻗은 채로 들어올리는 것은 위험하다.

2) 누운 자세

(1) 좋은 자세

① 잠을 잘 때는 똑바로 누워서 자는 것이 좋다.

② 만일 허리가 아프거나 불편하면 무릎 아래쪽에 베개를 받치고 자면 편안해진다.

③ 무리해서 바른 자세로 자려고 할 필요는 없다.

④ 조금씩 습관을 바꾸어 갈 경우 바른 자세로 자는 것이 편해질 수 있다.

⑤ 바로 누웠다가 일어날 때는 누운 자세에서 윗몸을 바로 일으켜 세우지 말고, 일단 옆으로 몸을 돌린 다음 한 손으로 바닥을 짚고 천천히 일어나야 한다.

(2) 나쁜 자세

① 옆으로 자는 것은 골반과 척추가 한쪽으로만 휘어지고, 근육의 불균형을 발생시켜 허리통증을 유발하므로 옳지 못하다.

② 엎드려 자는 것도 허리에 부담을 주기 때문에 나쁜 자세이다.

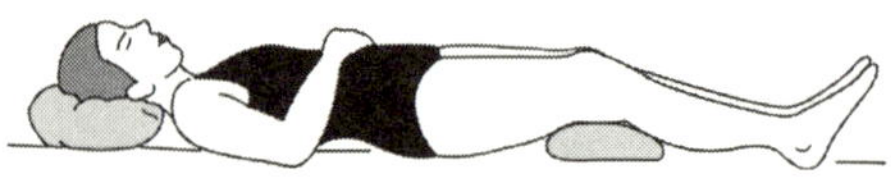

〈그림 5-32〉 누운 자세

3) 앉은 자세

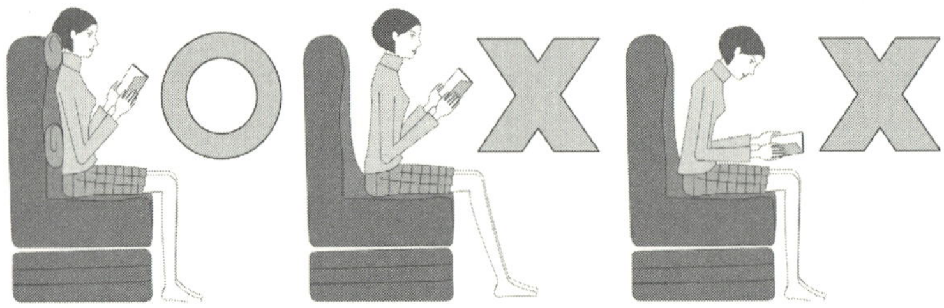

〈그림 5-33〉 앉은 자세

① 의자는 등받이가 가벼운 S자 곡선으로 된 것으로, 8~10도 정도 뒤로 기울어져 있

는 것이 좋다. 이런 의자를 사용할 수 없을 때는 허리의 오목한 쿠션을 받치는 것도 좋은 방법이다.

② 딱딱한 의자보다는 약간 푹신한 의자가 좋다.

③ 의자가 높아 발이 바닥에 편안히 닿지 않으면 허리가 등받이에서 떨어져 그만큼 척추에 무게가 많이 실리므로 키에 맞는 높이의 의자를 고른다.

④ 의자가 높거나 허리가 아플 때는 두꺼운 전화번호부나 서류가방, 책상서랍 같은 것을 바닥에 놓고 발을 그 위에 얹으면 허리가 편하다.

⑤ 가장 나쁜 것은 한 자리에 오래 앉아 있는 것이며 아무리 바빠도 50분 앉아서 일하고 적어도 5분은 쉬어야 한다.

4) 서있는 자세

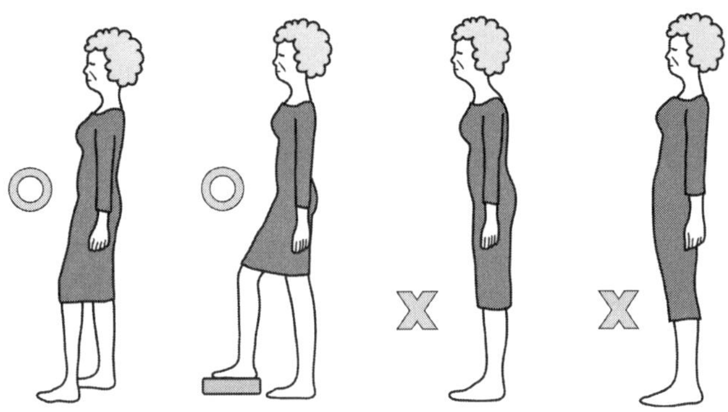

〈그림 5-34〉 서있는 자세

① 오랜 시간 동안 서서 작업할 때는 자세를 자주 바꾸어 주도록 한다.

② 자연스럽게 한쪽 발을 앞으로 내밀고 서는 자세도 좋은데, 이때 한쪽 다리를 약간 높은 곳에 올려놓으면 허리의 부담이 더욱 줄어들어 허리통증을 예방한다.

③ 높이가 15cm 정도 되는 발 받침대를 준비해놓고 한 발씩 교대로 올려놓으면서 무게중심을 계속 이동시키는 것이 좋다.

④ 싱크대 앞에 서서 일하는 시간이 많은 주부는 싱크대의 높이를 키에 맞게 조절하고, 그 앞에 발 받침대를 놓아서 한쪽 발을 올려놓는다.

⑤ 힘들다고 몸을 싱크대에 기대어 일하는 자세는 허리통증의 원인이 될 수 있으므로 삼가해야 한다.

6. 목의 통증

신체에서 움직이고 지지하는 관절과 모든 구조물들은 나이가 먹어감에 따라 일반적인 노화의 과정이나, 그 과정에 있어서 반복적인 운동, 반복적인 습관, 옳지 않은 자세에서의 지속적인 자세로부터 기인된 퇴행성을 받기가 쉽다. 그중 사람의 머리와 목의 경우 의도적이든 의도적이지 않든 빈번한 움직임이 필요한 관절이고 특히 위에 언급한 퇴행의 변화가 일어나기 쉽다.

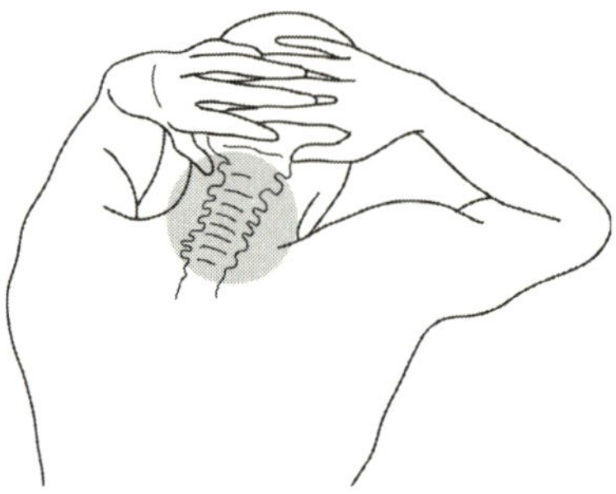

〈그림 5-35〉 목 통증

1) 목 질환을 유발할 수 있는 나쁜 자세

일할 때 목을 앞으로 빼는 것, 엎드려서 자는 것, 누운 상태로 베개를 받치고 목을 세워 TV나 책을 보는 것, 목침을 베는 것 등이 있다.

이밖에도 뒤를 자주 돌아다보아야 하는 작업환경, 베개를 지나치게 높거나 낮게 베는 습관, 컴퓨터 화면을 너무 높게 두거나 측면에 화면을 고정시켜 놓고 작업을 하는 것도 좋지 않다. 잠잘 때 베개 높이는 신체구조와 자는 자세에 따라 조금씩 다르다. 똑바로 누워 잘 때는 7-8㎝, 옆으로 누워 잘 때는 이보다 1㎝정도 높은 게 좋다.

2) 목 통증을 유발하는 질환

(1) 경부근육경련

칼날로 찌르는 듯한 예리한 통증을 호소한다. 잠을 나쁜 자세로 자거나 자동차 사고 시 목이 뒤로 갑자기 젖혀져 생기게 된다. 목 근육이 경직되어 생기는 질환으로 근이완제 주사를 맞으면 치료가 빠르며 냉찜질이나 마사지를 해주면 좋다. 평소 목을 상하좌우로 움직여주는 체조를 통해 목 근육을 유연하게 해주면 예방에 도움이 된다.

(2) 경부염좌

운동이나 사고로 인해 목 근육, 인대가 늘어나서 생기는 질환이다. 경부근육경련과 증상은 비슷하나 심하게 아프지는 않다. 급성 혹은 만성으로 올 수 있다. 약물치료, 물리치료, 열치료, 파스, 외용연고 등으로 치료한다. 목 근육을 강화시키는 운동, 즉 머리와 손을 대고 서로 반대방향으로 힘을 주어 미는 운동 등을 하면 좋다.

(3) 근막통증후군

근육 속에 칼슘이온 등의 노폐물덩어리가 흘러나와 조직을 수축시켜 생긴다. 흔히 담이 들렸다고 표현되기도 한다. 특정부위가 특히 심하게 아프고 그 부위를 누르면 아프고 통증이 퍼지는 것이 특징이다. 정신적 긴장 속에서 좋지 않은 자세로 작업을 반복하는 경우에 잘 생긴다. 근막통증후군은 근육이 뭉친 통증부위에 주사를 맞거나 머리를 한쪽으로 젖히고 계속 손으로 눌러주는 스트레칭운동을 하면 치료에 효과가 있다.

(4) 긴장성 경부증후군

정신적 스트레스 때문에 생기는 질환으로 올바른 자세와 편안한 심리상태가 가장 중요하다. 나쁜 자세와 정신적 스트레스가 병의 원인이기 때문이다. 신경을 많이 쓰면 더욱 아프고 덜 쓰면 덜 아픈 것이 특징으로 검사를 해보면 아무 이상도 없는데 환자가 통증을 호소하는 경우가 대부분이다. 심리적 질환이므로 편안한 마음을 갖도록 해야 한다.

(5) 경추 퇴행성관절염

50대 이상에서 경추의 퇴행성변화가 일어나는 것이다. 일종의 노인성변화라고 할 수 있다. 목의 운동이 예전같지 않아 유연성 및 운동성이 떨어진다. 목이 뻣뻣하고 아프고 어깨까지 아프면 이 질환을 의심해 볼 수 있다. 약물치료, 물리치료, 목 운동 등으로 치료한다.

(6) 목 디스크

척추와 척추사이를 연결하는 일종의 물렁뼈인 디스크가 정상 위치에서 벗어나서 생기는 질환이다. 디스크가 위험한 것은 이것이 신경을 압박해 마비 등의 장애를 일으킬 수 있기 때문이다. 그래서 디스크일 경우에는 정확한 진단과 치료가 필요하다.

증상으로는 목이 뻣뻣하고 통증이 있으며 특히 목을 뒤로 젖힐 때 유난히 아프고 어깨뼈 주위까지 아프며 목뿐 아니라 어깨, 등까지 통증을 호소하며 통증이 팔, 손가락 등으로 뻗치기도 한다. 증세에 따라 약물복용, 물리치료, 수술 순으로 단계별로 치료한다.

3) 목 운동

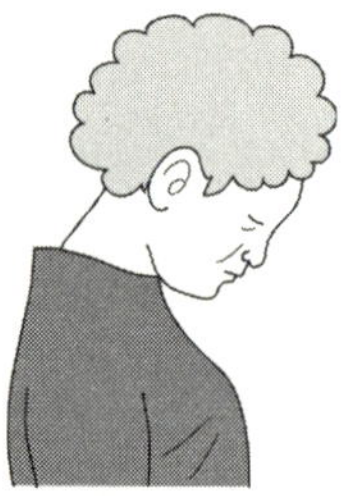	머리에 힘을 뺀 후 앞으로 천천히 숙여 유지한다(디스크 환자는 주의).
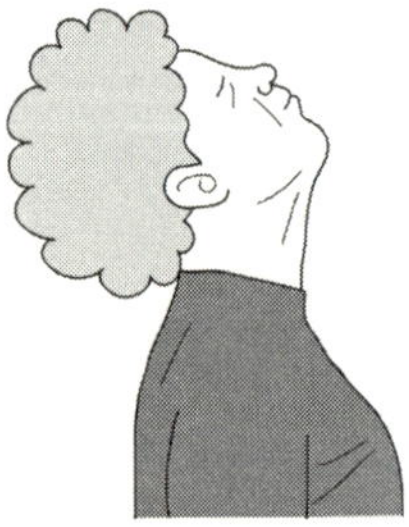	머리에 힘을 뺀 후 뒤로 천천히 젖혀 유지한다.
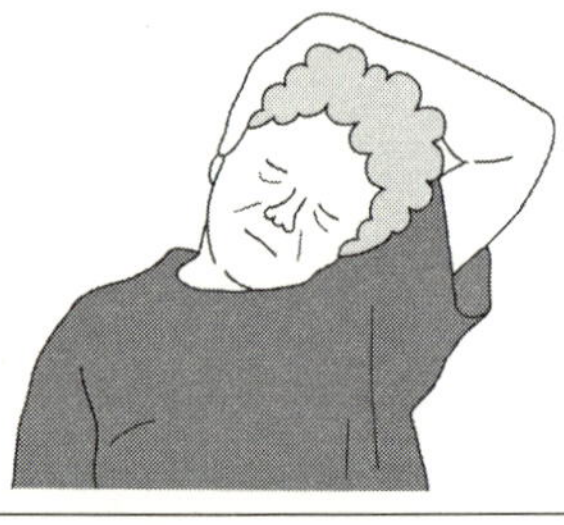	손으로 반대편 귀 위를 잡고 밑으로 천천히 당기며 유지한다. 좌우로 반복 실시한다.

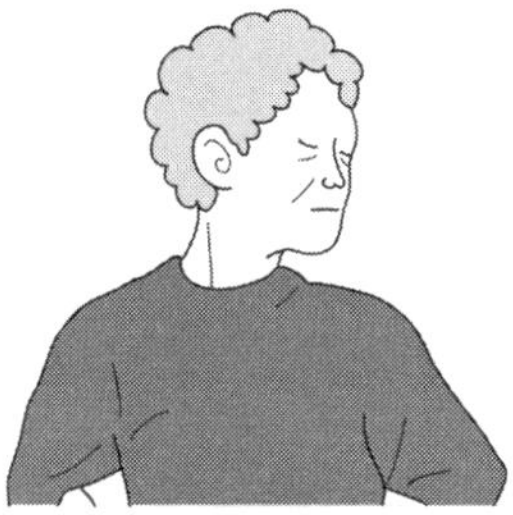	천천히 고개를 한쪽으로 멀리 회전시킨다.
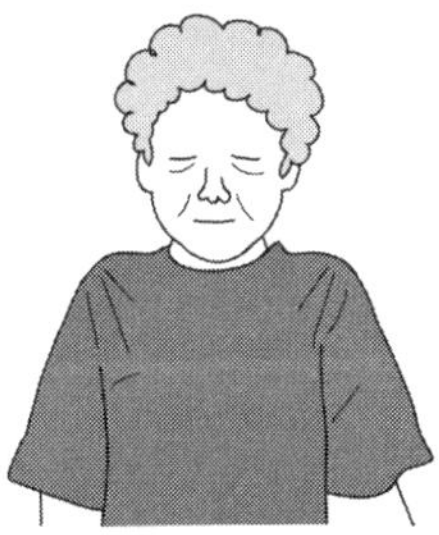	어깨를 움츠려서 올렸다가 그 상태에서 6~10초간 유지한 후 힘을 뺀다. 어깨를 20~30회 돌려준다.
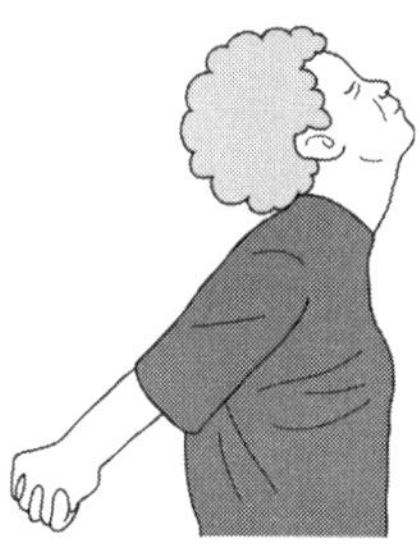	손을 깍지 끼고 양쪽 어깨를 뒤쪽으로 활짝 펴서 6~10초간 유지한 후 힘을 뺀다.
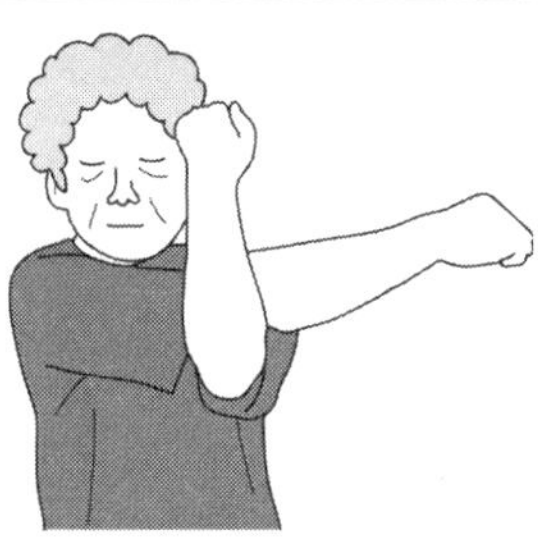	오른팔을 쭉 편채 반대 어깨쪽으로 붙이고 왼손을 팔꿈치 위를 지긋이 누른다. 20초 유지 3~5회 반복한다.
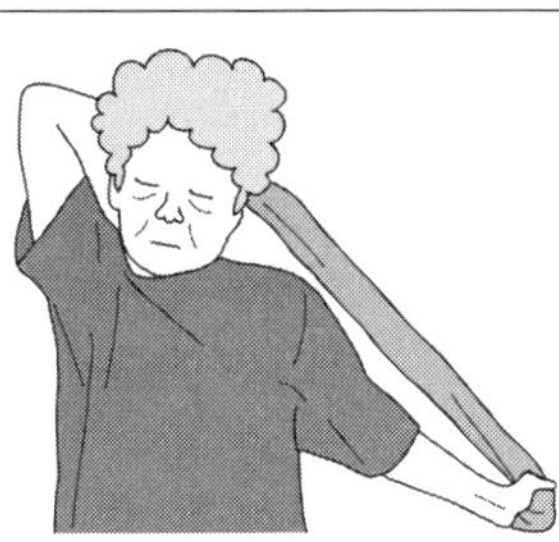	두 팔을 편 채 머리 위로 타올을 잡아당겨 양쪽 어깨를 들어 올린 후 좌우 교대로 타올을 잡아당긴다.

〈그림 5-36〉 목 운동

7. 어깨 통증

어깨 관절 부위는 팔이 어깨 주위의 몇 가지 근육에 의해 몸체에 매달려 있는 구조이므로, 과도한 부하나 움직임 등에 의해 쉽게 손상을 받을 수 있다. 흔히 어깨가 아프면 오십견이라고 생각하고 저절로 낫기를 기대하며 방치하기 쉬운데 이로 인해 영구적인 후유증이 남을 수 있으므로 반드시 올바른 진찰과 검사를 통해 원인을 밝히고 그에 맞는 치료를 받아야 한다. 어깨 통증의 원인으로는 근막통 증후군이 가장 흔하고, 어깨 관절을 감싸는 회전근개의 손상, 오십견으로 불리는 유착성 관절낭염 등이 있다.

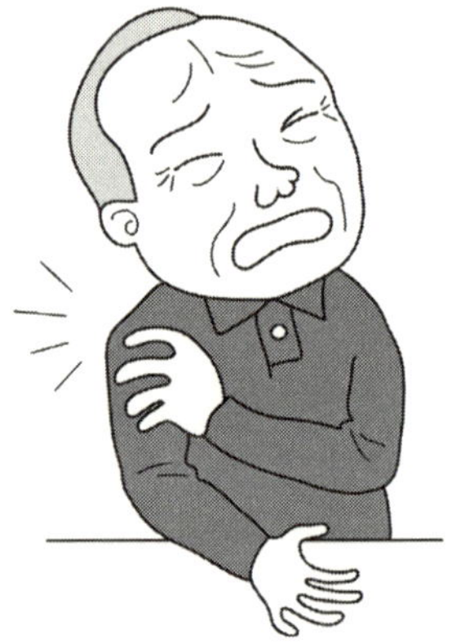

〈그림 5-37〉 어깨 통증

생각해보기

일상생활속에서 어깨 통증이 언제 생기는지 생각해 봅시다.
– 식사준비
– 청소 등

1) 어깨 통증을 유발하는 질환

(1) 근막통 증후군

근육의 스트레스, 잘못된 자세나 반복적인 움직임 등이 원인이 되어 근육에 통증 유발점이 생긴다. 통증 유발점을 갖는 근육에 따라 다양한 어깨 부위의 통증이 발생한다. 통증과 함께 관절 운동 제한도 동반될 수 있으며 통증 유발점에 압박을 가하면 국소적인 통증이 발생합니다. 핫팩이나 초음파 치료 등의 물리치료가 효과가 있으며, 통증 유발점에 국소 마취제를 주사하거나 손가락으로 압박하여 통증 유발점을 없앤 후 신장 운동을 하는 것이 중요하다.

(2) 유착성 관절낭염(오십견)

오십견이라 불리는 질환으로, 어깨에 통증이 발생하고 굳어져서 팔을 마음대로 들거나 움직일 수 없는 상태가 된다. 대부분 어깨를 움직이지 않는 상황에서 잘 발생하고, 어깨 관절의 가장 안쪽에 위치한 관절낭이 노화되거나 염증을 일으켜 섬유화가 되고 유착이 발생하여 팔의 움직임이 제한된다. 치료는 통증 조절을 위해 소염진통제 등의 약물치료와 물리치료, 주사치료 등을 하며 어깨관절의 운동 범위를 늘리기 위하여 운동치료에 중점을 둔다.

(3) 회전근개(어깨힘줄) 질환

회전근개는 어깨에서 팔뼈를 감싸며 붙어있는 4개의 근육의 힘줄로, 여기에 염증이나 파열이 생기면 어깨 통증이 발생하고 심하면 팔을 들어 올리는 힘을 줄 수가 없게 된다. 어깨를 다치거나 심한 운동이 아니더라도, 중년(40세) 이후에는 퇴행성으로 인해 서서히 파열이 진행하는 경우도 있다. 팔의 특정한 운동에서 통증을 느끼며 비교적 초기에는 관절의 운동에 제한을 보이지 않는 경우가 많다. 치료는 통증에 대해 물리치료와 약물치료 등을 시행하며, 어깨 근육에 대한 단계적인 운동 치료가 중요하다. 파열이 심하여 재활치료에 반응이 없을 경우에는 수술 치료를 받아야 한다.

2) 어깨 운동

어깨 주변 근육 유연성을 길러주고 관련 근육을 강화시킨다. 각각의 동작들을 10초간 유지하고 하루에 적어도 30번을 반복해서 시행하는 것이 좋다.

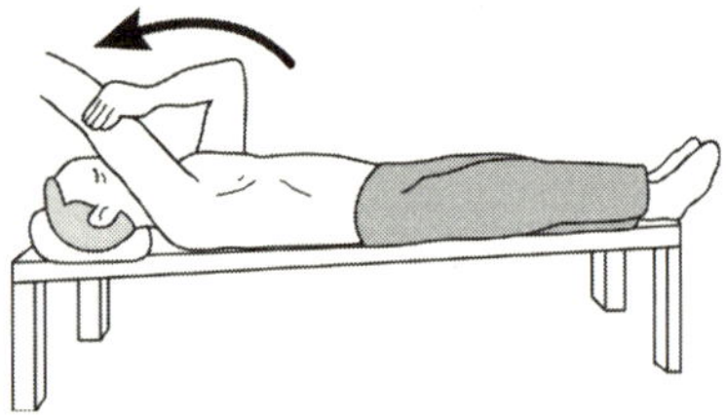	건강한 팔을 이용하여 아픈 팔을 머리위로 늘려준다.
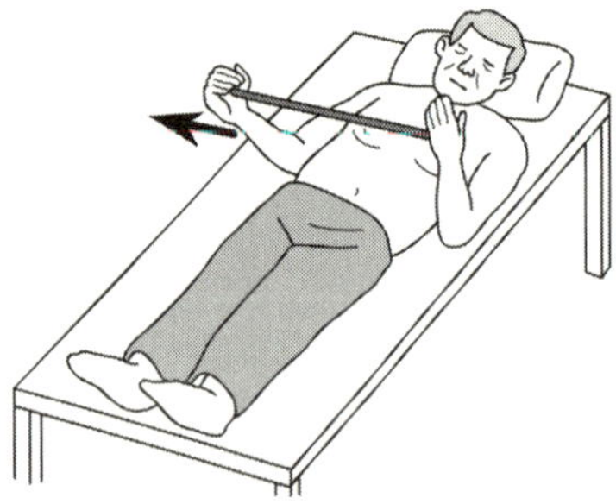	지팡이를 잡고 건강한 팔로 아픈 팔쪽을 향해 밀어준다.
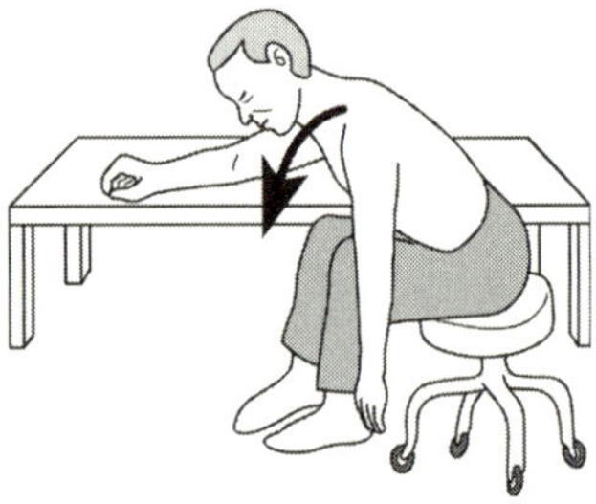	아픈 팔을 책상 위에 올려놓고 몸을 앞으로 서서히 기울인다.
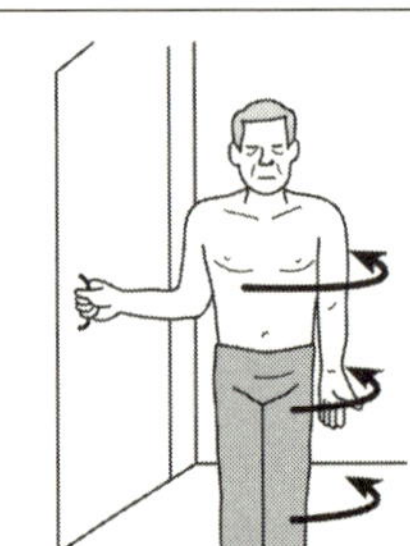	아픈 팔로 문고리를 잡고 몸을 건강한 팔 쪽으로 서서히 돌린다.
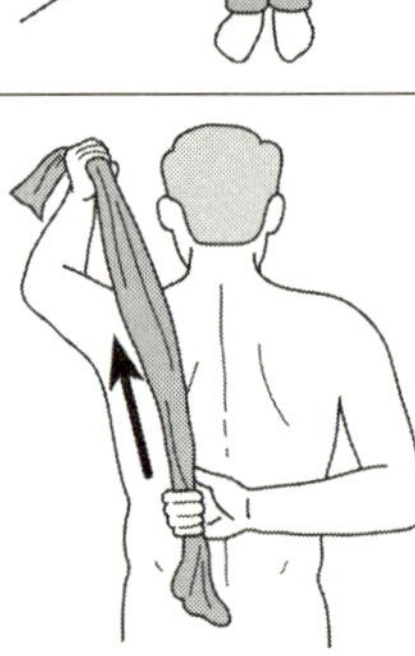	어깨 너머로 수건을 잡고 아픈 팔을 잡아당겨 부드럽게 올려준다.

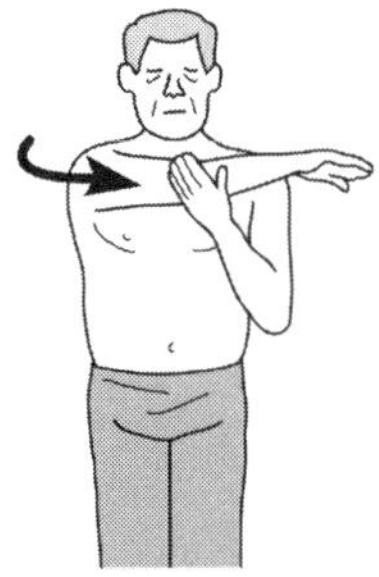	아픈 팔을 건강한 팔쪽으로 뻗은 채 당겨준다.
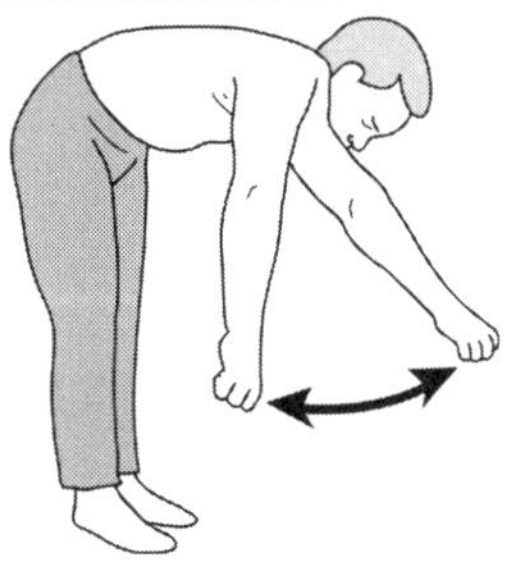	허리를 약 90도 정도 구부리고 아픈 쪽의 팔을 아래로 늘어뜨려서 시계추처럼 흔든다. 이때 아픈 어깨쪽 손에 약 1.5kg~2kg의 물체를 쥐거나 감고하는 것이 효과적이다.

〈그림 5-38〉 어깨 운동

8. 손목 통증

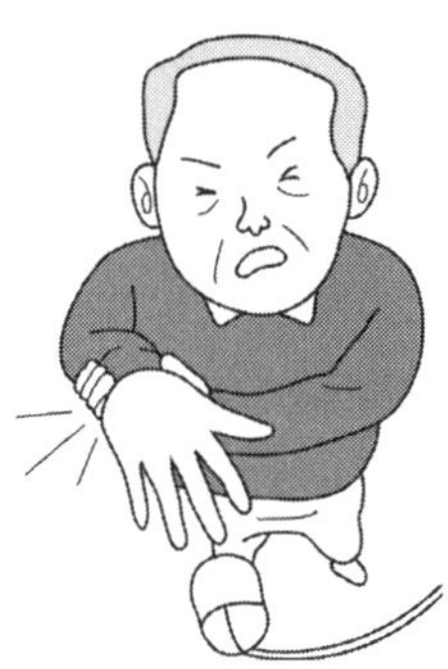

〈그림 5-39〉 손목 통증

1) 손목 통증을 유발하는 질환

(1) 류마티스 관절염

류마티스 관절염은 관절 주위를 둘러싸고 있는 활막이라는 조직의 염증 때문에 일어나는 질환이다. 이 활막이 존재하는 모든 관절, 즉 움직일 수 있는 거의 모든 관절을 침범하는 질환으로써 수개월에서 수년에 걸쳐 진행되는 소위 만성 질환이다. 초기에는 신체가 피로하거나 근육통과 같은 증상이 나타나다가 증상이 심해지면 몸에 미열이 나면서 손목과 같은 관절에 통증이 오게 된다. 보통 류마티스 관절염은 60대 이상의 노년층에서 잘 나타나나 최근에는 40대에서도 발병을 보이고 있으며 심지어는 20대의 젊은층에서도 보인다.

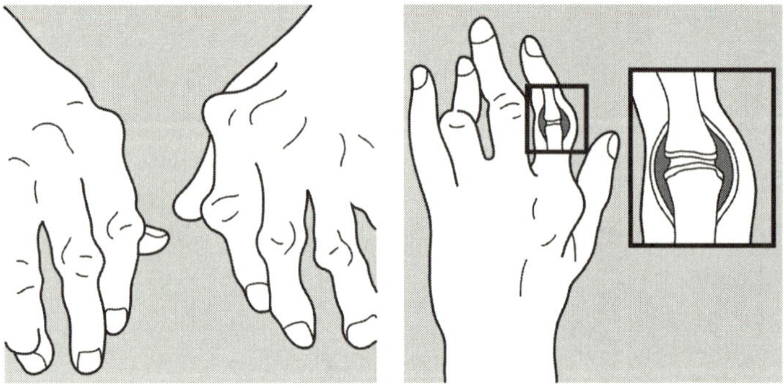

〈그림 5-40〉 류마티스 관절염

(2) 손목터널 증후군

손목 앞쪽의 인대와 신경, 뼈 등에 의해서 만들어진 터널 모양의 수근관이 좁아지거나 압력을 받아서 생기는 질환이므로 수근관이 좁아지거나 받는 압력이 커질 경우 이곳을 지나가는 정중신경 또한 자극을 받아 손 저림과 같은 증상이 나타난다.

(3) 건초염

건이란 근육과 뼈를 연결해 주는 결합조직으로 이 건을 둘러싸고 있는 것은 건초라 하

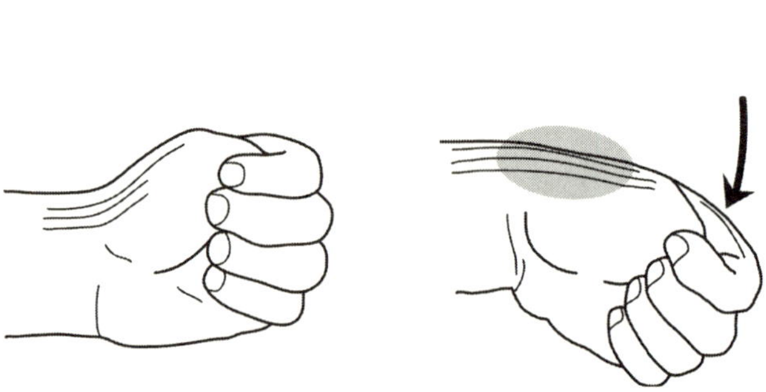

〈그림 5-41〉 건초염

는데 근육을 움직일 때마다 건이 건초안을 왔다 갔다 한다. 또 자연스런 움직임을 위해 활액이라는 액이 들어있다. 평소에는 자연스럽게 움직이지만 무리한 사용으로 건초 또는 활액에 염증이 생긴 것을 건초염이라 한다. 우리 몸 어떤 곳에서도 생길 수 있지만 주로 손목에 많이 발생하고, 손목을 많이 쓰는 사람에게 많이 발생한다.

2) 손목 운동

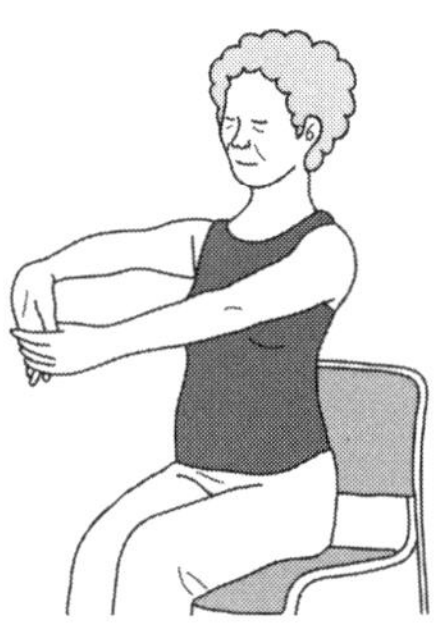	오른쪽 팔을 앞으로 쭉 뻗어서 손바닥이 정면을 향하도록 손목을 꺾은 후 왼손으로 오른손 끝을 잡아 몸쪽으로 당겨준다. 좌,우 1회 15초 유지한다.
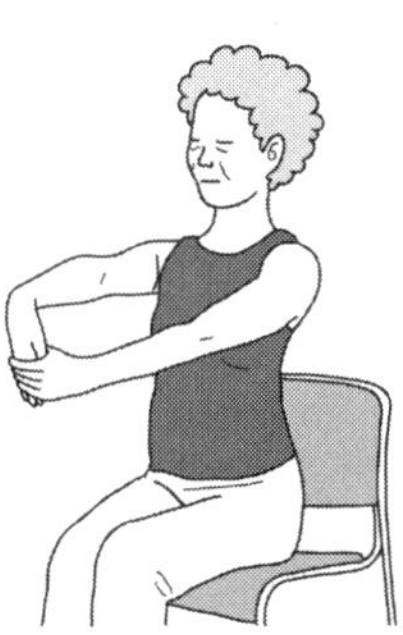	오른쪽 팔을 앞으로 쭉 뻗어서 손등이 정면을 향하도록 손목을 꺾어 놓는다. 왼손으로 오른 손등을 잡아 자신의 몸쪽으로 당겨준다. 좌,우 1회 15초 유지한다.
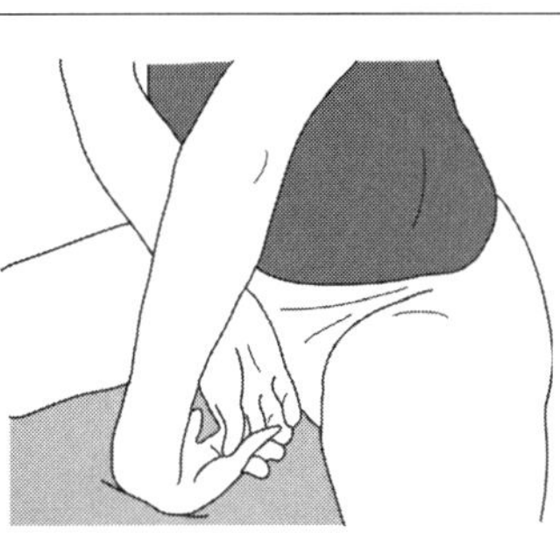	다리 사이 의자에 손바닥을 쫙 펴서 내려 놓는다. 이때 손끝이 자신을 향하도록 팔의 안쪽 근육을 늘려준다. 반대 손으로 손가락을 하나씩 잡아 위로 들어올린다. 손가락 마디가 굽지 않도록 하고 통증 정도를 보면서 시행하도록 한다. 좌,우 1회 각 5~7초 유지한다.

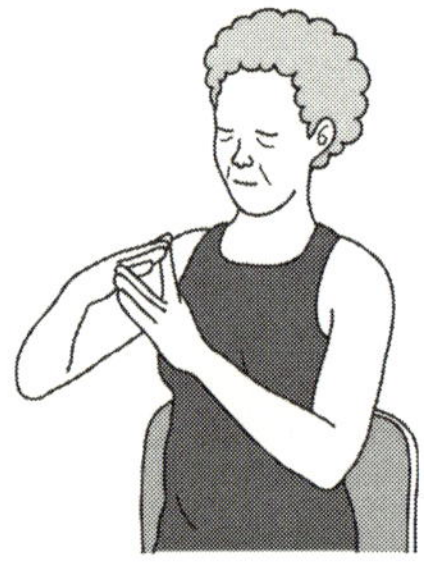	손가락과 손가락 사이에 반대 손을 넣어 각 손가락 사이를 최대한 벌려준다. 좌,우 1회 각각 3~5초 유지한다.
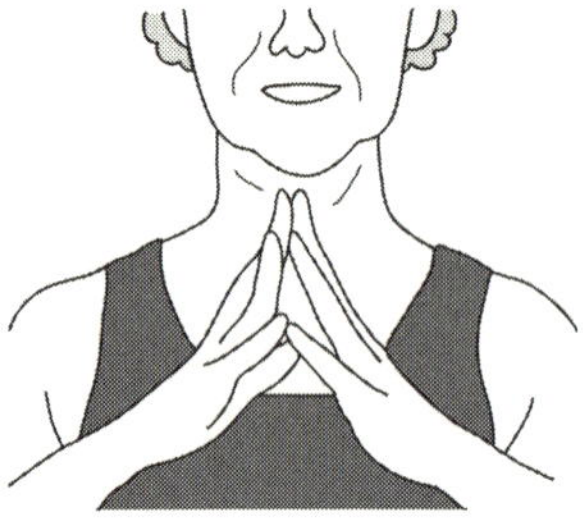	양쪽 끝을 서로 맞대고(손바닥을 부딪치지 않게) 가볍게 톡톡톡 부딪혀 준다. 20초 동안 시행한다.
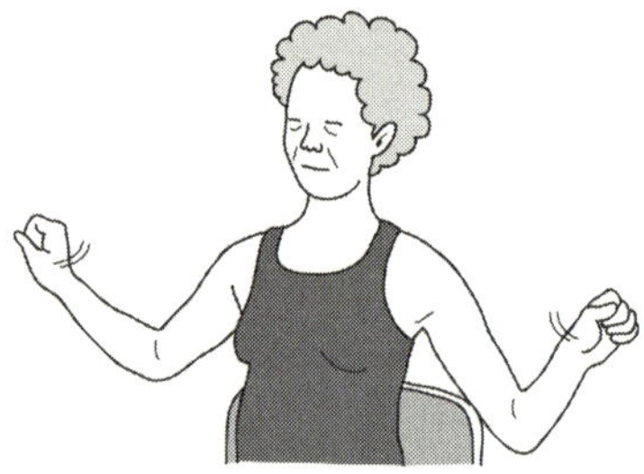	주먹을 가볍게 쥐고 양쪽 손목을 가볍게 돌려준다. 좌,우 5초간 3~5회 시행한다.

〈그림 5-42〉 손목 운동

9. 골반 통증

골반은 골반 안에 장기를 보호해 주는 뼈로서 임신, 출산에 중요한 역할을 한다. 골반 통증의 원인은 갑자기 무거운 것을 든다든가, 갑자기 자세를 바꿀 때, 여성의 경우 임신, 출산과 관계가 있고 심한 운동 후에도 골반 통증이 생긴다. 바로 누운 상태에서 다리를 들었을 때 다리에 통증이 오면 허리디스크이고 다리에 통증이 없으면 골반통으로 본다.

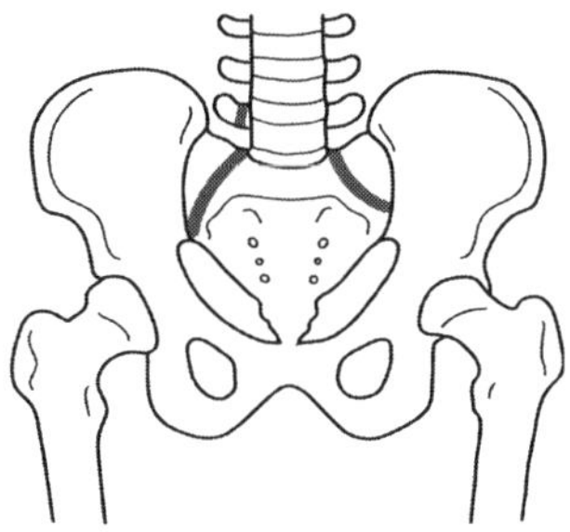

〈그림 5-43〉 골반 통증

1) 골반 통증을 유발하는 원인

(1) 골반의 불균형

신경이 눌리거나 당겨져서 통증이 생기는 경우로 근육과 근막의 긴장으로 인대가 손상되고 늘어지면서 통증이 생길 수 있다. 이런 골반의 불균형은 골반뼈를 똑바로 교정하고 골반뼈 뿐만 아니라 몸의 기둥역할을 하는 척추까지 바로 잡아주는 치료를 통해 통증을 줄일 수 있다.

(2) 혈액순환 장애

혈액순환에 문제가 생기면 면역력이 떨어지고 우리 몸의 기능들이 제기능을 수행하지 못하면서 관절의 퇴행성 변화가 생기고 관절에 염증이 생겨 염증으로 인한 통증이 발생할 수 있다. 이런 분들의 경우 온몸의 혈액순환이 원활하게 될 수 있도록 혈액순환을 촉진할 수 있는 치료를 하는 것이 도움이 된다.

(3) 내부 장기의 기능 이상

내부 장기의 기능 이상으로 골반이나 하복부쪽에 통증이 발생할 수 있다. 주로 자궁, 질, 난관의 질환인 여성 질환이나 전립선과 같은 남성 질환으로 인해 이런 통증이 야기된다. 이런 경우 먼저 내부 장기의 근본적인 치료를 통해 장기 기능을 똑바로 하는 것이 골반뼈 통증 완화에 도움이 된다.

2) 골반 운동

운동을 할 때 아랫배나 엉덩이나 다리쪽에 힘을 주면 안된다. 양쪽 다리를 벌린 채로 운동을 하여야 엉덩이나 다리근육에 힘이 들어가지 않는다. 골반근육 수축운동은 방귀를 참는 생각으로 항문을 위로 당겨 올려서 조여주며 이때 1에서 5까지 천천히 세고 나서 힘을 풀어준다. 한번 할 때에 15회 반복하여 하루에 3번 반복한다. 아침에는 누워서, 낮에 선 선 자세에서, 저녁에는 앉은 자세에서 한다.

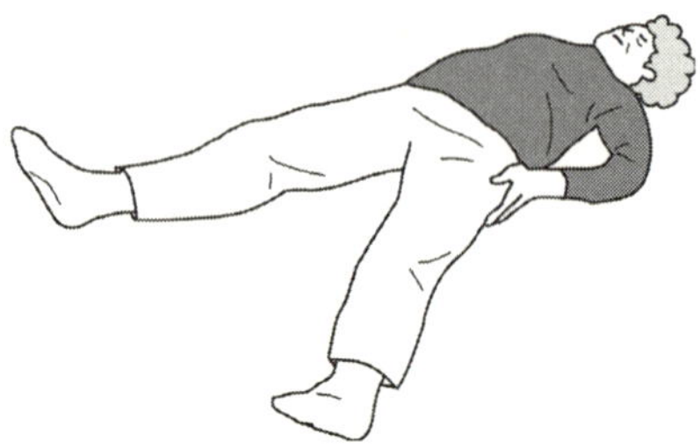	양쪽 다리를 어깨 넓이만큼 벌린 채로 똑바로 바닥에 누워서 아랫배와 엉덩이의 근육은 편안하게 이완시킨 상태로 5초간 골반근육을 수축한다.
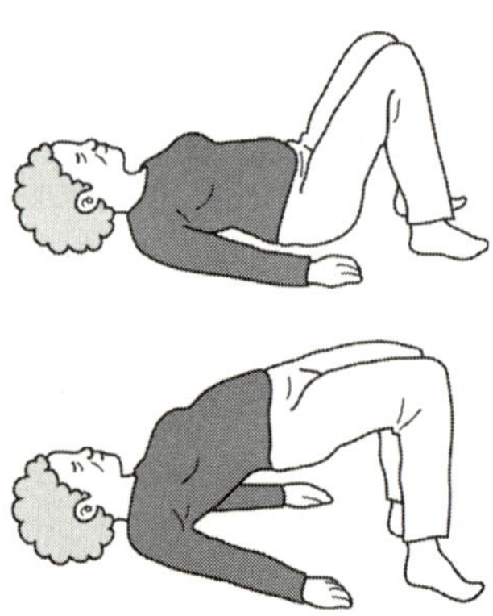	똑바로 바닥에 누워 무릎을 구부린 상태에서 숨을 들이마시며 엉덩이를 서서히 들면서 골반수축을 5초간 한다. 이어 어깨, 등, 엉덩이 순서로 바닥에 내리면서 힘을 뺀다.
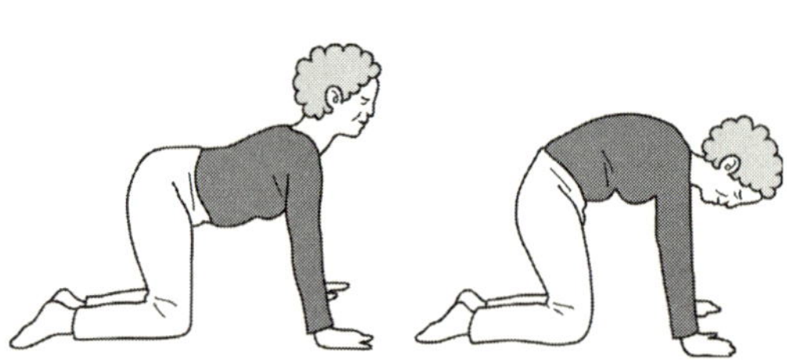	양 무릎과 손바닥을 바닥에 댄 후 숨을 들이 마시면서 등을 동그랗게 하고 5초간 골반근육을 수축한다. 이어 숨을 내쉬면서 원 상태로 돌아간다.

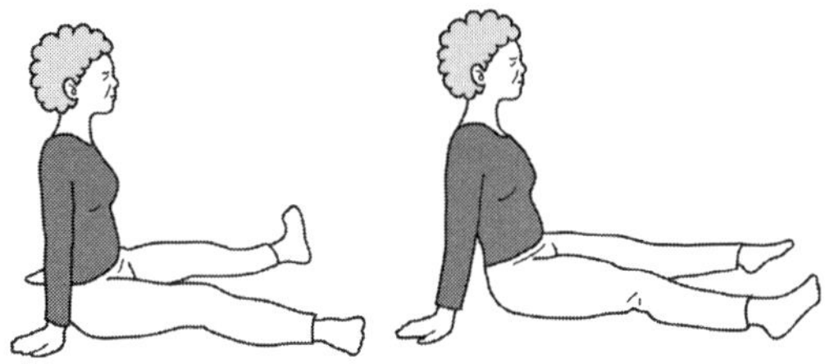	엉덩이를 깔고 앉은 상태에서 양 발끝이 바깥으로 향한 상태에서 골반근육을 5초 동안 수축하면서 양 발끝을 안쪽으로 향하게 한다.
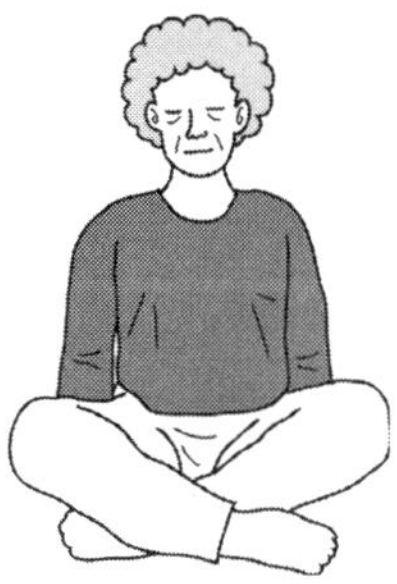	다리를 가부좌하고 앉은 자세에서 골반, 항문, 질을 서서히 조여준다.
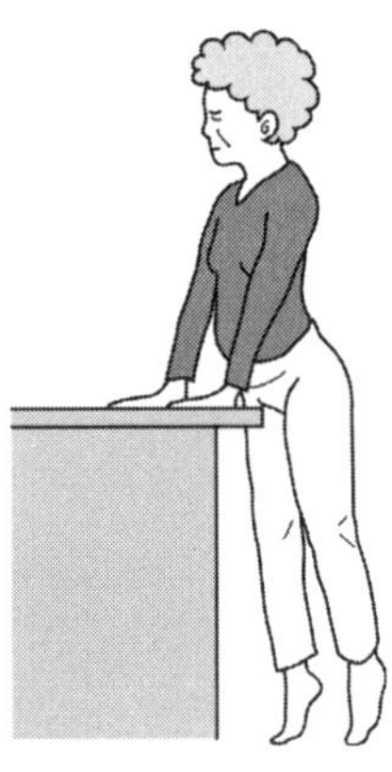	선채로 양 발꿈치를 붙이고 의자나 탁자를 이용해서 몸의 균형을 잡는다. 이 상태에서 양발뒤꿈치를 들면서 운동을 한다.

〈그림 5-44〉 골반 운동

10. 허리 통증

요통은 척추 자체의 문제에 의한 경우도 있고 신체의 다른 부분의 문제에 의해서도 발생할 수 있다.

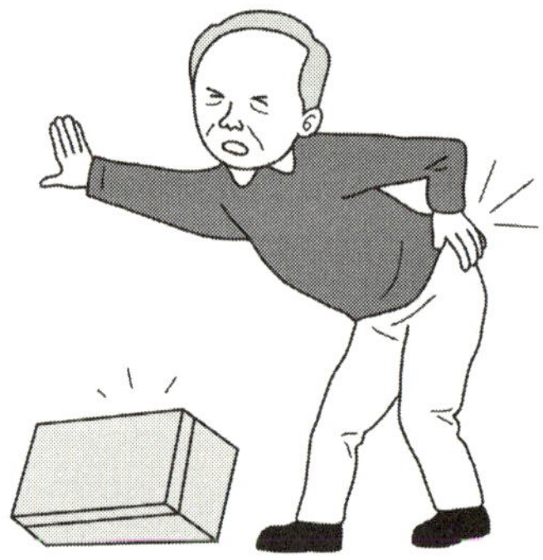

〈그림 5-45〉 허리 통증

1) 허리 통증을 유발하는 질환

(1) 긴장된 자세

구부정한 자세는 요추의 정상적인 곡선을 사라지게 하여 편평한 허리가 되게 한다. 오래 서 있으면 허리가 뒤로 젖혀지는 상태가 되어 허리 뒤쪽으로 통증이 유발된다.

(2) 근력의 불균형

허리와 복부근육의 불균형은 허리의 통증을 유발시킨다.

(3) 근육경련(좌상이나 염좌)

주로 운동부족으로 허리 근력이 약하거나 피로가 지나칠 때 또는 갑작스럽게 무거운 부하를 감당하지 못할 때 발생한다. 이것은 척추에 가해지는 과도한 힘에 의해 불안정한 힘의 균형을 유지하려고 척추를 지지하는 인대와 근육이 늘어나거나 파열되어 생긴다.

(4) 골다공증에 의한 척추 손상

노화현상과 신체활동의 부족은 인체 내 뼈를 생성하는 반응이 느려져서 뼈의 무게를 정상적으로 유지하지 못하게 된다. 이러한 골다공증의 경우 척추는 다른 뼈와는 달리 부러지기보다는 눌려서 찌그러지는 경우가 많이 있다. 이럴 경우 통증은 곧바로 일어나지 않고 몇 시간이 경과한 후에 심하게 나타나게 된다.

(5) 디스크 탈출증

디스크 탈출증은 척추뼈 사이에 있는 디스크가 뒤로 튀어나와 신경을 압박하는 질환이다. 디스크가 튀어나오는 원인은 나이가 들수록 디스크는 탄력이 떨어지는 퇴행성 변화가 심해지는데 여기에 무거운 물건 들기나 추락 사고와 같은 심한 충격이 가해지면 갑작스럽게 디스크가 터질 수 있다. 디스크 탈출증은 움직이지 않고 가만히 있어도 계속 아프고 저린 증상이 나타나며 허리를 앞으로 숙일 때 증상이 심해진다.

(6) 척추관 협착증

척추뼈 관절을 연결하는 황색인대가 앞으로 자라나서 신경을 압박하는 질환이다. 대부분의 척추관 협착증 환자가 50대 이후 연령층임을 감안할 때 노화에 의한 척추의 퇴행성 변화가 주된 원인으로 생각된다. 척추관 협착증은 오래 걸을 때 증상이 나타나기 시작하며 허리를 뒤로 젖힐 때 증상이 심해진다.

2) 허리 운동

운동은 통증이 없는 범위에서 시행하며 처음에는 약하게, 나중에는 강하게 시행한다. 하루에 1~2회, 한 번에 3~6회 반복 시행한다.

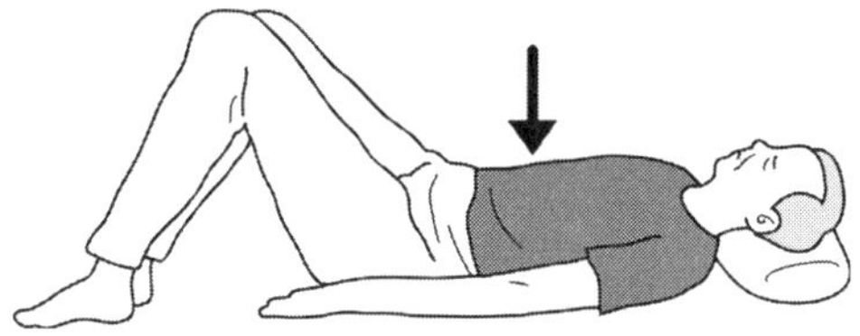	양무릎을 세우고 엉덩이를 붙인 상태에서 복부에 힘을 주어 약 10초간 허리가 바닥에 닿도록 한다(수회반복).
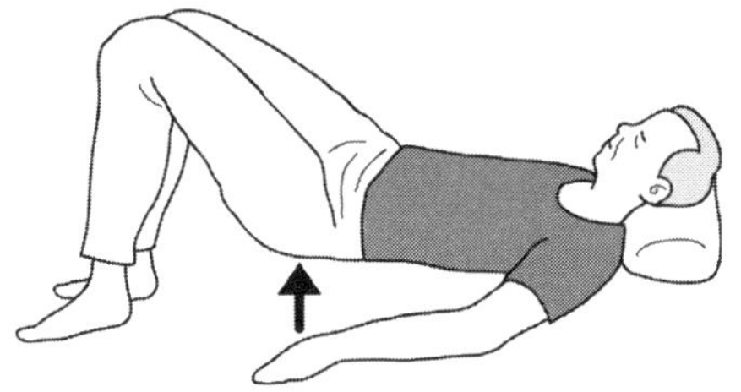	허리를 바닥에 붙인 상태에서 양무릎을 세우고 엉덩이를 든다.

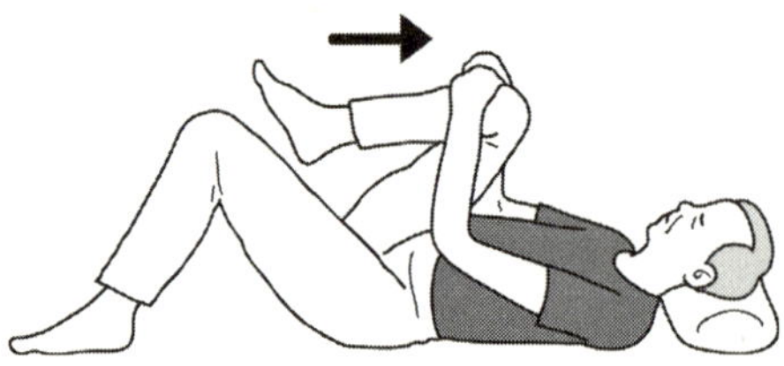	양무릎을 세운 상태에서 한쪽다리를 손으로 감싸서 가슴까지 당겨준다.
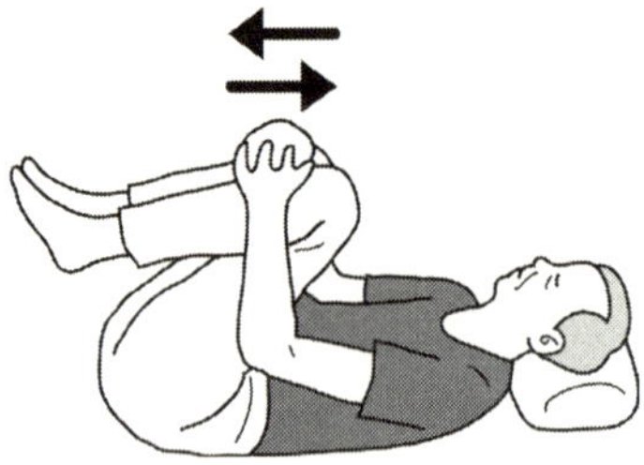	양손으로 무릎을 감싸서 가슴으로 끌어 당겼다가 펴는 동작을 반복한다.
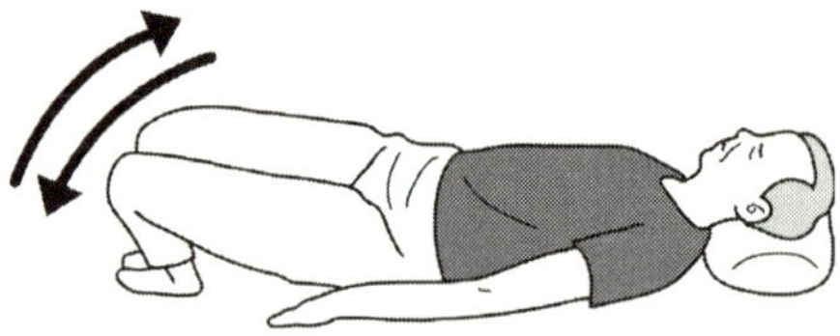	허리를 고정시킨 상태에서 양무릎을 일정한 속도로 좌우로 돌린다.
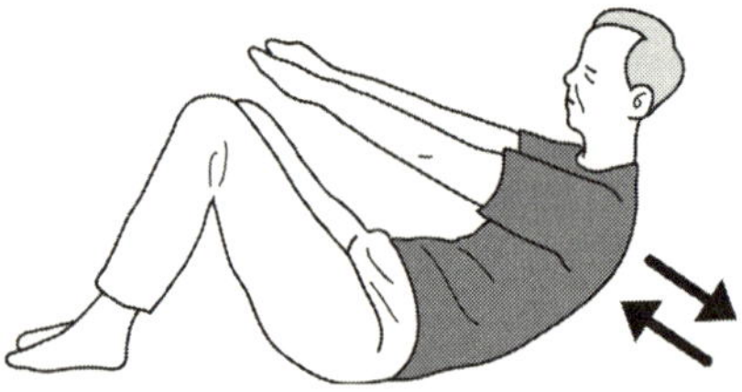	양무릎을 세운 상태에서 양팔을 앞으로 뻗고 윗몸을 일으켰다가 뒤로 눕는다.

〈그림 5-46〉 허리 운동

생각해보기

위의 운동 후에 느낌은 어떠한지 이야기해 봅시다.

제 5 장 낙상예방 운동 프로그램

1. 낙상예방 운동 프로그램의 중요성

낙상예방 운동 프로그램은 낙상을 유발시킬 수 있는 근력 저하, 유연성 감소, 균형상실 등, 낙상방지 관련 체력을 증진시켜 낙상을 사전에 예방하고, 재낙상을 방지할 수 있으며, 나아가 노인의 삶의 질을 향상시키는데 기여한다.

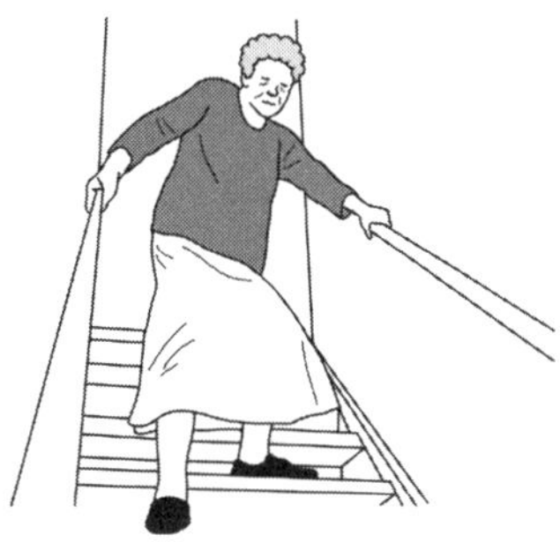

〈그림 5-47〉 낙상예방

생각해보기

노인들은 어디에서 넘어지기 쉬운지 생각해 봅시다.

- 주방
- 욕실
- 거실

2. 낙상예방 운동 프로그램

다음은 '미국 노화연구소가 권장하는 운동'의 일부 내용으로 노인들에게 도움이 되는 운동법을 소개한다.

운동 실천 시 주의사항

① 피곤하거나 신체 상태가 나쁠 때는 운동을 하지 않는다.
② 운동 중에 힘든 경우 운동을 멈추고 휴식을 취한다.
③ 운동 1시간 전이나 운동 중에 물을 섭취하도록 한다.
④ 식사는 운동 후 2시간 이후부터 하도록 한다.
⑤ 간편한 복장을 착용하도록 한다.
⑥ 운동 시 발을 보호하기 위해 양말 또는 신발을 신도록 한다.
⑦ 복용하는 약물이 있는 경우 의사와 상의 하에 운동을 한다.

1) 근력 운동

몸의 큰 근육을 일주일에 두 번씩 운동시킨다. 처음 1주일은 0.5 내지 1Kg의 가벼운 것으로 시작하고 서서히 무게를 올린다. 한번에 8-15회 정도 반복하고 몇 분 쉰 후에 다시 반복한다. 3초에 걸쳐 아령을 들거나 기구를 움직이고 1초간 정지한 후 다시 3초에 걸쳐 원상태로 돌아온다. 이렇게 운동했을 때 약간 힘이 들 정도면 적당하다. 절대 무리하면 안되며, 근력 운동이 끝난 후에는 반드시 스트레칭 운동으로 몸을 풀어주어야 한다.

(1) 근력 운동 1

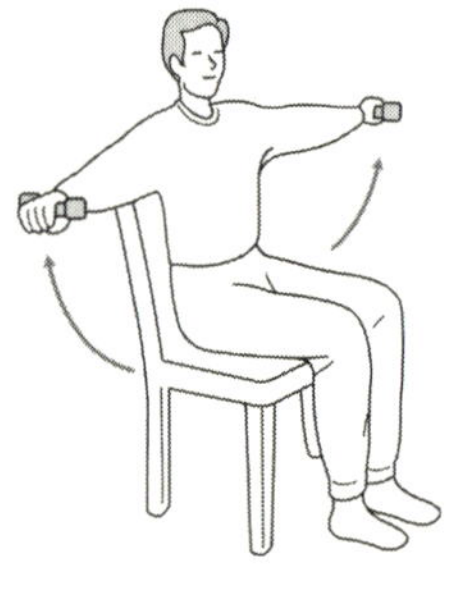

〈그림 5-48〉 팔 들기

① 팔걸이 없는 의자 등받이에 등을 대고 앉는다.
② 손바닥이 아래를 향하도록 아령을 잡는다.
③ 양손을 어깨 높이까지 올린다.
④ 1초간 유지한다.
⑤ 천천히 팔을 내린다.
⑥ 8-15회 반복한다.
⑦ 휴식 후 다시 8-15회 반복한다.

(2) 근력 운동 2

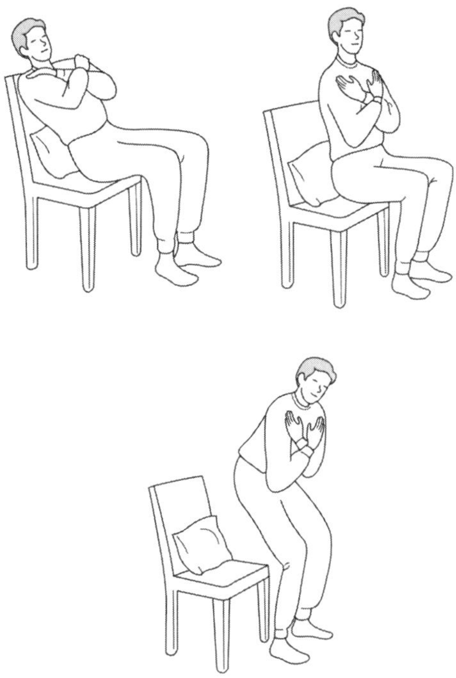

〈그림 5-49〉 의자에서 일어나기

① 의자에 베개를 놓는다.
② 의자 앞쪽으로 앉아, 무릎을 구부리고, 발을 가지런히 한다.
③ 의자 뒤에 반쯤 기대어 있는다.
④ 운동하는 동안 등과 어깨를 곧게 유지하도록 한다.
⑤ 가능하면 손을 사용하지 않으며, 천천히 바로 앉는다.
⑥ 가능하면 손을 사용하지 않으며, 천천히 일어난다.
⑦ 다시 천천히 앉는다.
⑧ 8-15회 반복한다.
⑨ 휴식 후 다시 8-15회 반복한다.

(3) 근력 운동 3

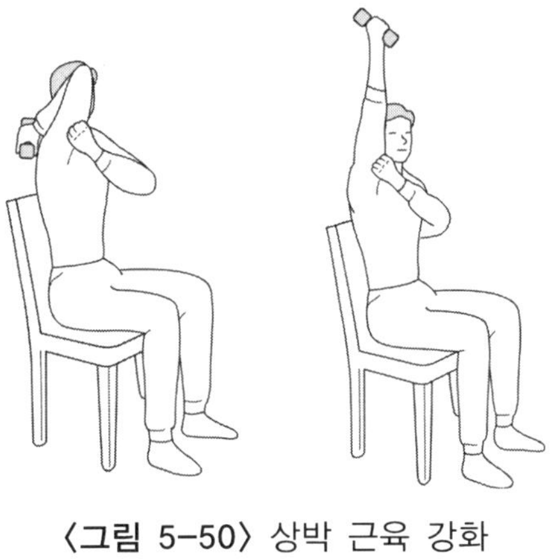

〈그림 5-50〉 상박 근육 강화

① 팔걸이가 없는 의자 등받이에 등을 대고 앉는다.
② 발을 가지런히 한다.
③ 손바닥을 몸쪽으로 하여 아령을 잡는다.
④ 가슴쪽으로 아령을 구부린다(들면서 어깨쪽으로 손바닥을 돌린다).
⑤ 1초간 유지한다.
⑥ 다른 쪽 팔로 반복한다.
⑦ 각각의 팔을 번갈아서 8-15회 반복한다.
⑧ 휴식 후 다시 8-15회 반복한다.

(4) 근력 운동 4

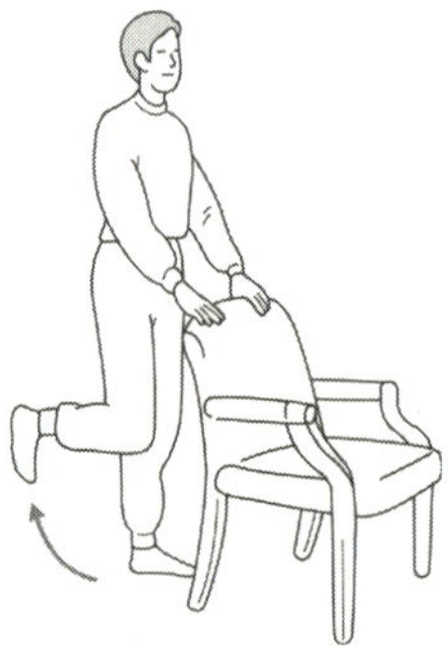 〈그림 5-51〉 무릎 구부리기 운동	① 균형유지를 위해 의자 또는 테이블 등을 잡고 선다. ② 천천히 무릎을 최대한 구부린다. ③ 1초간 유지한다. ④ 천천히 무릎을 내린다. ⑤ 다른 쪽 다리를 반복한다. ⑥ 각각 다리에 8-15회씩 반복한다. ⑦ 휴식 후 8-15회씩 반복한다.

(5) 근력 운동 5

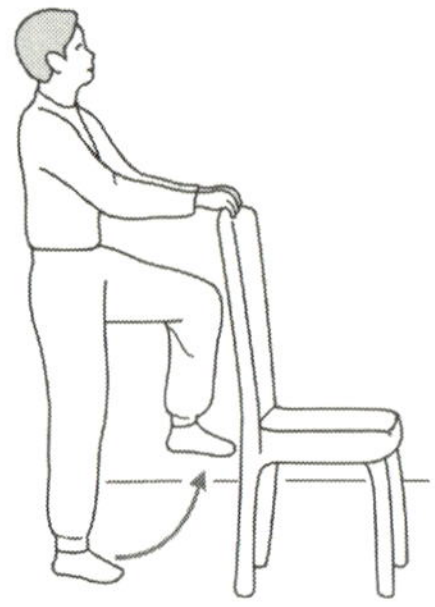 〈그림 5-52〉 허벅지 구부리기 운동	① 균형유지를 위해 의자 또는 테이블 등을 잡고 선다. ② 가슴쪽으로 무릎을 구부린다. ③ 1초간 유지한다. ④ 무릎을 내린다. ⑤ 다른쪽 다리를 반복한다. ⑥ 각각 다리에 8-15회씩 반복한다. ⑦ 휴식 후 8-15회씩 반복한다.

(6) 근력 운동 6

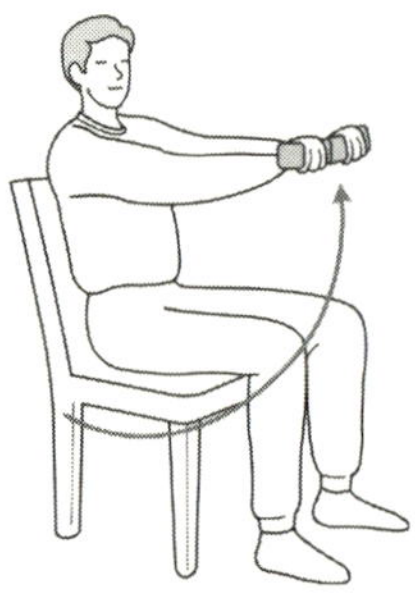 〈그림 5-53〉 어깨 운동	① 팔걸이가 없는 의자 등받이에 등을 대고 앉는다. ② 발을 가지런히 한다. ③ 아령을 양손에 잡고, 손바닥을 몸쪽으로 향한다. ④ 천천히 몸 앞쪽으로 팔을 어깨높이까지 올린다. ⑤ 올리면서 손바닥이 위쪽을 향하도록 손목을 돌린다. ⑥ 1초간 유지한다. ⑦ 천천히 팔을 내린다. ⑧ 8-15회씩 반복한다. ⑨ 휴식 후 8-15회씩 반복한다.

(7) 근력 운동 7

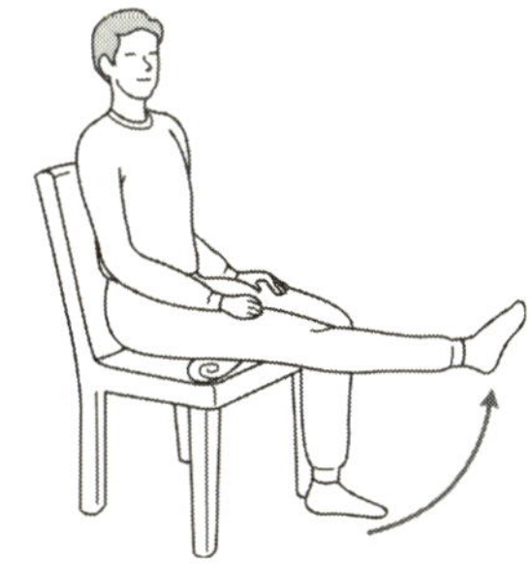

〈그림 5-54〉 무릎 펴기 운동

① 의자에 편한 자세로 앉고, 필요시에 수건을 말아서 무릎 밑 부분에 놓는다.
② 천천히 무릎을 펴서 다리를 최대한 곧게 뻗는다.
③ 발가락이 머리쪽을 향하도록 발을 구부린다.
④ 1-2초간 유지한다.
⑤ 천천히 다리를 내린다.
⑥ 다른 쪽 다리를 반복한다.
⑦ 각각 다리에 8-15회씩 반복한다.
⑧ 휴식 후 8-15회씩 반복한다.

(8) 근력 운동 8

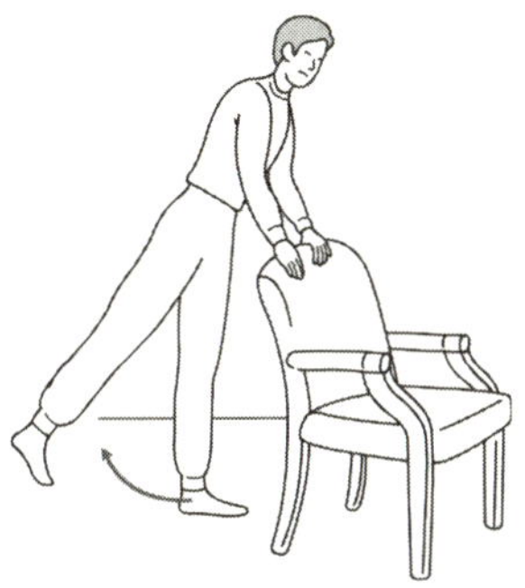

〈그림 5-55〉 다리 뒤로 올리기 운동

① 의자 또는 테이블에서 30-40cm 떨어져서 선다.
② 몸을 약 45도 가량 앞으로 구부린다.
③ 천천히 다리를 구부리지 않으며, 뒤로 곧게 든다.
④ 1-2초간 유지한다.
⑤ 천천히 다리를 내린다.
⑥ 다른 쪽 다리를 반복한다.
⑦ 각각 다리에 8-15회씩 반복한다.
⑧ 휴식 후 8-15회씩 반복한다.

(9) 근력 운동 9

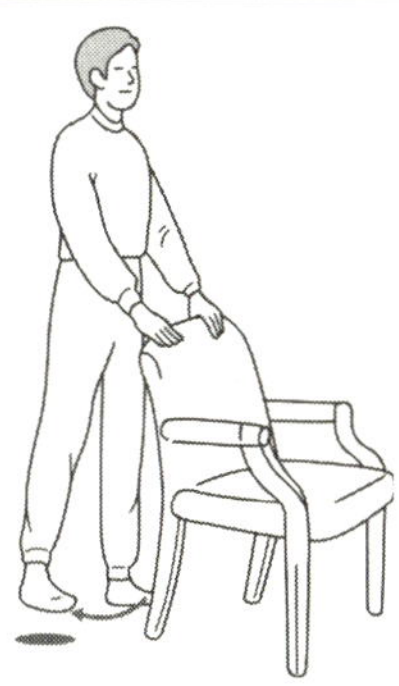

〈그림 5-56〉 다리 옆으로 벌리기 운동

① 의자 또는 테이블을 잡고 선다.
② 천천히 다리를 구부리지 않으며, 옆으로 약30cm 정도 곧게 든다(이때, 발가락이 밖으로 향하지 않고 앞을 향하도록 한다).
③ 1-2초간 유지한다.
④ 천천히 다리를 내린다.
⑤ 다른 쪽 다리를 반복한다.
⑥ 각각 다리에 8-15회씩 반복한다.
⑦ 휴식 후 8-15회씩 반복한다.

2) 균형 운동

(1) 균형 운동 1

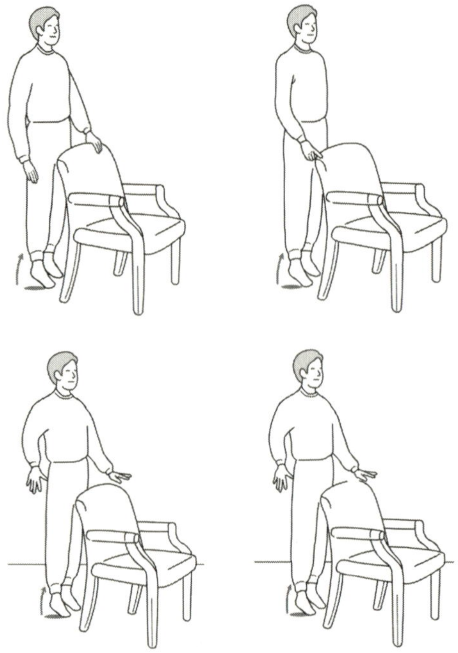

〈그림 5-57〉 발 뒤꿈치 들기

① 의자를 두손으로 잡고 시행한다.
② 의자를 한손으로 잡고 시행한다.
③ 의자를 한 손가락으로 잡고 시행한다.
④ 의자를 잡지 않고 시행한다.
⑤ 눈감고 시행한다.

(2) 균형 운동 2

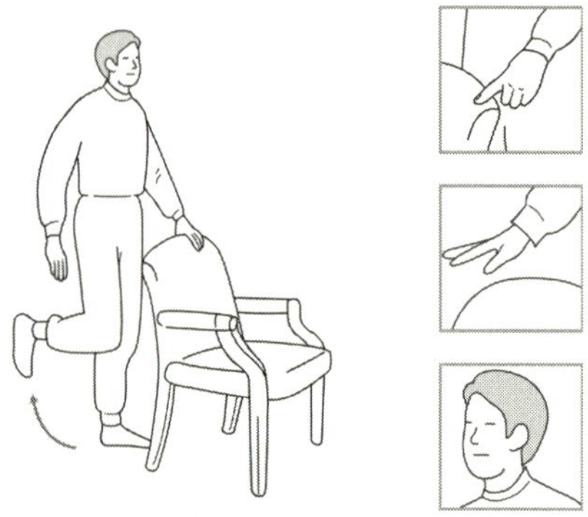

〈그림 5-58〉 무릎 굽히기

① 의자를 두손으로 잡고 시행한다.
② 의자를 한손으로 잡고 시행한다.
③ 의자를 한 손가락으로 잡고 시행한다.
④ 의자를 잡지 않고 시행한다.
⑤ 눈감고 시행한다.

(3) 균형 운동 3

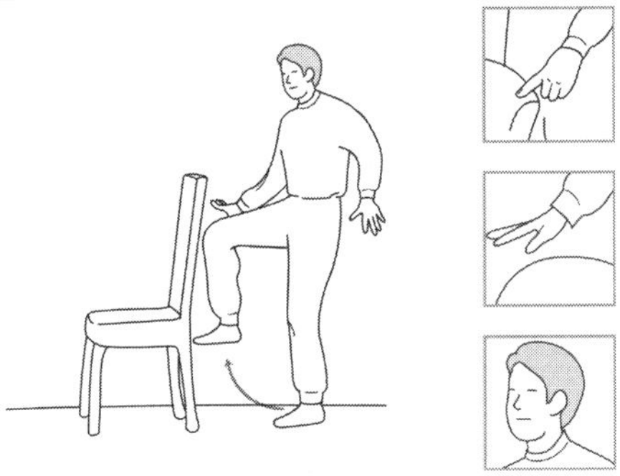

〈그림 5-59〉 엉덩이 구부리기

① 의자를 두손으로 잡고 시행한다.
② 의자를 한손으로 잡고 시행한다.
③ 의자를 한 손가락으로 잡고 시행한다.
④ 의자를 잡지 않고 시행한다.
⑤ 눈감고 시행한다.

(4) 균형 운동 4

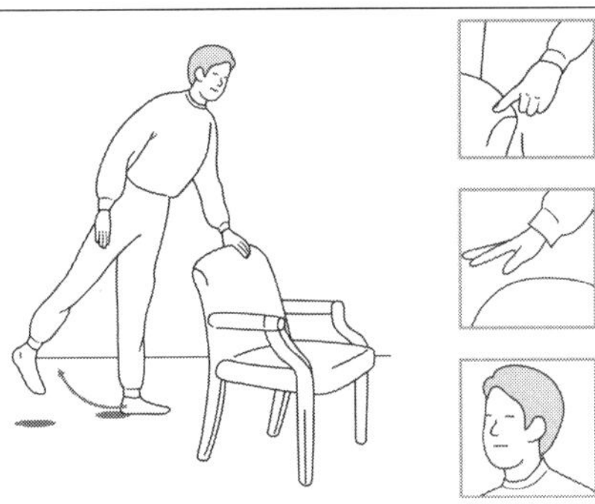

〈그림 5-60〉 엉덩이 펴기

① 의자를 두손으로 잡고 시행한다.
② 의자를 한손으로 잡고 시행한다.
③ 의자를 한 손가락으로 잡고 시행한다.
④ 의자를 잡지 않고 시행한다.
⑤ 눈감고 시행한다.

(5) 균형 운동 5

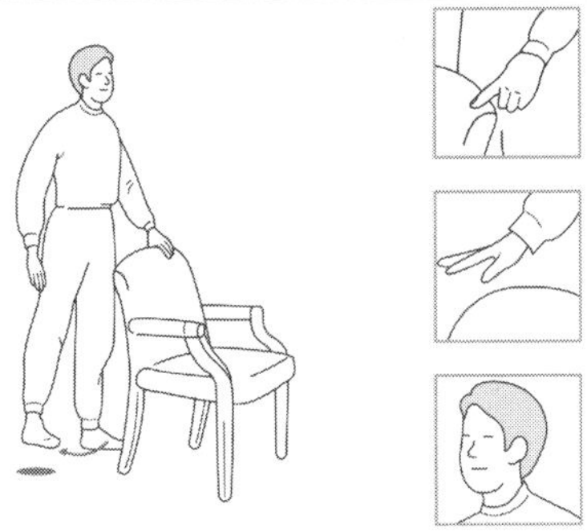

〈그림 5-61〉 엉덩이 옆으로 벌리기

① 의자를 두손으로 잡고 시행한다.
② 의자를 한손으로 잡고 시행한다.
③ 의자를 한 손가락으로 잡고 시행한다.
④ 의자를 잡지 않고 시행한다.
⑤ 눈감고 시행한다.

(6) 균형 운동 6

<table>
<tr>
<td>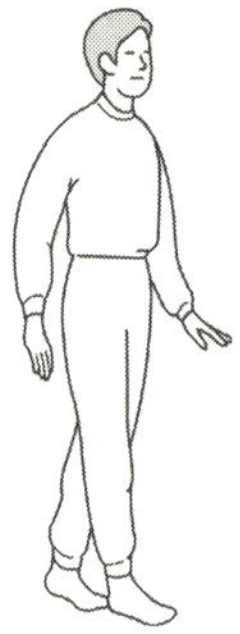
〈그림 5-62〉 발꿈치-발끝 대고 걷기</td>
<td>언제 어디서나 균형잡기 운동을 실시한다.
(예시)
· 일직선으로 걷는다(발가락 앞에 뒤꿈치를 거의 붙을 정도로 걷는다).
· 한발로 서 있는다(마트 계산대에서 줄을 서있거나, 버스를 기다리면서 할 수 있다).
· 손을 쓰지 않고 앉고, 일어선다.</td>
</tr>
</table>

3) 유연성 운동

근력 및 지구력 강화훈련 후에는 반드시 유연성 강화훈련을 실시한다. 통증이 없는 상태에서 원하는 위치로 몸을 뻗은 후 10-30초 정지하고 원 상태로 이완한다. 이렇게 각각의 운동을 3-5회 반복한다. 만약 유연성 훈련만 실시할 수 있는 사람이라면 하루 20분씩 일주일에 3회 이상 실시한다.

(1) 유연성 운동 1

<table>
<tr>
<td>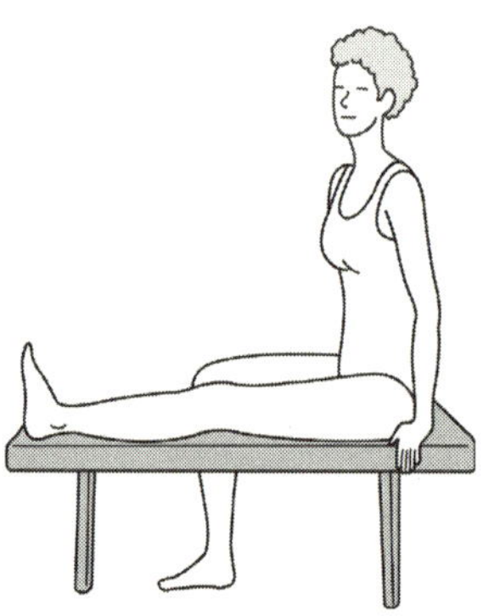
〈그림 5-63〉 허벅지 뒷근육</td>
<td>① 벤치에 한쪽 다리를 뻗고 앉고, 다른 쪽 다리는 내려놓는다.
② 등을 쭉 편다.
③ 이때 허벅지 뒷부분에 스트레칭 되는 느낌이 있으면 10-30초간 유지한다.
④ 스트레칭 되는 느낌이 없으면, 힙 관절 부분을 앞으로 숙여서 스트레칭 되는 각도를 유지한다. 이때 허리 및 등과 어깨 등은 곧게 핀다.
⑤ 고관절 수술을 시행한 사람은 의사의 지시가 없을 시 생략한다.
⑥ 10-30초간 유지한다.
⑦ 다른 쪽 다리도 시행한다.
⑧ 각각의 다리를 3-5회 시행한다.</td>
</tr>
</table>

(1) 유연성운동 1-1

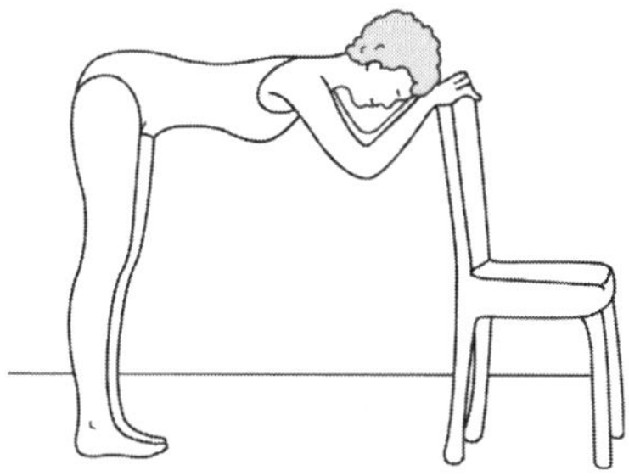

〈그림 5-64〉 허벅지 뒷근육

① 의자 뒤에 서서 양손으로 의자를 잡는다.
② 엉덩관절 부분을 앞으로 숙여서 스트레칭 되면 그 각도를 유지한다. 이때 허리 및 등과 어깨 등은 곧게 편다.
③ 10-30초간 유지한다.
④ 3-5회 시행한다.

(2) 유연성 운동 2

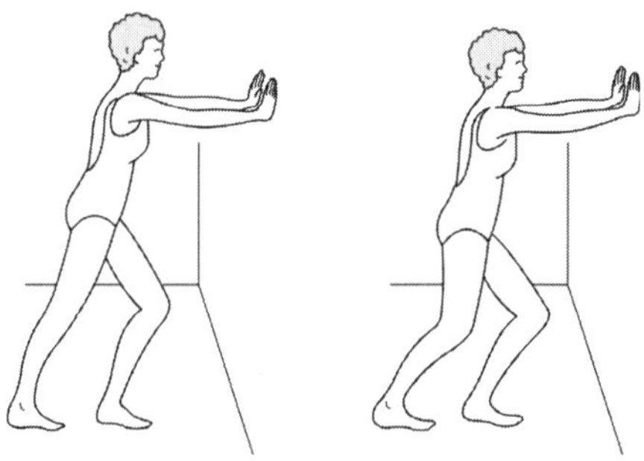

〈그림 5-65〉 종아리 근육

① 양팔을 쭉 펴서 벽을 양손으로 집고 선다.
② 한쪽 무릎을 살짝 구부리고, 반대편 발을 약간 뒤로 하여 쭉 편다.
③ 이때 종아리 뒤쪽에 스트레칭이 되는 느낌이 들 때까지 발을 뒤로 뺀다.
④ 10-30초간 유지한다.
⑤ 폈던 다리를 구부리고 10-30초간 유지한다.
⑥ 반대편 다리를 시행한다.
⑦ 각각 다리마다 3-5회 시행한다.

(3) 유연성 운동 3

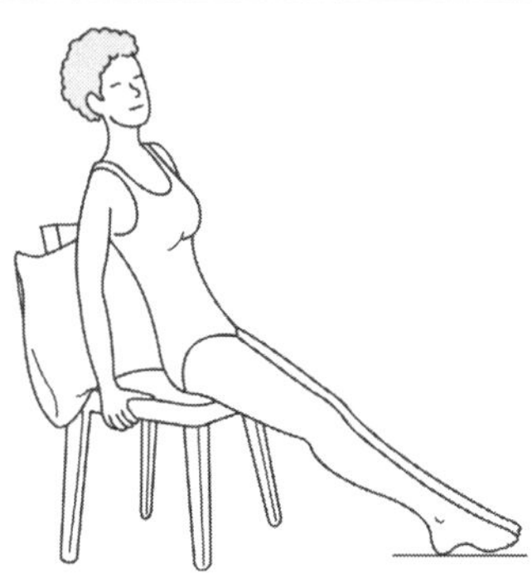

〈그림 5-66〉 발목

① 신발을 벗은 채로 의자 끝에 앉는다.
② 베게 등을 의자 등에 놓고 기댄다.
③ 다리를 쭉 펴고, 발 뒤꿈치가 바닥에 닿은 상태로 발가락을 최대한 위로 향하도록 한다.
④ 발가락을 최대한 아래로 향하도록 한다.
⑤ 1초간 유지한다.
⑥ 3-5회 시행한다.

(4) 유연성 운동 4

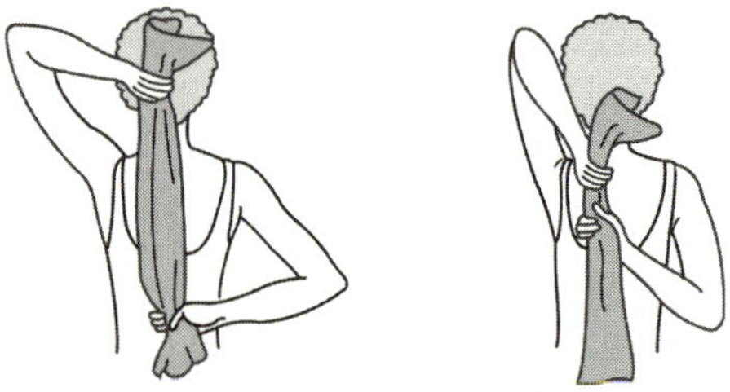 〈그림 5-67〉 상박근육	① 한쪽 손으로 수건을 잡는다. ② 손을 올려 수건을 등 뒤로 내린다. ③ 반대편 손으로 수건을 잡는다. ④ 수건 잡은 손의 간격을 점차 좁힌다. ⑤ 자세를 반대로 한다. ⑥ 3-5회 반복한다.

(5) 유연성 운동 5

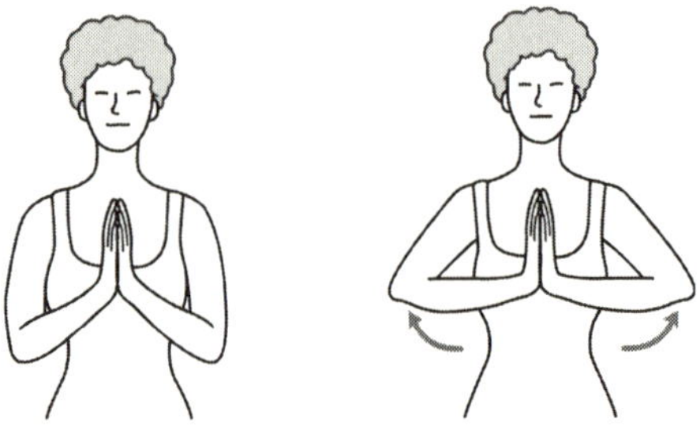 〈그림 5-68〉 손목	① 손을 마주하여 기도하는 모양을 만든다. ② 양쪽 팔꿈치를 천천히 올린다. ③ 10-30초간 유지한다. ④ 3-5회 반복한다.

(6) 유연성 운동 6

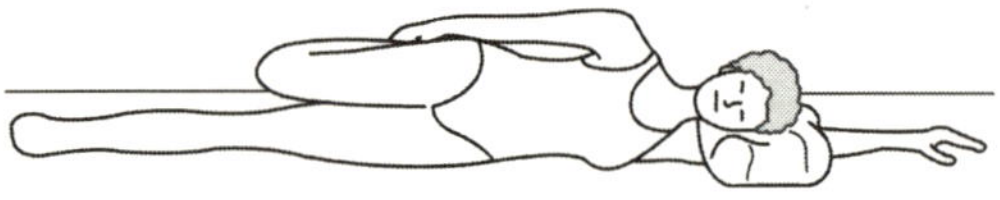 〈그림 5-69〉 허벅지 앞근육	① 바닥에 옆으로 누워서 엉덩이가 똑바로 서 있도록 한다. ② 베게 또는 팔을 베고 무릎을 뒤로 굽혀서 손으로 발을 잡는다. ③ 발을 잡지 못할 때 발에 줄을 묶어 잡는다. ④ 부드럽게 허벅지 앞쪽근육이 스트레칭 될 때까지 발을 당긴다. ⑤ 10-30초간 유지한다. ⑥ 반대편 다리에도 반복한다. ⑦ 각각 3-5회 반복한다.

(7) 유연성 운동 7

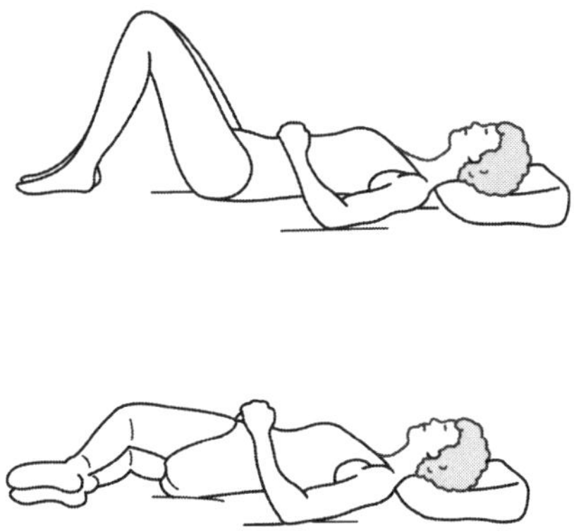

〈그림 5-70〉 양쪽 엉덩이 돌리기

① 양쪽 무릎을 구부리고, 양쪽 발을 바닥에 붙이고 바닥에 눕는다.
② 양쪽 어깨는 항상 바닥에 붙어 있도록 한다.
③ 양쪽 무릎을 구부린 상태로 부드럽게 한쪽 방향으로 넘긴다.
④ 10-30초간 유지한다.
⑤ 다리를 원래대로 올린다.
⑥ 반대편 방향으로 반복한다.
⑦ 각각의 방향으로 3-5회 반복한다.
(고관절 수술을 시행한 사람은 의사의 지시를 따른다.)

(8) 유연성 운동 8

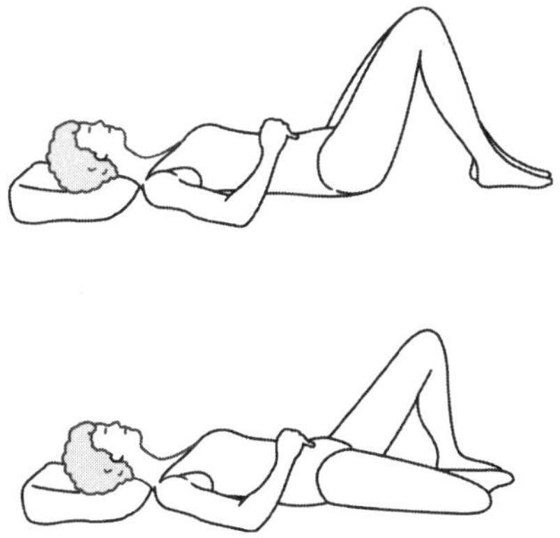

〈그림 5-71〉 한쪽 엉덩이 돌리기

① 양쪽 무릎을 구부리고, 양쪽 발을 바닥에 붙이고 바닥에 눕는다.
② 양쪽 어깨는 항상 바닥에 붙어 있도록 한다.
③ 한쪽 다리는 그대로 유지한 상태로 반대쪽 다리를 한쪽으로 기울인다.
④ 10-30초간 유지한다.
⑤ 다리를 원래대로 올린다.
⑥ 반대편 방향으로 반복한다.
⑦ 각각의 방향으로 3-5회 반복한다.

(9) 유연성 운동 9

<table>
<tr><td>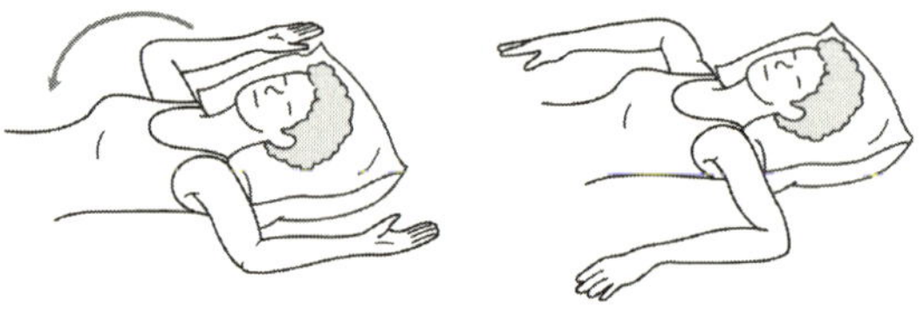
〈그림 5-72〉 어깨 회전</td><td>① 베개를 베고 반듯이 눕는다.
② 양팔을 바깥쪽으로 뻗고 팔꿈치를 구부려서 손끝이 천장을 향하도록 한다.
③ 스트레칭 되는 느낌이 들때까지 천천히 아래팔을 머리쪽으로 돌린다.
④ 10-30초간 유지한다.
⑤ 이때 어깨와 팔꿈치는 바닥에 닿아 있도록 하며, 통증이 느껴질 정도는 스트레칭 하지 않는다.
⑥ 다시 아래팔이 천장을 향하도록 돌리고 이어서 다리쪽으로 돌린다.
⑦ 다시 10-30초간 유지한다.
⑧ 3-5회 반복한다.</td></tr>
</table>

(10) 유연성 운동 10

<table>
<tr><td>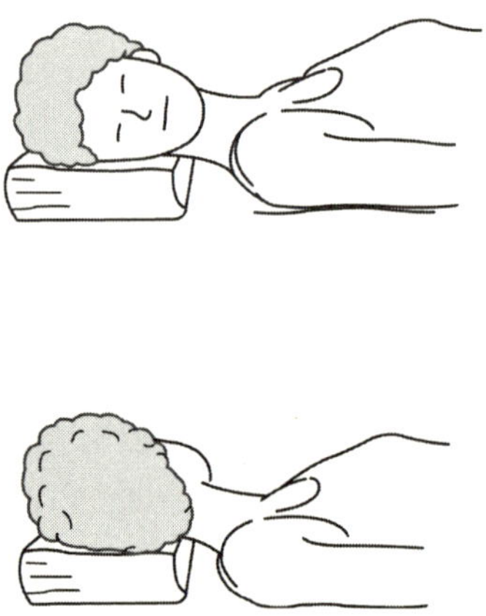
〈그림 5-73〉 목</td><td>① 두꺼운 책을 베고 눕는다.
② 한쪽으로 천천히 목을 돌린다.
③ 10-30초간 유지한다.
④ 반대쪽으로 목을 돌린다.
⑤ 10-30초간 유지한다.
⑥ 3-5회 반복한다.</td></tr>
</table>

제 6 부

일상생활활동

제 1 장 일상생활활동의 개념

1. 일상생활활동의 정의

우리는 하루하루를 살아가면서 셀 수 없는 많은 활동들을 수행하고 있다. 일상생활활동이라 함은 우리가 하루를 살아가는데 있어 필요한 모든 활동을 포함하고 있으며 이러한 활동을 일상생활활동이라 한다. 일상생활활동은 'Activities of Daily Living'이라는 용어를 사용하며 약어는 ADL이라 한다.

미국작업치료협회에서는 기본적 일상생활활동은 '개인생활을 지속하기 위해 매일 행하는 활동이나 과제'로 정의하였으며, 수단적 일상생활활동은 '가정과 지역사회 내에서의 생활을 지지하며 자조관리에 비해서는 복잡한 활동'이라고 정의하였다. 국제기능장애건강분류(ICF, 2001)에서는 활동(activity)을 '개인에 의한 일상행위 또는 임무이행'이라고 하였고 활동이라는 건강관련 구성요소의 영역에 이동성, 자조관리, 가정생활을 포함시켜 일상생활활동을 나타내었다.

2. 일상생활활동의 목적

일상생활활동은 인간이 살아가면서 하는 많은 활동들 중 공통된 것들이다. 이러한 활동들을 독립적으로 수행하는 것은 삶의 질을 향상시키고 삶에 동기를 부여하며 긍정적인 지지 역할을 하게 된다. 또한 사회구성원으로서의 역할을 수행함으로써 자존감을 높이고 인간의 궁극적 목표라 할 수 있는 자아실현을 이룰 수 있도록 한다. 이러한 일상생활활동을 독립적으로 수행할 수 없는 경우 다른 사람들의 도움을 많이 받게 되기 때문에 활동의 의존성이 높아지고 사회적 역할을 상실하게 된다. 이로 인해 심리적 방황을 겪고 자존감이 낮아지거나 개인의 가정생활이나 사회생활에도 큰 영향을 주게 된다.

따라서 일상생활활동을 독립적으로 수행할 수 있도록 노인의 생활환경 및 주변 여건을 정확하게 파악하고 평가 및 치료를 통해 노인들이 독립적으로 일상생활활동을 수행할 수 있도록 해야 한다.

3. 국제기능장애건강분류와 일상생활활동

국제기능・장애・건강분류(ICF)는 세계보건기구(WHO)에서 제시한 건강과 건강관련 구성요소들을 정의하고 분류하여 표준화시킨 개념이다. ICF에서는 단지 심신 기능의 장애에 의해 일상생활이 방해되어 사회생활로의 적응이 저해되는 것이 아니라, 건강한 생활을 방해하는 요소에 다양한 인자가 서로 관련되는 것에 주목하고 있다. ICF는 기본적 일상생활활동은 이동(보행과 이동)과 자기관리(self-care)로 구분하고 있으며 수단적 일상생활활동은 이동(운송수단을 이용한 이동)과 가정생활로 구분하고 있다.

제2장 일상생활활동의 분류

일상생활활동은 자기관리나 단순한 활동들을 포함하고 있는 기본적 일상생활활동(Basic Activities of Daily Living, BADL)과 도구를 사용하는 복잡한 활동들과 사회에서의 상호작용들이 포함되는 수단적 일상생활활동(Instrumental Activities of Daily Living, IADL)으로 구분할 수 있다.

1. 기본적 일상생활활동

1) 목욕하기와 샤워하기

몸을 깨끗이 하기위해 하는 활동이다. 예) 비누칠하기, 물로 헹구기, 머리 말리기, 몸 닦기 등

2) 대소변 관리

본인이 스스로 대소변을 조절하고 관리하는 활동으로 대장 및 방광괄약근의 조절과 관련 물품들을 사용하는 활동을 포함한다. 예) 스스로 조절할 수 있는 능력, 조절을 위한 도구나 기구사용(관장약, 마사지기 등)

3) 옷 입고 벗기

옷을 입고 벗는 활동이다. 예) 옷 꺼내기, 연속적인 옷 입기와 벗기, 신발 신기, 벨트나 지퍼 하기, 시간과 장소 및 상황에 맞는 옷 입기 등

4) 먹기

입에 음식물을 넣고 씹고 삼키는 활동이다. 예) 음식 물기, 음식 머금고 있기, 음식물 씹기, 음식물 덩어리 만들기, 음식 삼키기 등

5) 식사하기

음식물 혹은 음료수를 입으로 가져가는 활동이다. 예) 음식 뜨기, 음식 입으로 가져가기 등

6) 기능적 이동

자세의 변화나 공간에서 공간으로의 이동을 위한 활동이다. 예) 침대와 휠체어 사이의 이동, 의자와 바닥 사이의 이동, 휠체어와 바닥 사이의 이동, 휠체어 사이의 이동, 화장실, 욕조, 자동차로의 이동 등

7) 개인용품 관리

자기관리를 위해서 다양한 용품들을 사용하고 관리하는 활동이다. 예) 렌즈, 안경, 보조도구, 피임용품 등을 사용하고 세척하고 관리하기 등

8) 개인위생과 몸단장

몸을 깨끗이 하고 옷매무새를 단정하게 하는 활동이다. 예) 화장품 사용, 빗질하기, 손발톱 손질하기, 구강위생, 칫솔사용, 치실사용, 틀니 관리, 체모 관리, 머리 다듬기 등

9) 성생활

성과 관련된 활동이다. 예) 성행위, 스킨십, 관련용품의 사용 등

10) 화장실 위생

대소변 혹은 월경 시에 필요한 위생관리 및 용품을 사용하는 활동이다. 예) 자세유지, 씻기, 대소변 관련 도구 및 카테터 사용 및 관리 등

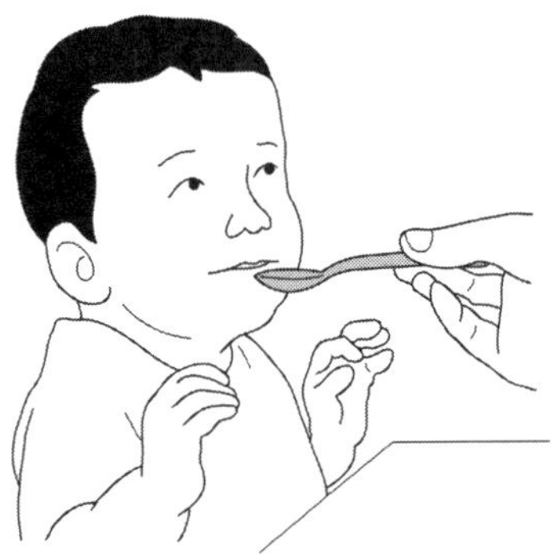

〈그림 6-1〉 기본적 일상생활활동

2. 수단적 일상생활활동

1) 다른 사람 돌보기

다른 사람의 안전과 생활을 위한 활동이다. 예) 다른 사람을 위한 영양관리, 위생관리 등을 계획하고 시행하기 등

2) 애완동물 돌보기

좋아하는 애완동물을 기르고 관리하는 활동이다. 예) 애완동물 영양이나 위생관리 및 감독 등

3) 아이 돌보기

아이를 정성으로 돌보고 성장할 수 있도록 도와주는 활동이다. 예) 신체적, 정신적, 심

리적 지지와 보호를 제공

4) 의사소통 관리

본인의 생각이나 의견을 다른 사람과 나누는 활동이다. 예) 필기도구, 전화, 의사소통 카드, 의사소통 보조도구의 사용 등

5) 지역사회 이동

지역사회 내의 서비스를 이용하기 위한 이동을 위한 활동이다. 예) 대중교통(택시, 버스, 지하철)의 이용, 자가용 이용 등

6) 재정관리

본인의 경제적 상황과 관련된 전반적인 활동이다. 예) 재정계획 수립과 시행, 저축하기, 투자하기 등

7) 건강관리와 유지

본인의 건강을 지키기 위해 요구되는 활동이다. 예) 헬스, 유산소신체활동, 영양관리 등

8) 가정 꾸리기 및 관리

가정을 유지하고 관리하기 위해서 필요한 활동이다. 예) 가사도구의 사용과 관리, 집안 청결 유지, 집의 외적인 관리 등

9) 식사 준비와 설거지

음식을 만들고 준비하고 마무리 하는 활동이다. 예) 식단 짜기, 음식 준비하기, 음식물 쓰레기 치우기, 설거지, 정리 등

10) 종교적 관습

신을 비롯한 상징적인 존재에 대한 믿음과 관련된 활동이다. 예) 제사지내기, 기도하기, 예배, 미사, 절에 가기 등

11) 안전과 응급상황 관리

위험한 상황을 인식하고 적절한 대처를 취하는 활동이다. 예) 구조대 부르기, 심폐소생술하기, 가스 관리하기, 위험상황을 판단하는 능력 등

12) 쇼핑

물건을 구매하기 위한 활동이다. 예) 쇼핑목록 만들기, 금액지불하기, 잔돈받기, 가계부 쓰기 등

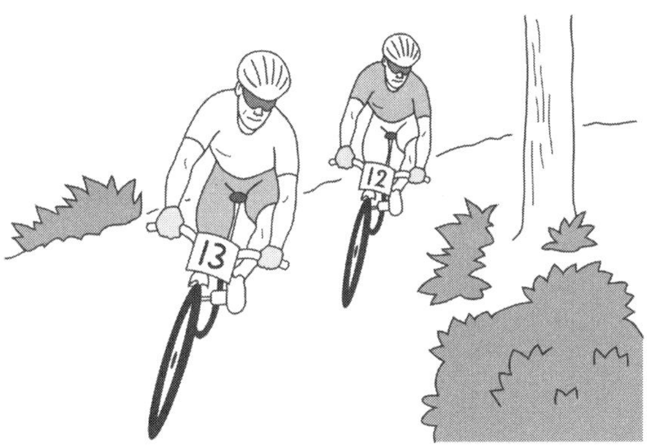

〈그림 6-2〉 수단적 일상생활활동

제 3 장 일상생활활동 훈련 시 고려사항

1. 신체적 기능

노인에 따라 가지고 있는 신체적 기능은 많이 차이가 난다. 손상정도에 따라 남아있는 신체적 기능이 다르고 노인 개개인의 기본적 능력에 따라서도 수행정도는 차이가 나게 되어 있다. 따라서 같은 일상생활활동을 훈련을 하더라도 시간과 강도에 있어서 적용하는 방법이 달라져야 할 것이다. 기본적으로 노인의 신체적 능력을 정확하게 판단하고 평가하여 노인에게 적절한 훈련방법을 선택해야 한다.

2. 지각과 인지기능

대부분의 뇌손상 노인들은 인지 및 지각기능의 손상을 동반하고 있다. 노인들의 경우 뇌손상 노인이 아니더라도 신체적 능력의 감소와 더불어 기본적인 인지 및 지각 기능의 손상을 가지고 있는 경우가 많다. 이러한 경우 일상생활활동을 배우는데 있어 어려움이 있는 경우가 많이 있다. 새로이 가르쳐야 할지 혹은 다른 수단을 동원하는 것이 맞는지 노인의 지각과 인지기능에 대한 정확한 평가가 선행되어야 한다.

3. 이동성

일상생활활동의 대부분은 기본적으로 이동성을 포함하고 있다. 물론 이동에 대한 개념 없이 앉은 자리에서 할 수 있는 활동도 있지만 노인들은 혼자서 살고 있는 경우가 많고 자존심 때문에 스스로 수행하려는 경향을 많이 가지고 있기 때문에 이동성을 고려해야 한다. 이동성에 제한이 있는 노인들의 경우 그것을 보상할 수 있는 대체수단을 제공해 주어야만 한다. 이동성에 대한 고려없이 무작정 일상생활활동을 훈련시켜서는 안 된다.

4. 문화적 배경

모든 노인들이 노인이 살아온 배경, 종교, 가치관이 똑같을 수는 없다. 같은 지역에서 수십 년을 살아온 가족이라고 하더라도 서로간의 가치관과 생각은 다를 수 있다. 하물며 다른 지역, 다른 나라에서 성장한 노인들은 기본적으로 가지고 있는 문화적 배경의 차이는 클 것이다. 수많은 일상생활활동들 중에 서로가 중요하게 생각하는 활동에는 차이가 있을 것이고 또한, 그 활동 자체가 의미하는 것이 노인마다 다를 수 있다. 때문에 노인이 가지고 있는 신체적, 심리적, 정신적 특성뿐만 아니라 문화적 배경요인 또한 중요한 고려사항 중 하나이다.

5. 환경

노인이 퇴원 후 사회에 복귀했을 때 부딪히는 환경이 가장 중요하다. 치료실에서 열심히 연습하고 할 수 있게 되었다고 하더라도 집에 돌아갔을 때 하지 못하는 경우는 허다하다. 이는 노인의 퇴원 후 환경을 고려하지 않았기 때문이다. 치료실 환경 내에서의 훈련도 중요하지만 노인이 실제적으로 삶을 살아가는 공간인 집, 사회, 직장의 환경이 가장 중요하다고 할 수 있다. 따라서 노인의 일상생활활동의 중재계획을 세우고 훈련을 할 때는 노인의 퇴원 후의 환경을 충분히 고려해야 한다.

6. 경제적 능력

일상생활활동을 스스로 수행하지 못하거나 신체적 제한으로 인해서 보조도구를 사용해야하는 경우가 있다. 이러한 경우 그 보조도구가 꼭 필요하다고 할지라도 그것을 노인이 구매하고 사용할 경제적 능력이 되지 않는 경우 의미가 없다. 또한 주택개조의 경우에도 노인에게 꼭 필요하고 편리할 수 있는 개조방법이라 하더라도 노인이 그것을 부담할 수 있는 능력이 되지 않는다면 노인에게 그 방법을 권유하는 것은 의미가 없다. 따라서 노인의 경제적 능력 범위 내에서 최대한의 만족을 이끌어내고 효율적인 보조도구 및 주택개조의 방법이 제시되어야 한다.

제 4 장 적절한 자세 만들어주기

1. 노인의 자세

적절한 자세를 만들어 주는 것은 노인의 기능을 유지시키고 몸의 변형이나 합병증을 방지하는데 매우 중요하다. 노인에게 가장 적절한 자세를 만들어 주기 위해 동료나 다른 전문가들과 적절한 협의를 거쳐야 한다. 또한 케어자는 노인들에게 적절한 자세를 만들어 주어야만 하는 책임이 있다. 노인의 자세는 노인의 안정적인 자세의 유지와 안정을 취해야 하는 경우 반드시 고려해야 한다. 노인의 편안함을 고려하여 세심하게 자세를 취하도록 해야 하지만 단지 편안하기만 한 자세는 노인의 연부조직의 구축을 발생시킬 수 있다는 것을 알아야 한다.

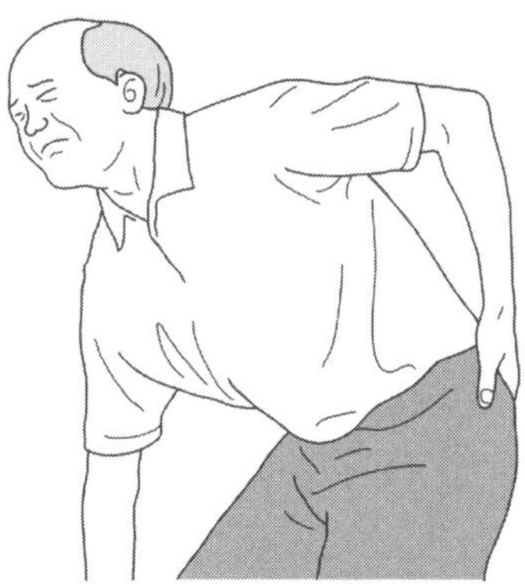

〈그림 6-3〉 노인의 자세 불안정

노인의 자세는 자주 바꾸어 줌으로써 구축을 예방할 수 있으며 피부와 피하조직, 순환계, 신경계, 림프계 또는 다른 구조들의 압박을 경감시킨다. 뼈 돌출부위를 덮고 있는 조직에 가장 많은 압박이 발생한다. 압박이 장기간 지속되면 혈류량이 감소하여 세포에 산소나 영양공급이 차단되고, 노폐물이 세포에 축적된다. 결국 모세혈관이 손상되어 무산소증 또는 저산소증을 일으켜 조직이 죽어 괴사가 생기면서 욕창이 된다.

〈표 6-1〉 적절한 자세 만들어주기의 목적

적절한 자세 만들어주기의 목적
1. 노인을 편안하게 하기 위함이다.
2. 욕창의 발생을 방지함으로써 피부계의 완전성을 유지하기 위함이다.
3. 변형을 방지함으로써 뼈와 근육의 완전성을 유지하기 위함이다.
4. 말초신경에 대한 압박을 예방함으로써 신경근계의 완전성을 유지하기 위함이다.
5. 분비물 제거, 호흡 패턴 및 혈류 흐름을 돕는 자세로 바꾸어 주어 심혈관/ 호흡계의 완전성을 유지하기 위함이다.
6. 치료환경으로 환자를 잘 접근시키기 위함이다.
7. 특별한 중재를 위한 적절한 자세 취하기를 제공하기 위함이다.

케어자는 특히 압박에 대한 감각이 저하된 노인이나 독립적으로 안전하게 자세를 바꿀 수 없는 노인, 뼈 돌출부위에 연부조직이 적은 노인, 자신의 불편함을 표현하지 못하거나 또는 의사소통을 할 수 없는 환자들이 자세를 취할 때에는 특히 주의해야 한다.

2. 자세와 시간

노인이 새로운 자세를 처음 취할 때 피부, 특히 돌출된 뼈와 같이 압박되는 부위를 5~10분 이후에 검사한다. 시간의 경과에 따른 관찰로 자세에 대한 내성을 알 수 있다. 일반적으로 초기에는 신체를 건강하게 유지하기 위해서 적어도 2시간 이내에 노인의 자세 바꾸기를 해야 한다. 2시간 이내의 재자세 취하기는 초기 관찰 기간 동안에도, 혈액순환장애, 피부손상, 감각 감소, 말초신경손상, 호흡이나 분비물 배출이 어려운 경우, 혹은 움직일 수 없는 경우와 같은 부가적인 문제를 가진 노인에게 필요하다. 재자세 취하기에 대한 것은 노인활동지도사의 역할이다.

3. 자세에 따른 취하기 방법

1) 바로 누운 자세

바로 누운 자세는 지지면에 등을 대고 누운 자세이다. 바로 누운 자세에서, 사람은 어깨를 엉덩이와 평행하게 하고, 척추를 평행하게 만든다. 노인의 머리 밑에 작은 베개 또는 목받침을 댄다. 그러나 목과 몸통의 과도한 굽힘이나 등을 둥글게 만드는 것은 피한다. 허리 앞굽이를 감소시키며, 편안함을 증진시키기 위해 작은 베개를 오금 밑에 댈 수 있다. 일부 노인들은 작은 허리 받침이나 베개 등을 원한다. 무릎 뒤에 사용하는 것은 근육의 구축을 유발시킬 수 있으므로 장시간 유지하면 안 된다. 작은 타월은 발꿈치의 압력을 해소하기 위해 발목 밑에 사용할 수 있으나 장시간 유지하면 안 되고, 무릎이 과도하게 젖혀지는 것은 피해야 한다.

노인의 팔을 베개 위에 올려놓거나 노인을 편하게 하기 위해 팔 자세를 다른 형태로 취할 수 있다. 노인의 몸통과 팔다리들은 침대 위에서 모두 지지되어야 하고 침대 밖으로 넘어가면 안 된다.

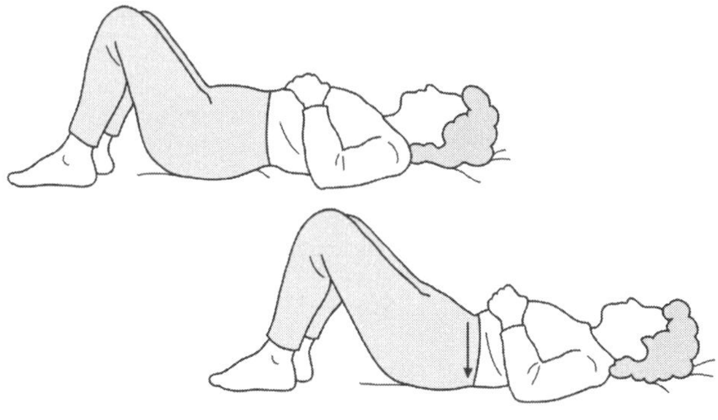

〈그림 6-4〉 바로 누운 자세

2) 엎드려 누운 자세

엎드려 누운 자세는 배가 지면에 닿는 자세로, 어깨가 엉덩관절과 평행하게 되고, 척추가 평행하게 되는 자세이다. 환자의 팔은 감각상태가 정상이고, 문제의 발생을 표현할 수 있을 때 몸통이나 머리 옆에 붙일 수 있다. 팔을 머리 옆에 붙였을 때, 케어자는 감각의 저하 또는 저린 감각을 느끼고 있는지를 자주 물어봐야 한다. 어떤 노인은 위팔을 머리 옆에 붙였을 때 혈액순환이 나빠질 수도 있다.

환자의 머리 밑에 작은 베개를 높거나 환자의 머리를 한쪽으로 돌린다. 일부 엎드려 누운 환자들은 접은 수건 또는 특별히 제작된 머리 받침에 이마를 올려놓을 때 더욱 편안해 한다. 얼굴과 팔걸이 조절 테이블은 머리를 지지해주고 얼굴부위는 침대를 부분적으로 오려내어 공간이 만들어져 있어 노인들이 편한 자세를 취할 수 있다. 이런 테이블 형태는 목을 중립 또는 약간 굽힘 자세를 유지시킬 때 이용한다.

노인의 아랫배에 베개를 놓는 것은 노인의 허리 앞굽이를 감소시킨다. 어떤 노인들은 정상적인 허리 앞굽이를 유지시키는 것을 원할 수도 있으며, 허리 앞굽이를 유지시키기 위해 베개를 노인의 가슴 윗부분이나 중간에 놓거나, 노인의 골반부터 가슴까지 길게 놓을 수도 있다. 수건은 근육의 긴장을 감소시킨다. 구축이 일어나는 것을 방지하기 위해서 이러한 자세들이 오랫동안 유지되어서는 안된다.

3) 옆으로 누운 자세

옆으로 누운 자세는 노인의 옆면이 바닥 위에 놓인 자세이다. 먼저 노인은 머리, 몸통, 골반을 정렬시킨 자세로 침대, 매트 또는 치료대의 가운데에 자리 잡는다. 노인의 다리는 엉덩관절과 무릎관절이 굽혀져야 된다. 위쪽다리는 하나 또는 두 개의 베개를 받쳐주고, 아래쪽 다리는 약간 앞쪽으로 위치하게 한다. 아래쪽 다리는 환자의 골반과 아래 몸통의 안정성을 제공한다. 노인의 가슴 앞에 접은 베개는 위팔을 지지하기 위해 사용되고, 노인이 앞으로 넘어지는 것을 막아준다. 접은 베개를 환자의 몸통 뒷면을 따라 길게 놓는 것은 환자가 바로 누운 자세로 돌아가는 것을 막는 데 필요하다.

만약 노인이 독립적으로 안전하게 옆으로 누운 자세를 유지할 수 없을 것이라고 생각되면 안전벨트 또는 덧베개를 이용할 수 있다. 아래쪽 팔은 환자의 편안함과 안정성을 증가시킬 수 있는 자세를 취할 수 있다. 돌기 밑의 보호가 필요하다면 돌기 먼 쪽에 베개를 놓고, 두 번째 베개는 돌기 몸쪽의 몸통 밑에 놓는다. 압박에 의한 궤양이 우려되는 환자는 돌기에 가해지는 직접적인 압박을 피할 수 있도록 자세를 취해주어야 한다. 이것은 약간 기대 누운 모습을 취함으로써 달성될 수 있다.

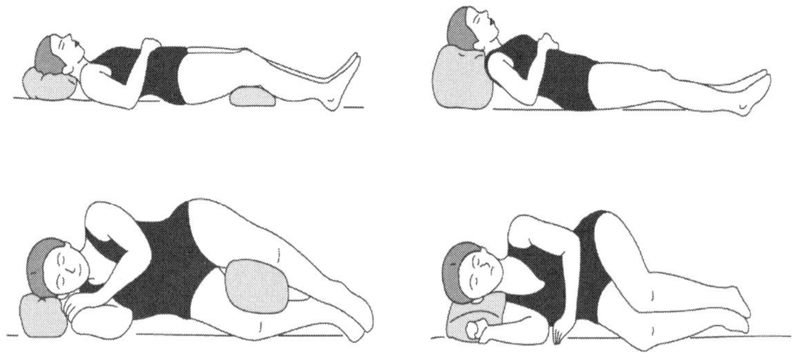

좋은 자세　　나쁜 자세

〈그림 6-5〉 옆으로 누운 자세

4) 앉은 자세

앉은 자세는 환자의 몸통은 충분히 지지되고 안정성이 있는 의자에 앉아 있는 자세이다. 여기에는 베개, 안전띠, 등받이 의자 또는 치료 테이블을 앞으로 경사진 상태에서 몸통의 안정성을 제공할 수 있다. 노인의 다리는 발받침대, 휠체어의 발받침대 또는 바닥에 지지된다. 신체가 의자나 휠체어의 모서리에서 과도한 압박을 받지 않도록 한다. 노인이 의자의 등받이에 기대어 앉은 자세에서는 하나 이상의 베개를 노인의 등 뒤에 사용할 수 있다. 앉은 자세에서는 적어도 10분마다 엉덩이와 엉치뼈에 가해지는 압박을 이완시켜야 한다. 엉덩이에 가해지는 압박을 풀어주는 방법은 의자와 팔걸이를 잡고 팔 뻗기를 하거나, 좌우로 한 번씩 몸을 기울이거나 혹은 앞으로 몸을 숙이는 방법이다.

제 5 장 일상생활활동 훈련

1. 자세유지

자세유지는 신체적 기형을 지연시키거나 최소화하며 일상생활의 기술과 기능을 증진시킬 수 있다. 또한 감각의 입력과 신체 이미지, 의사소통능력, 머리와 체간 움직임의 질을 증진시킬 수 있다. 노인들은 근력 약화와 근 지구력의 약화로 신체의 정렬을 유지하는 능력이 저하된다. 또한 균형능력이 저하되거나 척추앞굽힘증, 척추뒤굽힘증, 척추옆굽힘증이 있거나 탈구, 구축 등 근골격계통에 이상이 있는 경우 자세유지가 어렵게 된다. 이러한 경우 증상이 악화되고 이차적인 문제점들이 나타날 수 있으므로 올바른 자세유지를 위한 교육이 필요하다.

1) 이동을 위한 신체 자세의 유지

노인을 이동하고자 하는 방향으로 몸을 옮기려고 할 때에는 우선 골반은 중립 상태나 약간 앞쪽으로 경사가 되도록 한다. 체간은 좌/우 한쪽으로 치우치지 않고 균형을 잘 유지할 수 있도록 한다. 안전한 체중이동을 위해 발바닥은 바닥에 밀착시키고 발목은 90도를 유지하도록 한다. 미끄러지지 않도록 맨발이나 미끄러지지 않는 신발을 착용하는 것이 좋다.

2) 편마비 노인을 위한 침대 자세의 유지

편마비 노인들은 비정상적인 근긴장도와 환측의 근력약화로 움직임의 제약을 갖는다. 이로 인해 균형과 자세 유지에 어려움으로 관절의 구축이나 기능저하 등의 이차적인 문제가 유발된다. 편마비 노인에게 적절한 자세를 유지시킴으로서 근긴장도를 정상화하고 경직성을 억제시킬 수 있다. 또한 동등한 체중지지를 통해 손상측에 대한 인식과 감각입력을 증가시킬 수 있다. 편마비 노인의 적절한 침대 자세는 비손상측을 아래로 해서 옆으로 누운 자세, 손상측을 아래로 해서 옆으로 누운 자세, 바로 누운 자세가 있다.

(1) 비손상측을 아래로 해서 옆으로 누운 자세

비손상측을 아래로 해서 옆으로 눕고 침대 가장자리와 등은 평행하게 놓도록 한다. 머리는 베개위에 대칭되게 놓고 어깨관절은 앞으로 당기고 90도 이상 굽혀 베게 위에 놓는다. 팔꿉관절은 중립 또는 뒤침하고 손목은 굽혀지지 않도록 한다. 손상측 다리는 엉덩관절과 무릎관절을 굽혀 베개로 충분히 받친다.

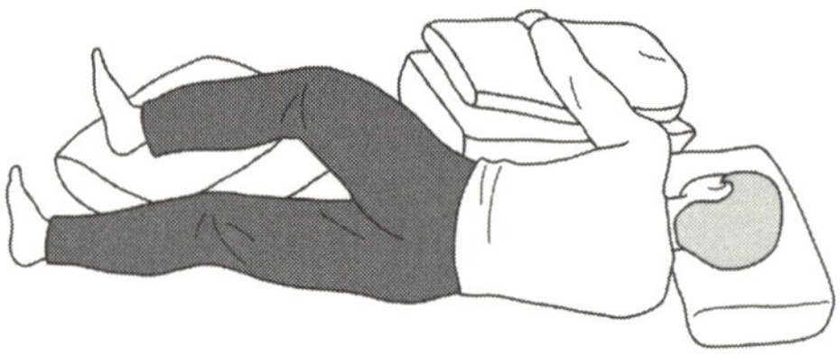

〈그림 6-6〉 비손상측을 아래로 해서 옆으로 누운 자세

(2) 손상측을 아래로 해서 옆으로 누운 자세

먼저 손상측을 아래로 눕힌다. 손상측의 어깨는 전인시켜 90도 이상 굽히고 팔꿉관절은 90도 굽힘, 아래팔은 뒤침한다. 비손상측 다리를 베개 위에 두며 손상측 다리는 무릎관절을 약간 굽히고 엉덩관절은 편다.

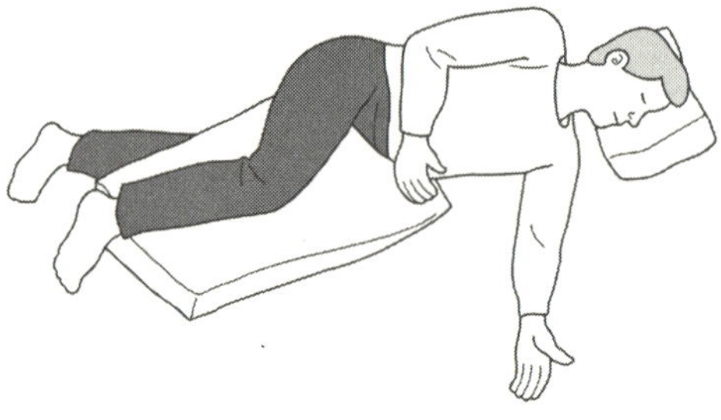

〈그림 6-7〉 손상측을 아래로 해서 옆으로 누운 자세

(3) 바로 누운 자세

바로 누운 자세는 머리와 몸통을 대칭이 되게 하는 것이 중요하다. 손상측 어깨 아래 얇은 베개를 받쳐 어깨뼈가 뒤로 빠지는 것을 방지한다. 손상측의 골반뼈가 뒤로 빠지는 것을 방지하기 위해 작은 베개나 수건을 깔아 엉덩관절 밑에 받쳐주는 것도 좋은 방법이다.

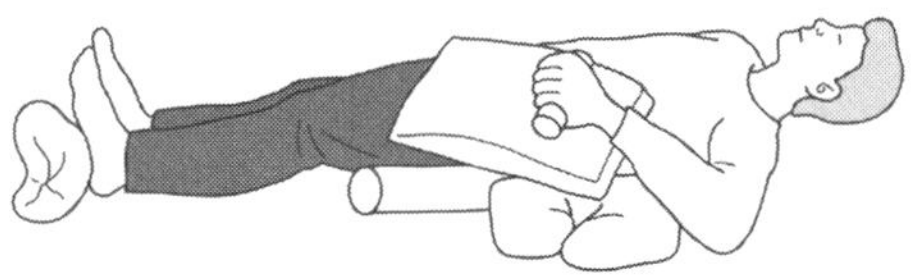

〈그림 6-8〉 바로 누운 자세

2. 이동하기

1) 침대에서 일어나기

(1) 건강한 팔로 손상 받은 팔을 잡는다.
(2) 건강한 팔로 손상 받은 팔을 잡고 반동을 주면 당기면서 건강한 쪽으로 돌아눕는다.
(3) 손상 받은 팔은 그대로 두고 건강한 팔로 바닥을 누르면서 상체를 들어올린다.
(4) 몸통을 들어 올리면서 건강한 다리로 손상 받은 다리를 걸어 같이 침대 옆으로 내린다.
(5) 손상 받은 팔을 건강한 팔로 잡고 바른 자세로 앉는다.

2) 일어서기

(1) 침상 끝에 걸터앉는다.
(2) 건강한 다리를 안쪽으로 당겨서 힘을 줄 수 있도록 하고 몸통을 기울여 건강한 쪽에 체중을 지지시킨다.
(3) 건강한 다리와 팔에 힘을 주어 일어선다.
(4) 몸의 균형을 유지하며 바른 자세로 선다.

3) 보조받아 일어서기

(1) 케어자가 노인의 허리를 잡고 무릎으로 노인의 손상 받은 마비측 무릎을 잡고 무너지지 않도록 지지해준다. 노인은 치료사의 목을 잡는다.

(2) 케어자는 노인의 허리를 잡고 서서히 노인을 케어자쪽으로 당기면서 들어올린다. 노인은 다리에 힘을 주면서 일어선다.

생각해보기

이동하는 방법들을 한 번씩 실습해보고 힘든 점을 이야기해 봅시다.
– 주의해야 할 점
– 힘들었던 점

3. 옷 입고 벗기

1) 앞에 단추 있는 옷 입기

(1) 건강한 팔로 손상 받은 팔에 소매를 넣어주고 어깨까지 옷을 끌어올린다.

(2) 등 뒤로 해서 손상 받은 쪽 셔츠를 잡고 건강한 쪽으로 당긴다.

(3) 건강한 팔을 소매에 집어넣는다.

(4) 건강한 손으로 단추를 잠그고 옷매무새를 바로 한다.

2) 앞에 단추가 있는 옷 벗기

(1) 건강한 팔로 옷의 단추를 먼저 풀고 머리 뒤로 셔츠의 깃을 잡고 앞으로 끌어당긴다.

(2) 셔츠를 완전히 당겨서 몸의 앞으로 오도록 한다.

(3) 건강한 손으로 손상 받은 쪽 팔에서 소매를 빼낸다.

(4) 건강한 쪽에서 옷을 완전히 벗겨서 정리한다.

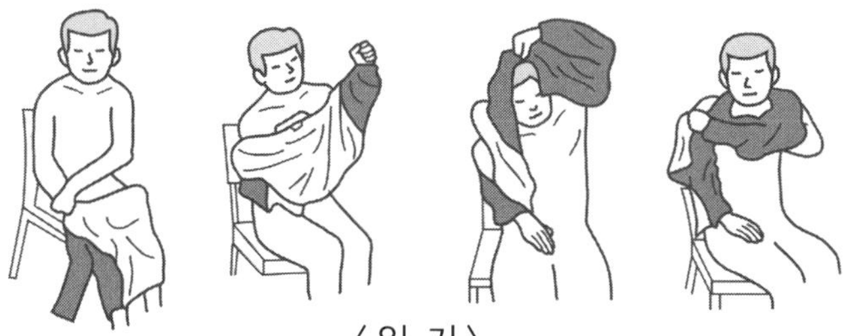

〈입 기〉

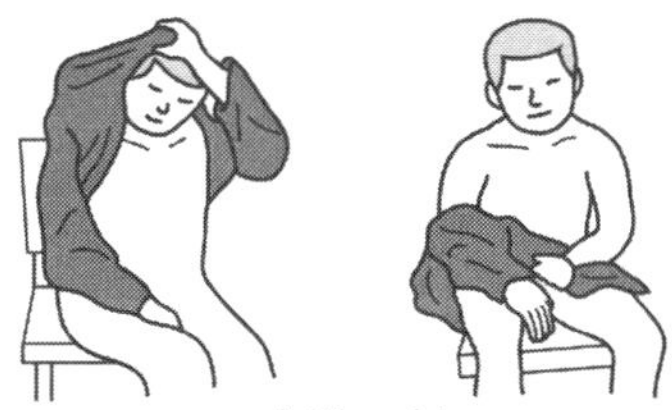

〈벗 기〉

벗기는 입기의 반대로 한다.

〈그림 6-9〉 앞에 단추가 있는 옷 입고 벗기

3) 앞 단추가 없는 옷 입기

(1) 티셔츠의 앞부분이 아래를 향하도록 무릎 위에 둔다.

(2) 건강한 손으로 손상 받은 쪽 팔을 소매에 넣어 끌어올린다.

(3) 건강한 팔을 소매에 넣은 다음 티셔츠를 어깨까지 끌어올린다.

(4) 건강한 손으로 티셔츠 목부분을 잡고 머리를 넣는다.

(5) 옷매무새를 다듬고 바른 자세로 앉는다.

4) 앞 단추가 없는 옷 벗기

(1) 건강한 손을 머리 뒤로 올려 티셔츠의 목부분을 잡는다.

(2) 티셔츠를 잡고 머리 위로 당긴다.

(3) 머리를 빼면서 티셔츠를 앞으로 당긴다.

(4) 건강한 손으로 손상 받은 쪽 팔을 소매에서 빼낸다.

(5) 건강한 팔을 소매에서 빼내고 바른 자세로 앉는다.

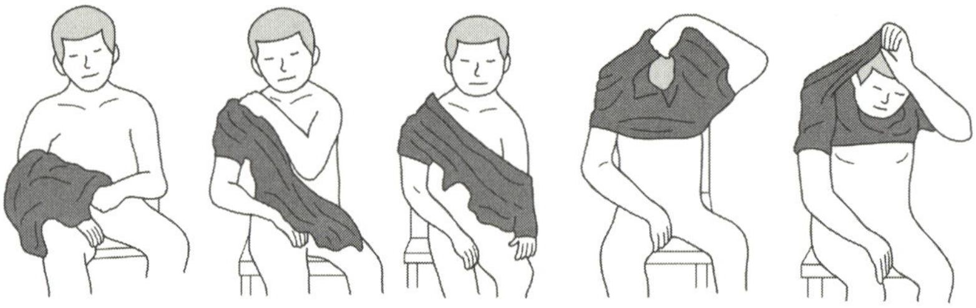

〈입 기〉 〈벗 기〉

〈그림 6-10〉 앞에 단추가 없는 옷 입고 벗기

5) 바지 입기

(1) 손상 받은 다리를 건강한 다리위에 올린다. 건강한 쪽 손으로 손상 받은 쪽 다리에 바지를 끌어올린다.
(2) 손상 받은 다리를 내리고 건강한 다리에 바지를 끌어올린다.
(3) 건강한 손으로 양쪽의 바지를 위쪽으로 더 끌어올린다.
(4) 일어선 다음, 바지를 엉덩이까지 올린다.
(5) 바지를 다 올린 다음 바른 자세로 선다.

4. 배설

배설(배뇨나 배변)은 인간의 가장 기본적인 생리적 요구 중 하나로, 체내 대사산물인 배설물을 규칙적으로 제거하는 것은 정상적인 신체기능 유지에 필수적인 것이다. 이러한 기본적인 욕구 충족이 되지 않은 상태에서의 다른 행위는 그 만족감이 저하될 수밖에 없다. 이렇듯 배설은 생명유지에 중요한 활동이나, 일반적으로 배설물에 대해 '불결'하다고 생각하기 때문에 최대한 자기 힘으로 해결하고 싶어한다. 그러나 질병상태에서는 흔히 배설습관에 변화가 나타나므로 대상자의 정상적인 배설습관을 유지시키기 위해 도움을 주어야 한다. 하지만 인간의 가장 기본적인 욕구를 스스로 처리하지 못하게 될 경우 대상자는 자존감이 저하됨을 느끼게 되며, 배설을 치우는 과정에서 개인적인 치부를 드러냄에 따라 개인의 프라이버시가 침해된다고 느끼게 된다. 다시 말해 대상자가 배설에 대한 도움을 받아야 하는 경우 수치스러움, 불안감 및 절망감을 느끼게 된다.

그러므로 대상자의 배설 문제를 해결하는 데에 있어서 대상자가 수치스러움을 느끼지 않게 최대한 편안하게 도와야 하며, 스스로 할 수 있는 범위까지는 최대한 할 수 있도록 도와주어 대상자의 자존감을 유지시켜 주어야 한다. 또한 배설을 돕는 과정에서 발생할 수 있는 각종 위험요소, 문제점을 미리 파악하고 이를 제거하여 대상자가 안전하게 배설 문제를 해결할 수 있도록 도와주어야 한다.

일반적으로 노인은 치아결손, 식사 섭취량 저하, 신체활동량 감소로 변비가 잘 생기며 항문 괄약근 이상이나 방광괄약근 이상, 신경계 이상으로 변실금, 요실금이 나타난다. 그러므로 자기 전 수분 섭취량을 조절하고 위생을 청결히 하며 필요할 경우에는 기저귀를 사용하게 한다. 변비가 있을 때에는 섬유질이 많은 신선한 야채나 과일을 충분히 공급하고 충분한 수분을 섭취하도록 하며 하제를 사용하기도 한다.

1) 배설장애

배설상의 문제는 스트레스, 위장관의 생리적 변화, 장 구조의 외과적 변화, 치료, 배변에 영향을 미치는 장애 등에 의해 발생된다.

(1) 변비

변비는 단단하고 건조한 분변의 통과가 지연되거나 어려운 것으로 장운동이 저하되어 나타난다. 즉, 장벽에 분변의 덩어리가 장시간 머물게 된다. 이 때 변에 함유된 대부분의 수분이 장벽을 통해 흡수되어 변이 더욱 굳어지고 부드럽지 못하게 되며 건조하고 단단한 변이 직장을 통과할 때 직장의 통증이 유발된다. 노인에게서 변비는 흔히 섬유질 음식의 불충분한 섭취, 부적절한 수분섭취, 하제의 과도한 사용, 근육긴장도 감소, 배변을 참음, 우울 및 식욕결핍으로 인한 음식섭취 부족, 기질적 질환 등으로 인해 나타난다.

(2) 분변매복

변비가 해결되지 않음으로 인해 생긴다. 단단한 변이 쌓이고 직장에 끼어서 배출되지 않는 것으로 분변매복의 뚜렷한 징후는 배변하고 싶은 느낌이 계속 있음에도 불구하고 며칠 동안 배변을 할 수 없는 것이다. 변비가 심한 대상자에게 분변매복이 생길 위험이 많다.

(3) 설사

설사는 배변의 횟수가 증가하면서 수분이 많고 형태가 없는 대변이 배출되는 것으로 위장관 장애의 한 증상이다. 변은 물기가 많고 배변이 급하게 되어 조절하기 어려워질 수 있다. 설사가 회음부와 엉덩이의 피부에 반복적으로 묻으면 장내용물이 피부를 자극하여 피부가 헐게 된다. 따라서 설사를 하는 대상자에게 세심한 피부관리가 필요하다.

(4) 변실금

변실금은 항문에서 가스와 분변의 배출을 조절할 수 없어 대변이 새는 것이다. 항문 괄약근의 기능이나 조절 기능이 손상되면 변실금이 생긴다. 형태가 없는 많은 수분을 함유한 잦은 변은 변실금이 되기 쉽다. 많은 상황에서 대상자는 의식은 명료하지만 신체적으로 배변을 피할 수 없어 변실금이 생기고 이러한 변실금은 대상자의 신체상을 손상시킬 수 있으므로 이에 대한 관리가 필요하다.

(5) 장내 가스

가스는 대상자가 공기를 삼키거나, 인체 내의 작용을 통해 생성된다. 가스가 장에 차면 배가 팽만해지며, 이는 흔히 복부팽만, 동통, 복부경련을 일으킨다.

2) 화장실 사용하기

대상자가 요의나 변의를 느끼는 경우에 화장실까지 이동할 수 있으면 케어자는 보조가 필요한 부분만 도와준다. 필요한 부분만을 도와줌으로써 대상자는 배설을 자신의 힘으로 해결할 수 있다고 생각하게 되며, 자존감의 저하를 줄일 수 있다. 이 과정에서 주의할 점은 요의나 변의로 인해 대상자가 급하게 이동하다가 낙상 및 외상을 입지 않도록 해야 한다는 것이다. 화장실로 이동하는 중에 위험요소가 될 만한 것은 미리 제거하여 사고를 미연에 예방해야 한다.

(1) 유의사항

① 케어자는 활동하기 쉬운 복장과 잘 미끄러지지 않는 신발을 신고, 브로우치, 시계, 팔찌, 반지 등은 착용하지 않는 것이 좋다. 이러한 장신구들은 대상자를 보조할 때에 상처를 입힐 수도 있기 때문이다.

② 대상자가 앉거나 서는 것이 가능해도 균형을 잡지 못할 수 있으므로 대상자가 주저앉거나 넘어지지 않도록 주시하여야 하며, 대상자가 도움이 필요할 시 즉각적으로 대처하여 낙상사고에 유의한다. 그러나 낙상사고를 예방하기 위해 처음부터 끝까지 케어자가 보조하는 것은 대상자의 자존감을 저하시킬 수 있으므로 바람직하지 않다. 따라서 대상자가 스스로 할 수 있는 부분은 최대한 스스로 할 수 있도록 격려하는 것이 필요하다.

③ 대상자의 심리상태나 요구를 확인하면서 보조한다.

④ 화장실은 밝고 바닥에 물기가 없어야 하며 화장실 앞의 매트를 치워 미끄러지지 않게 한다. 화장실까지의 경로에서 불필요한 물건이나 발에 걸려 넘어질 우려가 있는 물건은 미리 치워 두어 안전에 신경 쓴다.

⑤ 마비가 있거나 고령으로 균형 잡기가 어려워 휠체어를 사용해야 하는 경우, 휠체어에서 타고 내릴 때 또는 움직이지 않고 있을 때 반드시 휠체어 잠금장치를 걸어 두어 밀리지 않도록 주의한다. 발이 걸리지 않도록 발 받침대는 접어 올린다.

⑥ 휠체어 이동 중에 바퀴에 옷이 걸리거나 팔걸이에 물체가 걸리지 않도록 유의한다.

⑦ 배설 후 뒤처리를 할 때에는 앞에서 뒤로 닦도록 한다.

(2) 지도방법

① 침상 가까이에 휠체어를 놓는다. 편마비의 경우 대상자의 건강한 쪽으로 접근시키고, 침대 난간에 빈틈없이 붙이거나, 30~45° 비스듬히 붙인다. 옮기는 동안 대상자가 다치지 않도록 휠체어는 고정하고, 발 받침대는 올려 두도록 한다.

② 대상자를 침대에 걸터앉힌 후 대상자의 발 사이에 케어자의 발을 넣고 대상자의 허리를 끌어안아 들어올려 90°로 회전하여 휠체어로 옮긴다. 대상자의 허리띠를 잡거나 보행 벨트(보행 시 뒤 또는 옆에서 손잡이를 잡으면서 보조할 수 있도록 만들어진 벨트)를 잡아 활용하면 손이 미끄러지지 않아 좋다. 대상자가 어느 정도 힘을 줄

수 있는 경우라면 대상자 스스로 힘을 주어 옮기도록 하는데, 이 때 대상자 무릎에 노인활동지도사의 무릎을 대어 지지하여, 무릎에 힘이 풀리면서 주저앉는 것을 대비하는 것도 좋은 방법이다.

③ 편마비 대상자의 경우 건강한 쪽에 힘을 실어 침대 옆 휠체어 가까이에 서도록 한다. 이때에는 건강한 쪽 손으로 침상 난간을 잡도록 한다. 침상 난간이 없는 경우라면 케어자에게 지지하도록 한다.

④ 대상자의 건강한 쪽 손으로 침대에서 가까운 쪽 휠체어 손잡이를 잡으면서 몸을 숙이고 몸을 앞쪽으로 조금 이동한 뒤 다시 반대편 손잡이로 손을 옮기도록 하고 대상자의 건강한 발을 중심으로 90° 회전시켜 휠체어에 앉힌다. 케어자는 이 모든 과정을 주의깊게 관찰하며 도움이 필요할 때 바로 보조할 수 있도록 한다.

⑤ 휠체어에 앉은 후에는 깊게 앉도록 몸을 뒤로 당겨주고 발 받침대에 발을 놓는다. 편마비 대상자라면 건강한 쪽 손으로 불편한 쪽 손과 발을 움직여 스스로 자세를 잡도록 격려한다. 화장실까지 거리가 얼마 되지 않는다고 하여 휠체어에 제대로 앉지 않고 걸터앉는 것은 미끄러져 내려올 수 있으므로 매우 위험하다.

⑥ 화장실로 이동한 후 휠체어의 잠금장치를 걸고 발 받침대를 접은 후 대상자의 허리를 감아 일으켜 세운 후 대상자의 몸을 90° 회전시켜 변기 앞에 세우고 바지를 내린 후 변기에 앉힌다.

⑦ 스스로 균형을 잡을 수 없어 도움이 필요한 대상자가 아니라면, 대부분의 대상자는 케어자가 바로 옆에서 배설이 끝나기를 기다리는 것에 대해 부담을 느끼고 수치심을 느낄 수 있다. 따라서 케어자는 대상자에게 의향을 물어 원하는 바를 확인한다. 케어자가 밖에서 기다려주기를 원한다면 대상자 옆에 호출기를 두고 도움이 필요할 시 요청하도록 알린다. 밖에서 기다리면서도 중간 중간 대상자에게 말을 걸어 상태를 살핀다.

⑧ 배설을 마친 후(대상자 스스로 할 수 없는 경우에는 뒤처리를 해 준 뒤) 휠체어에 앉힌다. 세면대에서 대상자가 손을 씻도록 돕는다.

⑨ 휠체어에서 침상으로 안전하게 이동하도록 보조한다.

3) 이동변기 사용

(1) 유의사항

① 대상자가 요의나 변의를 호소할 때 즉시 배설할 수 있도록 돕는다. 대상자가 표현하는 비언어적 요의, 변의에도 항시 유의하여 즉시 배설을 해결할 수 있도록 도와준다.

② 프라이버시 유지를 위해 배설 시 불필요한 노출을 방지하고 편안한 상태에서 배설할 수 있도록 한다.

③ 대상자가 스스로 배설할 수 있도록 배변, 배뇨 훈련에 적극적으로 참여하도록 격려한다. 스스로 배설에 성공한 경우, 이를 적극 격려하여 배변, 배뇨 훈련에 성취감을 느낄 수 있도록 도와준다.

④ 배설이 어려울 때는 미온수를 항문이나 요도에 끼얹어 자극을 주면 위축되었던 괄약근과 주변 근육이 이완되며 요의나 변의를 느낄 수 있다.

⑤ 이동식 좌변기는 매번 깨끗이 씻어두어 배설물이 남아 있거나 냄새가 나지 않도록 한다.

(2) 지도방법

① 대상자를 확인하고 절차를 설명하며, 이동식 변기에 대한 거부감을 줄여주고, 대상자가 당황하지 않도록 한다.

② 커튼이나 스크린 등으로 가려주어, 프라이버시가 유지됨을 느끼게 하고, 편안한 환경에서 배변, 배뇨를 할 수 있도록 도와준다.

③ 손을 씻고 일회용 장갑을 낀다.

④ 침대와 이동식 좌변기를 높이가 같도록 맞추어, 침대에서 이동식 좌변기로 이동할 때 걸려 넘어지거나, 바닥으로 떨어지는 일이 없도록 유의한다.

⑤ 안전을 위해 미끄럼 방지 매트를 변기 밑에 깔아주어, 대상자가 변기에 앉을 때 흔들리지 않도록 한다. 또한, 변기가 너무 차가운지 확인하고, 피부에 닿았을 때 놀라지 않도록 미리 따뜻한 물(또는 따뜻한 수건)로 데워 두면 괄약근이 이완되어 편안한 배설을 할 수 있다.

⑥ 편마비의 경우 이동식 좌변기는 건강한 쪽으로 30~45° 각도로 놓는다. 케어자는

한쪽 발을 대상자 발 사이에 넣고 대상자 무릎을 이동식 좌변기 쪽으로 밀며 대상자 몸을 회전시켜 변기에 앉힌다.

⑦ 대상자의 바지를 내리고 화장지를 변기 안에 깔아주거나 음악을 틀어 주어 배설시 소리가 나는 것을 방지한다.

⑧ 스스로 균형을 잡을 수 없어 도움이 필요한 대상자가 아니라면, 대부분의 대상자는 케어자가 바로 옆에서 배설이 끝나기를 기다리는 것에 대해 부담을 느끼고 수치심을 느낄 수 있다. 따라서 케어자는 대상자에게 의향을 물어 원하는 바를 확인한다. 케어자가 밖에서 기다려주기를 원한다면 호출 벨을 손 가까이 두어 배설 종료 시 즉시 알리도록 한다. 밖에서 기다리면서 대상자가 안에서 문제없이 용변을 보는지 항시 신경을 쓰고 유의한다.

⑨ 배설 후(대상자 스스로 할 수 없는 경우에는 뒤처리를 해 준 뒤) 침상으로 안전하게 이동할 수 있도록 보조한다. 대상자가 스스로 용변을 처리할 수 없는 경우, 배설의 처리과정과 처리방법, 그리고 처리 시의 유의할 점은 아래의 침상배설 돕기와 동일하다.

⑩ 대상자의 손을 물수건으로 닦게 한다. 대상자 손에 남아있는 잔변물이나 세균이 신체 내 감염을 일으킬 수 있으므로 배설 후에는 대상자의 손을 닦아 주어야 한다.

⑪ 이동변기 내에 있는 배설물을 즉시 처리하고 환기를 시키도록 한다.

4) 침상배설

(1) 주의사항

① 대상자가 요의나 변의를 호소할 때 즉시 배설할 수 있도록 도와준다. 요양보호사에게 도움을 요청하기를 꺼려하거나 스스로 몸을 움직이는 것이 어려워 요의나 변의를 참고 표현하지 않을 수도 있으므로 유의하도록 한다. 만약, 언어표현이 어려운 대상자의 경우, 요의나 변의를 호소하는 비언어적 표현을 미리 숙지하여 대상자가 비언어적 표현을 할 때 즉시 편안하게 배설할 수 있도록 도와준다.

② 프라이버시 유지를 위해 배변 시 불필요한 노출을 방지하고 편안한 상태에서 배설할 수 있도록 한다.

③ 대상자가 스스로 배설할 수 있도록 배변/배뇨 훈련에 적극적으로 참여하도록 격려

한다. 규칙적으로 식사하고 섬유질도 적절히 섭취하도록 하며, 복부 마사지를 시행하여 장운동이 활발해질 수 있도록 한다.

④ 대상자가 침상배설을 할 때에 참지 못하고 실수하는 경우, 이에 대해 대상자가 부끄러워하거나 심리적으로 위축되지 않도록 주의해야 한다. 이러한 경험이 누적될 경우, 대상자가 다음 번 요의나 변의를 호소하는 데에 어려움을 겪거나 꺼릴 수 있으므로, 다음 배설시 요의나 변의를 숨기지 말고 말할 수 있도록 격려해야 한다.

(2) 지도방법

① 대상자를 확인하고 절차를 설명한 뒤 커튼이나 스크린으로 가린다.

② 손을 씻은 후 일회용 장갑을 낀다.

③ 변기는 따뜻한 물로 데워서 침대 옆이나 의자 위에 놓는다. 차가운 변기가 피부에 바로 닿을 경우 대상자가 놀랄 수 있으며 피부와 근육의 위축으로 요의나 변의가 감소될 수 있다.

④ 배설시 소리가 나는 것을 방지하기 위해 변기 밑에 화장지를 깔고 TV를 켜거나 음악을 틀어놓는다. 이로써 대상자는 프라이버시가 유지됨을 느끼게 되며, 심리적으로 안정된 상태로 용변을 편안히 볼 수 있게 된다.

⑤ 대상자를 바로 눕힌 상태로 무릎을 세우고 발에 힘을 주어 케어자가 왼손으로 대상자의 허리를 가볍게 들어 올려 둔부 밑에 방수포를 깔아둔다.

⑥ 허리 아래 부분을 무릎덮개로 늘어뜨린 후 바지를 내린다. 케어자가 허리 밑에 왼손을 넣어 대상자가 둔부를 들도록 하고, 오른손으로 변기를 밀어 넣은 후 항문이 변기 중앙에 오도록 한다(수건을 말아 허리 밑에 두면 편안하다).

⑦ 대상자가 협조할 수 없으면 옆으로 돌려 눕힌 후 둔부에 변기를 대고 변기 위로 대상자를 돌려 눕힌다. 침대를 올려주어 대상자가 배에 힘을 주기 쉬운 자세로 취해주고, 여성의 경우 회음 부위에 화장지를 대어 소변이 튀지 않도록 한다. 체중의 일부가 변기 위에 놓여 진 상태로 시간이 오래 있는 경우 피부가 손상될 수 있고 허리와 둔부 관절부위의 무리가 올 수 있으므로 주의한다.

⑧ 대상자의 손 가까이에 화장지와 호출 벨을 두고 밖에서 기다린다. 밖에서 기다리면서도 중간 중간 대상자에게 말을 걸어 상태를 살핀다.

⑨ 배설이 끝난 것을 확인 한 후 방에 들어가 무릎덮개를 걷어내고 침대머리를 낮춘다. 화장지로 회음부나 항문부위를 닦는다. 대상자의 피부 손상이 없는지, 배설물로 인해 피부가 짓무르지 않았는지 등의 피부상태를 확인하며 닦는다. 그 후, 왼손으로 대상자의 허리를 들어 올리고 변기를 뺀다.

⑩ 회음부와 둔부를 따뜻한 수건이나 물티슈로 앞에서 뒤로 잘 닦아준다. 수건과 물티슈로 피부를 깨끗하게 닦아낸 후 물기가 남아있는 경우 대상자의 피부가 짓무르거나 피부 손상을 일으킬 수 있으므로, 물기를 말려주는 것이 중요하다. 대상자가 허리를 들지 못하면 옆으로 뉘어서 한다.

⑪ 방수포를 걷어낸다.

⑫ 일회용 장갑을 벗고 대상자의 손이 배설물이나 주변 기구들로 인한 각종 세균으로 오염되었을 수 있기 때문에, 이를 제거하기 위해 대상자의 손을 씻도록 한다.

⑬ 옷과 이불을 정리하고 가려두었던 커튼과 스크린을 제거한다.

⑭ 손을 씻는다.

5. 요실금

1) 요실금의 개념

요실금이란 자신의 의지와 무관하게 오줌이 새는 배뇨이상으로서 사회적 활동 또는 위생상의 문제를 일으키는 것으로 국제요실금학회에서 정의를 내리고 있다. 요실금의 발생빈도는 중년 이후 여성인구의 30% 정도에서 요실금을 호소하며, 노인층에서의 발생빈도는 더욱 높다.

요실금은 종양이나 기타 소모성 질환같이 생명을 위협하지는 않지만 요실금으로 인한 불편함과 수치심, 이로 인한 사회활동의 제약으로 점차 고립되어 가고 정신적인 장애를 유발할 수 있다. 과거에는 수술 외에는 뚜렷한 치료방법이 없었으나, 최근 새로운 약물과 치료기기들의 발달로 점점 여성요실금의 치료에 적극적인 추세다. 요실금 증상을 가진 여성의 대부분이 효과적인 치료법이 있음에도 불구하고 수치심이나 정보의 부족 등으로 적절한 비뇨기과적인 치료를 받지 못하는 경우가 많다.

2) 요실금의 증상

증상으로는 갑작스럽고 강한 요의에 의한 소변의 유출인 '절박성 요실금' 형태로 나타나기도 하고, 웃거나 강한 재채기 등으로 인해 자신도 모르게 소변이 흐르는 '복압성 요실금' 형태로 나뉠 수가 있다. 이외에도 환경이나 약물, 식습관, 신경장애 등으로 인한 일시적인 '일과성 요실금' 형태나 거동이 불편한 노인층에서 빈번한 '기능성 요실금' 등도 있으며, 급성 요폐(尿閉, 하초(下焦)에 열이 생겨 오줌이 제대로 나오지 못하는 병) 등으로 인한 '일류성 요실금' 형태도 관찰되기도 한다.

남성의 경우 최근 들어 전립선암에 대한 조기진단 치료가 증가하면서 전립선암 수술도 늘어나 이에 따른 복압성 요실금 형태가 증가하고 있다. 이에 따라 약물치료량도 늘고 인공 요도괄약근 수술건수도 증가하고 있다. 여성에게서는 출산횟수가 감소한 것이 요실금에 대한 진료건수가 감소한 원인이 될 수 있으며 여성들 자신들도 이에 대한 관심과 조기치료로 인해 최근은 예전보다는 감소한 것으로 판단하고 있다. 특히 2000년대 중반 인조테이프를 이용한 요실금 수술이 폭발적으로 증가하였으나, 최근 통계에서는 여성의 요실금 진료량이 감소한 것으로 판단하고 있다.

요실금의 70~80%를 차지하는 복압성 요실금의 경우 주로 배뇨를 자제시키는 골반근육의 약화와 골반의 이완으로 방광과 요도가 처지는 것과 요도 괄약근의 약화가 원인이다. 특히 여성인 경우는 분만으로 인한 기계적 괄약근 손상이나 호르몬 불균형, 폐경 등의 이유로 발병률이 증가하는 것으로 보고 있다.

3) 요실금의 유형

(1) 복압성 요실금

가장 대표적이고 흔한 요실금으로, 요실금의 80-90%가 복압성 요실금이다. 복압이 올라가는 상황 즉, 재채기를 하거나, 웃거나, 계단을 오르내리거나, 줄넘기를 하거나, 에어로빅을 하거나, 배에 힘을 주는 상황에서 요실금이 생기기 때문에 복압성 요실금이라고 한다. 치료하지 않으면 점차 심해져서 가벼운 움직임이나 걸어다니는 경우, 앉았다가 일어서는 경우에도 요실금이 생길 수 있다. 또한 방광에 소변이 차면 심리적으로 불안하기 때문에 시간이 지나면서 소변이 자주 마렵고, 참기 힘들고, 소변이 급한 과민성방광 증상이 같이 생기기도 한다. 대개는 분만경험이 있는 중년 이상의 여성분들에게 흔히 발생한다. 요즘은 한번만 출산을 경험한 젊은 여성분들에게도 점차 복압성 요실금이 늘고 있는 추세이다. 원인은 출산시 또는 분만후에 방광과 요도를 탄탄하게 지지해주는 골반 근육이 약해지고 골반이 이완되어 방광과 요도가 아래로 처지면서 발생한다. 때로는 소변을 새지 않게 막아주는 요도괄약근이 약화되면서 발생하기도 한다. 복압성 요실금은 수술적 치료를 주로 하지만, 행동치료나 물리치료 등을 하기도 한다.

(2) 절박성 요실금

복압성 요실금과는 달리, 평소에 소변을 자주 보고, 갑자기 소변이 마려우면 참기가 어렵고, 밤에 자는 도중에도 일어나서 화장실을 가거나, 화장실에 가는 도중에 참지 못하고 찔끔하는 요실금을 절박성 요실금이라고 한다. 전체 요실금의 20-30% 정도가 절박성 요실금이다. 중년 여성뿐만 아니라 결혼하지 않은 미혼 여성이나 학생들에게도 흔히 나타나는 요실금이다. 복압성 요실금이 골반지지 근육의 이상으로 생기는 반면, 절박성 요실금은 해부학적 구조물은 정상이지만 방광근육이 불안정해서 (소변이 찰 때는 방광근육이 수축하지 않고 조용히 늘어나면서 소변이 차야 되는데 갑자기 방광이 수축하는 경우) 발생하는 요실금이다. 아직까지 방광이 불안정해지는 원인은 정확하게 밝혀져 있지 않다. 많은 경우에 복압성 요실금이 이차적으로 생기기도 하기 때문에 복압성 요실금과 절박성 요실금이 함께 있는 경우도 많이 있다. 절박성 요실금은 수술보다는 약물치료나 물리치료가 주된 치료법이다.

(3) 혼합성 요실금

복압성 요실금과 절박성 요실금이 혼합된 형태로, 전체 복압성 요실금 환자의 25% 정도는 절박성 요실금을 같이 가지고 있다. 기침하거나 웃을 때 요실금이 있는 분들은 방광에 소변이 차면 불안해져서 습관적으로 자주 화장실을 가게 되는데, 점차 시간이 지나면서 이러한 습관들이 고정화되면서 기능적 방광용적이 줄어들고, 방광이 불안정해지면서 절박성 요실금까지 같이 생기는 경우가 많이 있다.

4) 요실금의 치료법

요실금 치료법은 원인에 따라 치료방향이 결정되기 때문에 원인을 면밀히 확인할 필요가 있다. 절박성 요실금 형태나 복합성 요실금 형태는 배뇨일지를 통한 바이오피드백, 시간제배뇨, 수분섭취 제한과 같은 행동치료, 전기자극치료나 체외자기장 골반치료 등이 있겠고 여러 약물치료가 있다. 이외에 복압성 요실금은 면밀한 확인 후 케겔운동법이나 인조테이프를 이용한 요실금교정술, 요도주입 주사치료 등이 선호되고 있다. 주로 남성에게 생기는 요실금 형태는 노령층으로 갈수록 전립선비대증으로 인한 요실금 형태나 전립선암으로 인한 수술 후 요실금 형태가 증가하기 때문에 수술적 치료보다는 약물치료를 선호하며, 여성들은 절박성 요실금으로 인한 약물치료 보다 복압성 요실금의 수술적 방법을 선호하고 있다.

5) 요실금의 예방법

먼저 자극적인 음식이나 술, 카페인이 많이 함유된 음식은 조절할 필요가 있으며 과량의 수분섭취는 조금은 제한할 필요가 있다. 또한 여성은 분만 후 체중증가로 인한 복압성 요실금이 악화되는 경우가 많으므로 적극적인 체중감량이 필요하며 적당한 골반근육운동을 병행하는 것이 중요하다. 그리고 노령 남성 환자일 경우는 초기의 전립선비대 증상을 호소하는 경우는 조기에 진단과 치료가 요실금으로의 진행을 막을 수 있다.

6) 케겔운동

케겔운동은 1948년 미국 LA의 케겔박사에 의해 처음 개발된 운동으로 괄약근과 골반저근을 단련해 요실금을 치료하기 위한 목적으로 사용되었다.

1. 양쪽 다리를 어깨넓이 만큼 벌린 채로 똑바로 바닥에 누워서 아랫배와 엉덩이의 근육은 편안하게 이완시킨 상태로 5초간 골반근육을 수축한다.

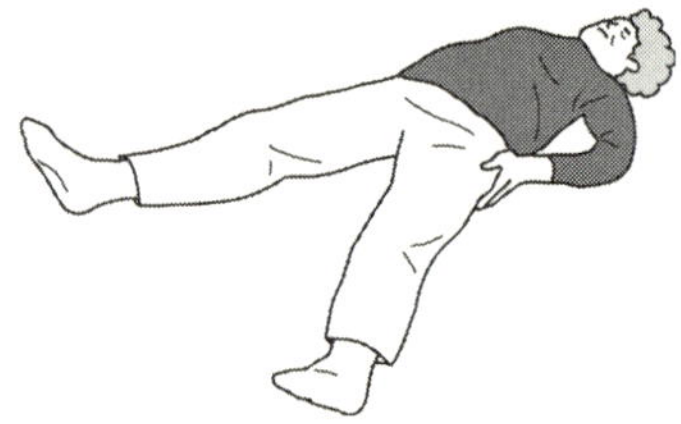

2. 똑바로 바닥에 누워 무릎을 구부린 상태에서 숨을 들이 마시며 엉덩이를 서서히 들면서 골반근육수축을 5초간 한다. 이어서 어깨, 등, 엉덩이 순서로 바닥에 내리면서 힘을 뺀다.

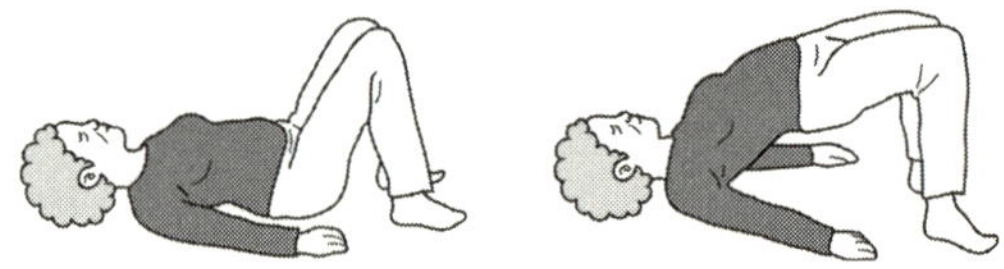

3. 무릎과 손바닥을 바닥에 댄 후 숨을 들이마시면서 등을 동그랗게 하고 5초간 골반근육을 수축한다. 이어서 숨을 내쉬면서 원상태로 돌아간다.

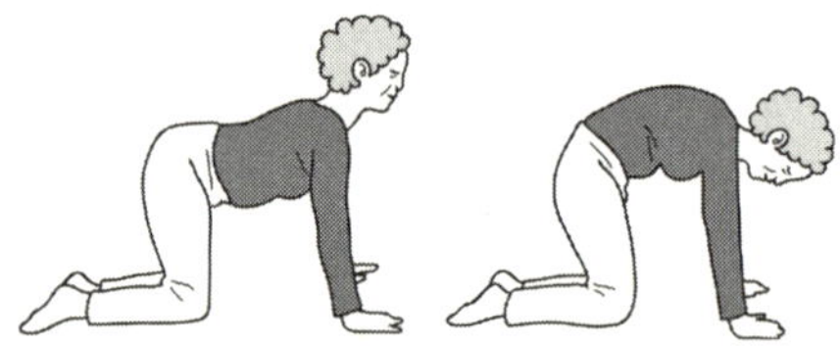

4. 다리를 가부좌하고 앉은 자세에서 골반, 항문, 질을 서서히 조여 준다.

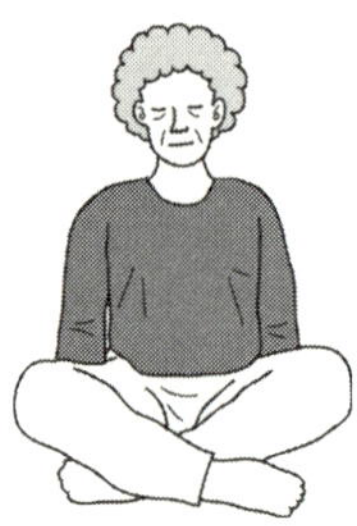

5. 선채로 양 발꿈치를 붙이고 의자나 탁자를 이용해서 몸의 균형을 잡는다. 이 상태에서 양 발뒤꿈치를 들면서 운동을 한다.

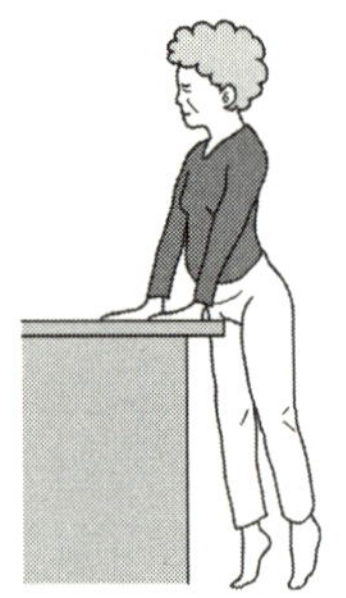

〈그림 6-11〉 케겔운동 방법

7) 요실금 자가진단

요실금에 대한 내용을 자가진단할 수 있는 두가지 방법의 내용은 다음과 같다.

자가진단 1 – 요실금의 정도

1. 기침이나 재채기를 하면 자기도 모르게 소변이 새서 옷을 적신 적이 있습니까?

① 없다. ② 한 달에 한 번

③ 일주일에 한 번 ④ 매일 샌다.

2. 소변 새는 양이 얼마나 됩니까?

① 찻 숟가락 정도 ② 속옷에 묻을 정도

③ 속옷을 적실 정도 ④ 다리로 흘러내릴 정도

3. 소변이 마려우면 참지 못하고 그대로 속옷에 적시지 않습니까?

① 없다. ② 한 달에 한 번

③ 일주일에 한 번 ④ 매일 그렇다.

4. 소변을 볼 때 아랫배에 통증이 있거나 항상 하복부가 묵직하고 소변을 누어도 시원하지 않습니까?

① 없다. ② 한 달에 한 번

③ 일주일에 한 번 ④ 매일 그렇다.

5. 찬물에 손을 담그거나 물 흐르는 소리를 들을 때 또는 추운 겨울에 소변을 속옷에 적신 적이 있습니까?

① 없다. ② 한 달에 한 번

③ 일주일에 한 번 ④ 매일 그렇다.

자가진단 2 – 요실금의 종류

증상	절박성 요실금 (과민성방광)	복압성 요실금
1. 달리기, 줄넘기, 기침, 재채기, 웃을때, 무거운 물건을 들 때 소변이 나온다.	아니오	예
2. 재채기를 세게 하면 재채기와 동시에 소변이 나온다.	아니오	예
3. 재채기를 하고 나서 조금 지나서 소변이 나온다.	예	아니오
4. 소변을 참기 어렵고 소변보는 횟수가 하루 8회 이상이다.	예	아니오
5. 밤에 자다가 깨서 소변 보는 횟수가 2번 이상인 경우가 자주 있다.	예	아니오
6. 소변이 마려울때 빨리 걸으면 소변이 나온 적이 있다.	아니오	예
7. 소변이 마려워 화장실에 도착하기 전에 소변이 나오기도 한다.	예	아니오

6. 휠체어 사용

1) 휠체어 이동 시 유의사항

(1) 휠체어의 선택 : 신체 기능 및 사용 공간, 체형에 맞는 것을 선택, 휠체어 기능(잠금장치, 바퀴 손잡이, 팔걸이, 발 받침대) 확인

(2) 보조물품 : 의자, 지팡이, 보행 벨트(필요 시)

(3) 케어자 위치 : 항상 대상자 가까이에서 지지

2) 휠체어 이동 시 작동법

(1) 문턱 오르는 법

케어자가 양팔에 힘을 주고 휠체어 뒤를 발로 조심스럽게 눌러 휠체어를 뒤쪽으로 기울이고 앞바퀴를 들어 문턱을 오른다.

(2) 문턱 내려오는 법

케어자가 뒤에 서서 뒷바퀴를 내려놓고, 앞바퀴를 올리며 뒷바퀴를 천천히 뒤로 빼면서 앞바퀴를 조심히 내려놓는다.

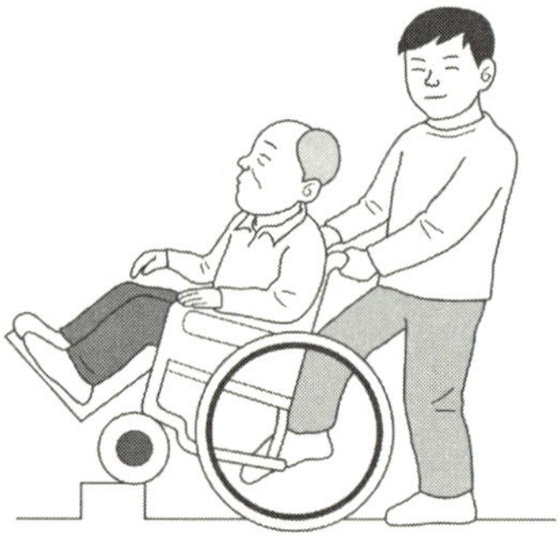

〈그림 6-12〉 문턱 오르는 법

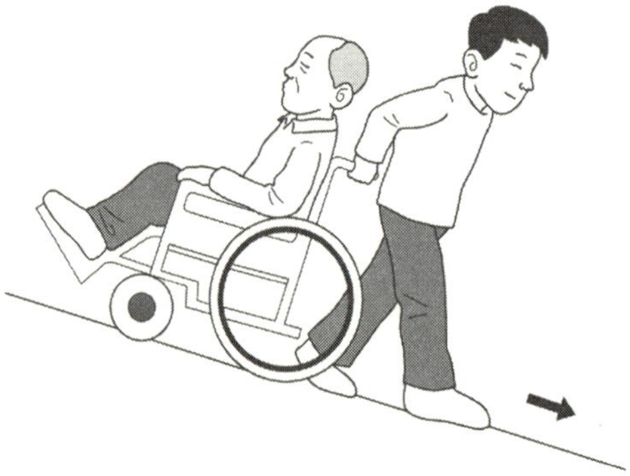

〈그림 6-13〉 언덕 내리는 법

(3) 언덕 오르고 내리는 법

휠체어는 항상 높은 쪽을 향하도록 한 상태에서 케어자가 뒤에서 휠체어를 지탱하면서 오르고 내린다(내려가는 경우 뒷걸음으로 내려오게 된다).

(4) 울퉁불퉁한 길

대상자가 진동을 느끼지 않도록 앞바퀴는 들어 올리고 뒷바퀴만으로 이동한다.

3) 침대에서 휠체어로 이동

(1) 휠체어를 노인의 건강한 쪽으로 45° 각도로 비스듬히 침대에 둔다.
(2) 건강한 팔로 휠체어의 팔받침대를 잡는다.
(3) 팔받침대를 잡고 건강한쪽 발에 체중을 지지해서 일어선다.
(4) 일어선 상태에서 반대쪽 팔받침대로 옮겨 잡으면서 몸을 틀어 선다.
(5) 손상 받은 다리를 축으로 하여 건강한 쪽 다리로 몸을 회전시켜 서서히 앉는다.
(6) 발판을 내리고 건강한 팔로 손상 받은 다리를 들어 올린다.

4) 휠체어에서 침대로 이동

(1) 휠체어를 45° 각도로 건강한 쪽 방향으로 비스듬히 침대에 붙여 둔다.
(2) 건강한 팔로 침대 끝을 잡는다.
(3) 침대를 누르면서 몸통을 앞으로 숙이고 체중을 이동시키며 일어선다.
(4) 손상 받은 다리를 축으로 하여 몸을 회전시켜 완전히 걸터앉는다.
(5) 바른 자세로 앉는다.

5) 휠체어에서 변기로 이동

(1) 건강한 쪽이 변기에 가까기 다가가도록 휠체어를 45° 각도로 비스듬히 둔다.
(2) 건강한 손으로 변기의 반대쪽 안전바를 잡는다.
(3) 건강한 손으로 힘을 주어 몸을 일으킨다.

(4) 건강한 다리를 축으로 하여 몸을 틀어서 변기에 앉는다.
(5) 손상 받은 다리를 바로 하고 바른 자세로 앉는다.

6) 변기에서 휠체어로 이동

(1) 휠체어를 노인의 건강한 쪽 방향으로 45° 각도로 비스듬히 둔다.
(2) 건강한 팔로 먼 쪽에 있는 팔받침대를 잡는다.
(3) 팔받침대를 잡고 몸을 앞으로 숙이면서 몸을 일으킨다.
(4) 건강한 다리를 축으로 하여 몸을 틀어 앉는다.
(5) 발판에 다리를 올려놓고 바른 자세로 앉는다.

생각해보기

휠체어를 사용하는데 있어서 가장 어려운 점이 무엇인지 실제로 사용해보면서 사용방법을 익혀 봅시다.
– 휠체어의 이용

7. 보행

보행이란 인간의 가장 기본적인 신체동작이며 양하지의 상호운동으로 직립자세를 유지하며 걷는 것은 인간발달의 기본자세라고 할 수 있다. 또한 전신운동으로 평범하고 흔히 행해지는 일이지만 뼈·관절·근육의 운동기계, 신경계, 순환기계, 호흡기계가 밀접하게 관련하고 있는 매우 정교하고 치밀한 동작이다.

노화에 따른 기능 저하와 만성질환으로 인해 장기간 누워있는 대상자는 혼자서 보행하기가 어려우므로 똑바로 선 자세를 유지하여 걷도록 돕는 것이 중요하다. 케어자는 대상자가 자세와 균형을 유지하도록 하기 위해 불편한 쪽을 지지해 준다. 또한 대상자가 의자나 손잡이를 잡고 똑바로 서 있는 자세를 취하고, 제자리걸음과 같은 준비운동을 하거나 전후좌우로 이동할 수 있도록 보조한다.

1) 지팡이 높이 측정

(1) 신발을 신고 똑바로 서서 손으로 지팡이를 잡는다.
(2) 지팡이는 다섯 번째 발가락에서 15~20cm 떨어진 전측방에 놓는다.
(3) 지팡이의 끝에는 미끄러지지 않도록 흡입고무를 씌어야 한다.
(4) 지팡이의 높이는 노인의 넙다리뼈의 극돌기 위치에 맞추는 것이 가장 적당하다.
(5) 다른 방법으로는 팔꿈치를 20~30도 구부린 상태에서 다섯 번째 발가락의 외측 15~20cm 떨어진 곳에 지팡이의 끝을 맞추면 된다.

2) 보행보조 시 유의점

(1) 보행기구의 선택 : 신체 기능 및 사용 공간, 체형에 맞는 것을 선택, 기구의 기능(지팡이 끝, 보행기 다리의 고무 닳은 정도, 실버카의 바퀴와 잠금장치) 확인
(2) 보조물품 : 미끄럼 방지용 양말, 신발
(3) 케어자의 위치 : 대상자와 가까이에서 지지(기능이 불편한 쪽에서 보조)

3) 선 자세에서 균형 잡기

(1) 의자나 손잡이 등을 한손으로 잡고 약 3분간 서 있을 수 있도록 연습시킨다. 이때 케어자는 대상자의 불편한 쪽의 몸을 받쳐 준다.
(2) (1)의 동작이 가능하면 전후좌우로 천천히 체중을 이동하거나 가볍게 제자리걸음을 해서 균형 잡는 연습을 시킨다. 이때 케어자는 대상자의 불편한 쪽의 몸을 받쳐 준다.

4) 보행 돕기(보행 벨트)

(1) 보행 벨트의 안전 잠금을 위한 끈이나 패드의 상태, 벨트 손잡이의 바느질 상태를 확인한다.
(2) 대상자의 허리 부분에 맞춰 벨트를 묶는다.

(3) 보행전에 벨트나 끈이 풀리지 않았는지 확인한다.

(4) 케어자가 대상자의 불편한 쪽 뒤에 서서 대상자의 가까운 쪽에 있는 손으로 대상자의 허리를 감싸 안으며 벨트 손잡이를 잡는다. 다른 한 손으로 반대편 벨트 손잡이를 잡는다.

5) 보행기 사용 돕기

(1) 보행기 종류를 확인한다.

(2) 보행기의 손잡이, 고무받침이 닳지 않았는지를 확인한다. 접이식 보행기라면 펼친 후 잠김 버튼이 완전히 채워졌는지 확인한다.

(3) 미끄러지지 않는 양말과 신발을 신도록 돕는다.

(4) 침대의 바퀴를 잠그고 서도록 잡는다.

(5) 대상자의 앞에 보행기를 둔다.

(6) 보행기는 대상자의 팔꿈치가 약 30°로 구부러지도록 대상자 둔부 높이로 조절한다.

(7) 양쪽 다리 모두 약한 대상자에게 보행기 사용법을 알려준다.

① 보행기를 앞으로 한 걸음 정도 옮긴다.

② 보행기 쪽으로 한쪽 발을 옮긴다.

③ 나머지 한쪽 발을 먼저 옮긴 발이 나간 지점까지 옮긴다.

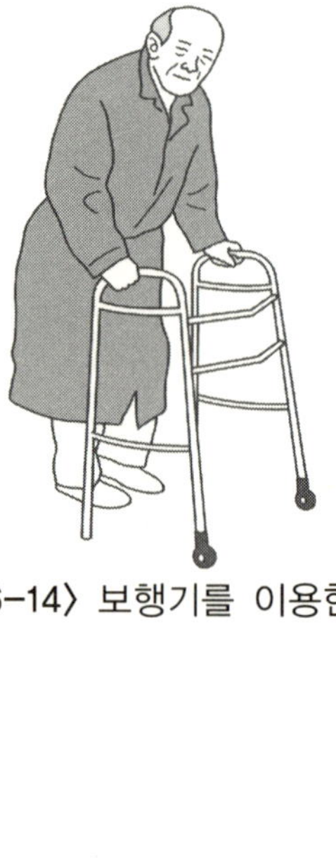

〈그림 6-14〉 보행기를 이용한 보행

(8) 한쪽 다리만 약한 대상자에게 보행기 사용법을 알려준다.

① 약한 다리와 보행기를 함께 앞으로 한 걸음 정도 옮긴다.

② 일단 체중을 보행기와 손상된 다리 쪽에 의지하면서 건강한 다리를 앞으로 옮긴다.

(9) 케어자는 대상자의 뒤쪽에 서서 보행 벨트를 잡고 걷는다.

(10) 침대로 돌아와 눕는 것을 돕는다.

(11) 혼자 보행기를 사용할 수 있다면 대상자의 손이 닿는 곳에 보행기를 둔다.

8. 낙상예방

1) 낙상의 정의

낙상이란 외적인 충격 없이 일상생활을 수행하는 동안 균형이나 안정성을 잃으면서 신체의 일부분이 바닥에 닿은 것, 즉 단순히 넘어지는 것을 의미한다. 노인에게 발생하는 낙상은 손상, 기능장애, 사망의 주요 원인이다. 낙상 후에는 골절이나 찰과상 등의 신체적 손상을 입는 경우도 있으며, 신체적 손상이 없더라도 낙상에 대한 두려움을 갖게 되어 활동이 제한될 수 있다. 이러한 낙상은 안전한 환경제공과 세심한 관찰로 예방이 가능하다.

2) 낙상 위험요인

(1) 내재적 위험요인

① **시력감퇴**

노안의 진행으로 사물을 잘 보기 위해 더 밝은 빛이 요구되고, 렌즈가 황색화 되면서 빛 반사에 매우 예민해진다. 시야가 좁아지고 색깔 구분이 둔해지고, 물건의 깊이에 대한 인식이 저하되며, 움직이는 물체에 초점을 맞추는데 더 많은 시간이 필요해진다.

② **청력감소**

자동차의 경적이나 화재경보 등을 잘 듣지 못한다.

③ **근골격계의 변화**

뼈와 근육의 크기가 감소하는데 여성에서 그 정도가 심해진다. 폐경기 이후 여성에서 골다공증이 빈발하며 이런 노인에서는 재채기나 창문을 여는 등의 적은 활동에 의해서도 골절이 발생할 수 있다. 또한 걷는 동작이 불안정해지고 몸의 무게중심이 젊었을 때보다 앞으로 기울어져 낙상의 위험성이 높아진다.

④ **신경 및 인지적인 변화**

반사작용이 느려지고 온도변화에 대한 예민도도 저하되며 기억력과 주의집중이 나빠진다.

⑤ 저혈압, 저혈당, 부정맥, 불면증, 야뇨증, 빈뇨, 의사소통 장애, 혼돈

⑥ 진정제, 이뇨제, 혈압강하제 등의 약물복용

⑦ 장기간의 침상 안정

(2) 외재적 위험요인

① 부적절한 조명, 고정되지 않은 매트, 젖었거나 미끄러운 마룻바닥, 바닥에 어질러진 물건, 평평하지 않은 바닥, 전깃줄, 난간이 없는 층계, 부적절한 가구 배치 등의 환경적 문제

② 평평하지 않거나 미끄러운 보도, 경사가 급한 장소, 야간의 약한 조명

③ 휠체어, 보조기구, 보행기, 바퀴 달린 침상의 탁자, 번쩍이는 불빛, 윤이 나는 마룻바닥, 억제대 같은 시설의 위험요인

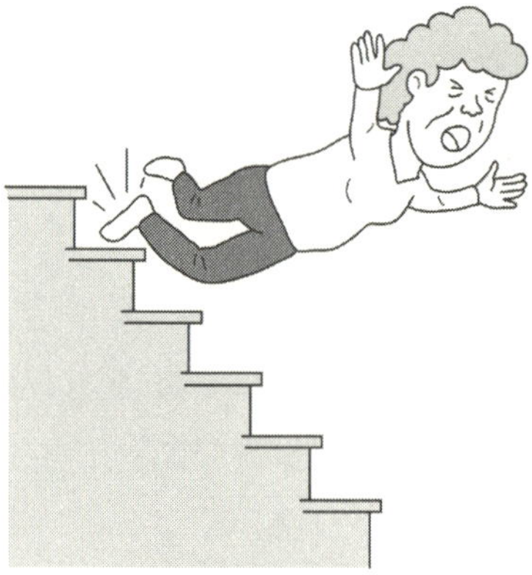

〈그림 6-15〉 낙상

생각해보기

낙상의 위험요인에 대해서 이야기해 봅시다. 본인이 생각하는 낙상의 가장 큰 위험요인은 무엇인가요?
– 위험요인(1순위 – 3순위)

3) 장소에 따른 낙상의 예방법

〈표 6-2〉 장소에 따른 낙상예방법

장소	예방법
계 단	· 손잡이와 미끄럼 방지 장치를 만듦
욕 실	· 손잡이를 만듦 · 미끄럼 방지 매트를 사용함
거실, 복도	· 가능하면 문턱을 없앰. 문턱이 있는 경우 경사도를 설치함 · 전기 코드는 방 모서리로 돌리거나 테이프 등으로 고정함 · 주위의 물건을 최소화하고 정리를 함 · 바닥에 물기를 바로 닦음 · 미끄럼 방지 매트를 사용함
조 명	· 야간등을 켜둠 · 손 가까이에 전등 스위치를 둠 · 직사광선을 막기 위해 스크린이나 블라인드를 사용함
침 대	· 침대 난간을 만듦 · 미끄러지지 않도록 바퀴에 잠금장치를 함 · 침대 높이를 낮춤
화장실	· 화장실에 손잡이를 만듦 · 이동식 좌변기는 미끄러지지 않도록 고정하고 손잡이를 만듦 · 화장실 바닥에 물기를 없앰

4) 낙상예방을 위한 환경

(1) 적절한 조명

적절한 조명은 대상자가 움직이고, 일을 하는 곳에서의 위험을 줄일 수 있다. 실내의 홀, 계단, 각 방에는 활동을 안전하게 할 수 있도록 조명이 적절해야 한다. 욕실이나 노인의 방에 야간 조명을 하는 것은 낙상의 위험을 줄일 수 있다. 조명은 부드럽고 눈이 부시지 않아야 한다.

(2) 흐트러진 물건 정리

실내에서의 사고는 대부분 예방 가능한 것으로 계단이나 바닥의 작은 깔개, 바닥의 물, 침상 옆 탁자나 선반, 냉장고나 책상위의 흐트러진 물건 때문에 발생한다. 이러한 흐트러진 물건들로 인한 낙상은 노인들에게 더욱 위험하다. 낙상은 흔히 질병, 감각장애, 수면상태, 정서장애, 인지장애, 약물치료, 알코올과 같은 내적 위험요인들과 환경적인 외적 위험요인들이 혼합되어 나타난다. 낙상의 내적 요인들은 조절하기 어렵지만 외적 요인은 조절이 가능하므로 사고 위험을 줄이기 위해 모든 물건들을 정리해야 한다. 필요치 않은 물건은 서랍에 정리하는 것이 좋으며 작은 깔개를 사용한다면 미끄럼방지 패드나 띠를 붙여 사용하여야 하며, 계단에는 사용하지 않는 것이 바람직하다.

(3) 욕실의 유해요인 조절

욕조 내의 낙상은 손잡이, 미끄럼 방지판, 미끄럼 방지 테이프, 욕조 바닥의 색깔 등의 사용으로 줄일 수 있다. 팔걸이가 있는 변기나 변기 앞바닥의 미끄럼 방지 깔개도 사용할 수 있다.

5) 낙상의 합병증

(1) 고관절, 대퇴, 상완, 요골관절, 늑골의 골절과 통증을 유발하는 연부조직 손상과 가동성 장애
(2) 입원으로 인한 부동과 병원성 질환의 위험에 노출
(3) 신경학적 증상과 징후
(4) 낙상에 대한 두려움, 자신감 상실, 보행 제한

6) 케어자의 역할

(1) 대상자가 가정이나 병실에서 낙상했을 경우 당황하지 말고 대상자를 안정시키는 것이 중요하다.

(2) 대상자가 낙상한 상황을 눈으로 확인하지 못했다면 대상자가 대답할 수 있는 경우 상황을 묻고, 대상자가 무리하지 않도록 가장 편안한 상태로 안정시키고 통증이 심하거나 의심이 있을 경우 골절로 간주하고 간호사 등에게 보고한다.

9. 욕창

1) 정의

욕창이란 침대, 의자 혹은 석고붕대 같은 외부물질과 뼈 돌출 부위 간에 지속적인 압박으로 혈액공급이 부족해서(특히 산소와 영양분의 부족) 발생하는 것으로 신체대사 노폐물이 세포내에 쌓여 조직괴사가 일어나는 것을 말한다. 증상은 피부가 붉어지고, 물집이 생기며, 짓무르고, 궤양, 피부의 괴사 등이 나타나는 것으로 심할 경우 세균이 혈관 속에 들어가 패혈증을 일으켜 사망할 수도 있다.

2) 욕창 호발부위

(1) 양 무릎 사이나 발목, 어깨뼈, 척추, 머리 뒷부분, 발꿈치, 천골 등과 같이 체중이 집중되는 곳

(2) 피하 층과 근육 층에 위축으로 연조직과 모세혈관 압력이 증가된 곳

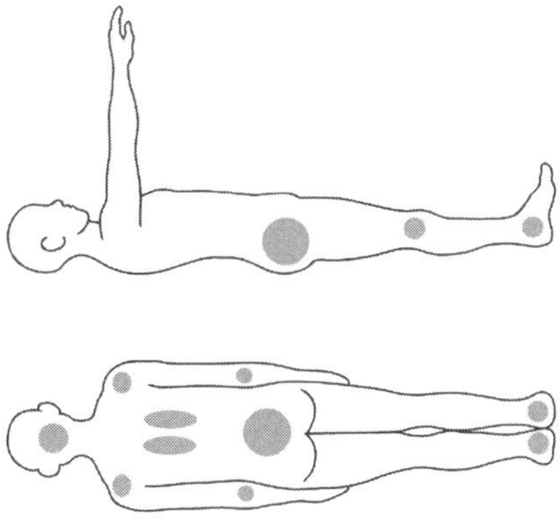

〈그림 6-16〉 욕창 호발부위

3) 욕창 위험요인

(1) 부동

마비 대상자나 극심하게 허약 상태 및 부동 등으로 운동성이 감소된 대상자는 스스로 압력을 제거하는 능력이 없으므로 지속적인 압력을 받게 된다.

(2) 부적절한 영양

체중감소, 근육 위축 및 피하지방 감소 등의 현상이 나타나 피부와 뼈 사이의 완충지대가 감소하게 되어 욕창 발생 가능성이 커진다.

(3) 요/변실금

습기로 인한 피부 연화는 표피의 손상을 일으키고 미생물을 번식시켜서 피부 통합성을 파괴하고 감염을 일으킨다.

(4) 기타

① 몸에 꽉 끼는 옷을 입는 경우

② 우울하거나 의욕이 없어서 움직임이 적은 경우

③ 대상자를 잘못 들어 올리거나 침대에서 잘못 잡아 끈 경우

4) 욕창의 단계

(1) 1단계

피부는 분홍색 혹은 푸른색이다. 누르면 색깔이 일시적으로 없어지며 딱딱하고 열감이 있다. 이 시기에 마사지를 함으로써 욕창의 진행을 예방할 수 있다.

(2) 2단계

피부가 갈라지고 물집이 생기고 조직이 많이 상한다.

(3) 3단계

깊은 욕창이 생기고 괴사조직이 많이 발생한다.

(4) 4단계

뼈와 근육까지 괴사가 진행된 경우이다. 이 단계가 되면 대상자의 전체적인 건강상태가 매우 나빠지기 쉽다.

(5) 욕창 예방 간호

① 매일 아침, 저녁으로 대상자의 피부상태를 점검한다. 피부에 벌겋게 일어난 부위는 없는지, 있다면 그 부위가 자세를 바꾸어도 그대로인지 등을 확인한다.

② 젖은 침대 시트는 바로 교체하고 피부에 오염물질이 묻어 있으면 재빨리 부드러운 천이나 스펀지, 자극이 없는 비누, 미지근한 물을 사용하여 씻고 말린다.

③ 특정부위에 압력이 집중되지 않도록 규칙적으로 자세를 바꾸어 준다. 침대에서는 적어도 두 시간에 한 번씩 몸을 돌려 눕혀주고 의자에서는 그보다 두 배 정도 자주 자세를 바꾸어준다.

④ 침대 시트에 주름이 있거나 빵 부스러기 등이 떨어져 있으면 마찰을 일으킬 수 있으므로 수시로 점검한다.

⑤ 피부를 주무르는 것은 삼가하고 뜨거운 물주머니는 피부에 화상을 입힐 수 있으므로 조심한다. 또한 피부에 이상이 생기면 바로 간호사 등에게 보고한다.

⑥ 뼈 주위를 보호하고 무릎 사이에는 베개를 끼워 마찰을 방지한다.

⑦ 몸에 꽉 끼는 옷과 단추 달린 스커트나 바지는 피한다.

⑧ 손톱에 긁히는 일이 없도록 손톱을 짧게 자른다.

⑨ 신체의 약한 부위에 압력이 가는 것을 덜어줄 특수 매트리스와 베개를 장만한다.

⑩ 대상자가 균형 있는 식사를 할 수 있게 돕는다.

⑪ 천골부위 욕창 예방을 위해 도너츠 모양의 베개를 사용하는 경우가 있으나 이는 오히려 압박을 받는 부위의 순환을 저해할 수 있으므로 삼간다.

(6) 욕창 증상 초기 대처

① 약간 미지근한 물수건으로 찜질하고 마른 수건으로 물기를 닦아낸다.

② 주위를 나선형을 그리듯 마사지하고 가볍게 두드린다.

③ 미지근한 바람으로 건조시킨다.

④ 춥지 않을 때에는 30분 정도 햇볕을 쪼인다.

5) 침대에서의 체위변경

노인들은 많은 시간을 침대에서 보내므로 체위를 자주 바꾸어 주어 피부의 혈액순환을 돕고 불편감을 덜어 주도록 해야 한다. 대상자의 몸을 잡아야 할 경우 관절 밑부분을 지지해 주어야 하며, 체위에 따라 들어간 부분이나 다리 사이를 베개나 수건으로 지지해 주면 편안하다. 케어자는 대상자가 물리치료실, 작업치료실, 산책 등으로 이동할 때 보조하는 업무가 많으므로 이동을 돕는 방법을 잘 알아야 한다.

(1) 체위변경의 목적

체위변경은 스스로 움직일 수 없거나 움직여서는 안 되는 대상자의 일상생활활동을 돕기 위해 필요하다.

① 근육위축으로 인한 호흡기능 저하의 예방과 폐확장 촉진
② 관절강직으로 인한 움직임 제한이나 변형 방지
③ 혈액순환장애로 인해 몸이 붓거나 혈액이 응고되는 것을 예방
④ 고정된 자세로 인한 피부조직의 괴사와 욕창 예방

(2) 기본체위 유형

① 앙와위

천장을 쳐다보며 똑바로 누운 자세로 휴식하거나 잠을 잘 때 자세

② 복와위

엎드린 상태에서 머리를 옆으로 돌린 자세. 등에 상처가 있거나, 등의 근육을 쉬게 해 줄 때 자세

③ 측위

옆으로 누운 상태로 양팔을 앞으로 하고 무릎을 구부린 자세로 둔부의 압력을 피하거

나 관장할 때 자세

④ **반좌위**

천장을 보며 누운 상태에서 침상머리를 45° 정도 올린 자세로 숨이 차거나, 얼굴을 씻을 때, 식사 시나 위관 영양을 할 때 자세

제 6 장 낙상

1. 개요

1) 낙상의 정의

낙상은 넘어지거나 떨어져서 몸을 다치는 것으로 주로 노인 사고사의 주된 원인이며, 75세 이상 노인 사고사의 70%를 차지한다. 65세 이상의 지역사회에 거주하는 일반적으로 건강한 노인의 약 35~40%와 요양시설에 입소한 노인의 60%에서 매년 낙상사고가 발생한다. 낙상은 노인의 사망률, 유병률, 기능의 저하, 조기 장기 요양시설에서의 입소와 관련이 있다. 미국의 65세 이상 노인 중 3분의 1 이상에서 연간 한 번 이상 낙상을 경험한다고 하며 우리나라의 경우 65세 이상 노인의 신체 손상 중 반 이상이 낙상에 의하여 발생한다. 낙상으로 인한 손상은 미국 노인 의료비 지출의 6%를 차지한다.

2) 낙상의 문제점

노인 낙상으로 인한 사망률은 65세 이상 전체 사망의 2.2%, 손상으로 인한 사망의 17.7%로 교통사고에 의한 사망 다음으로 높다. 대퇴골절의 90% 이상이 낙상에 의하여 발생하며 이들의 대부분이 70세 이상의 노인들에서 발생한다. 낙상 후 입원한 노인들은 다른 질병으로 인하여 입원한 노인에 비하여 약 2배 이상의 입원기간을 필요로 하며, 일상생활활동과 육체적, 사회적 활동이 더욱더 감소하여 요양시설에 입소하기 쉬운 상태로 놓여진다. 그리하여 재발하는 낙상사고는 독립적으로 생활하는 노인의 장기요양기관 입소의 흔한 원인이다.

낙상은 장기요양시설 입소 원인의 40%를 차지한다. 낙상은 좋지 않은 건강과 기능감소의 지표이며, 종종 폐렴, 하부 요로감염, 심근경색 등 다른 질환과 관련되어 나타나기도 한다. 낙상으로 인한 정신적인 충격으로 인하여 낙상에 대한 공포와 이로 인한 활동의 제한을 유도하여 운동기능의 감소와 의존을 초래하며 이로 인한 기능의 감소는 낙상의 위험을 증가시킨다. 이러한 낙상후불안증후군(post fall anxiety syndrome) 또한 잘 알려진 낙상의 후유증이다.

3) 낙상의 원인

낙상은 신체 건강상의 문제와 행동상의 문제, 환경적 요인에 의하여 발생한다. 낙상을 유발하는 요인은 다양하며 요인이 많을수록 낙상의 위험은 높아진다.

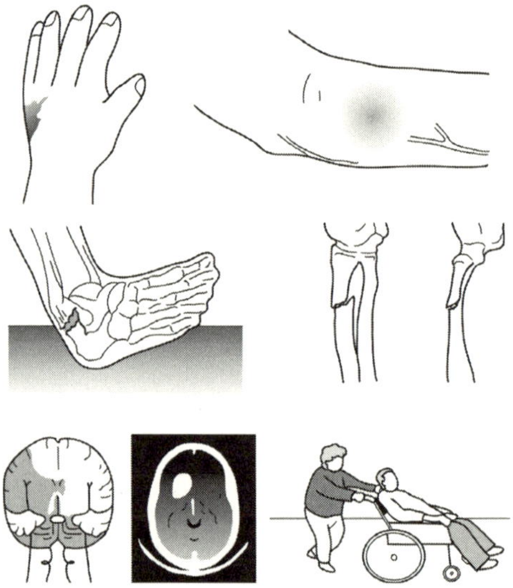

〈그림 6-17〉 낙상의 문제점

(1) 환경요인

낙상은 주거시설에서 발생이 61.5%로 가장 많으며, 도로(20.0%), 상업시설(18.5%) 순이다. 주거시설에서 발생하는 낙상 중 95%는 가정에서 발생하였는데, 가정 내 미끄러운 바닥이나 계단 등의 위험한 환경적 요인이 25-45% 차지한다. 응급실로 내원한 낙상환자의 19.2%에서는 지면에 물이나 얼음, 눈과 같은 것에 관련이 있었다. 특히 주거시설 내 낙상은 지면의 물에 의하여 미끄러져 발생하는 경우가 20.6%였고, 화장실에서 발생한 낙상의 74.3%가 바닥의 물과 관련이 있었다(손상감시정보 2009. 6. 질병관리본부).

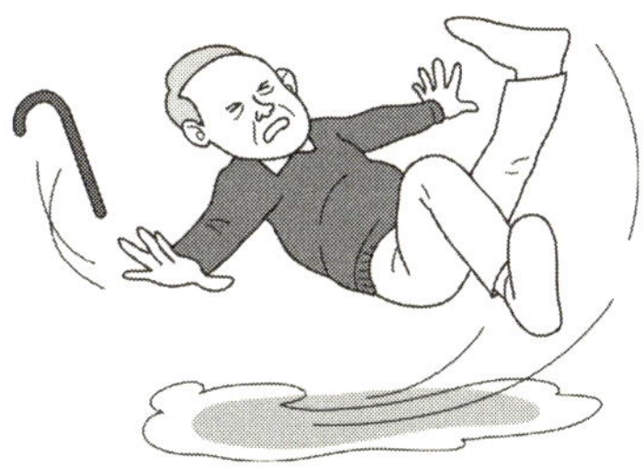

〈그림 6-18〉 미끄러짐

도로에서 발생한 낙상의 경우 도로가 물, 눈 또는 빙판으로 덮여있는 경우나 경사진 지면에서 많이 발생한다. 그 외 상업시설에서 발생한 낙상 또한 지면의 경사나 턱에서 많이 발생하였다. 또한 어두운 곳과 같이 환경적인 요인이 영향을 미치는 것으로 알려져 있어 아래와 같은 환경요인을 제거하는 것이 예방에 도움이 될 수 있다.

① 집안이 정돈되지 않아 어지럽거나 전등이 희미한 경우

② 보조기구(지팡이, 목발 등)들의 크기나 형태가 맞지 않을 때

③ 공간들의 디자인이 손상을 유발하도록 디자인 된 경우

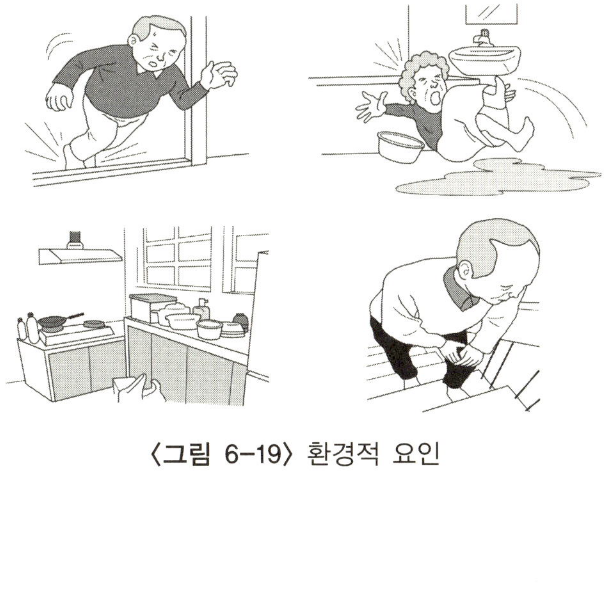

〈그림 6-19〉 환경적 요인

(2) 인적 요인

① 시력감퇴

노안의 진행으로 사물을 잘 보기 위해 더 밝은 빛이 요구되고, 렌즈가 황색화되면서 빛 반사에 매우 예민해진다. 시야가 좁아지고 색깔 구분이 둔해지고, 물건의 깊이에 대한 인식이 저하되며, 움직이는 물체에 초점을 맞추는데 더 많은 시간이 필요해진다.

② 청력감소

자동차의 경적이나 화재경보 등을 잘 듣지 못한다.

③ 근골격계의 변화

뼈와 근육의 크기가 감소하는데 여성에서 그 정도가 심해진다. 폐경기 이후 여성에서 골다공증이 빈발하며 이런 노인에서는 재채기나 창문을 여는 등의 적은 활동에 의해서도 골절이 발생할 수 있다. 또한 걷는 동작이 불안정해지고 몸의 무게중심이 젊었을 때 보다 앞으로 기울어져 낙상의 위험성이 높아진다.

④ 신경 및 인지적인 변화

반사작용이 느려지고 온도변화에 대한 예민도도 저하되며 기억력과 주의집중이 나빠진다.

⑤ 저혈압, 저혈당, 부정맥, 불면증, 야뇨증, 빈뇨, 의사소통 장애, 혼돈

⑥ 진정제, 이뇨제, 혈압강하제 등의 약물복용

⑦ 장기간의 침상 안정낙상은 남자보다 여자에서 더 많이 발생(국내 1.9배)

(3) 행동적 요인

아래의 경우와 같이 행동의 제한과 약물이나 알코올의 섭취도 낙상의 위험성을 증가시킨다.

① 무기력하여 활동이 저하된 경우

② 약물복용의 부작용이나 상호작용

③ 알코올 섭취

(4) 낙상을 잘 유발하는 위험요인

① 보행장애가 있는 질환을 앓고 있는 사람

② 기립성 저혈압이 있는 경우

③ 4가지 이상 약물을 복용하고 있는 사람

④ 발에 이상이 있거나 적절한 신발을 착용하지 않는 사람

⑤ 시력이 떨어져 있는 사람

⑥ 집안에 낙상 위험이 있는 경우

〈표 6-3〉 낙상의 위험을 증가시키는 요인

• 보행변화
① 보행 높이 감소, 발과 바닥과의 간격 감소
② 폭이 좁은 동요성 보행 패턴
③ 더 짧은 보폭, 더 넓은 기저면
④ 느린 운동(정지/시작 보행 패턴)
⑤ 질질 끄는 보행(뒷꿈치 닿기나 발끝 밀기가 없음)
⑥ 발목의 배측 굴곡 감소

• 자세성 불안정
① 전후, 측면으로의 체간 동요 증가
② 운동시 중력 중심으로부터 벗어났을 때 근육을 수축하도록 각성하는 감각 수용기의 반응 감소
③ 균형 혼란에 대한 주동근과 길항근의 공동 수축
④ 근약화
⑤ 발가락을 지나게 중력 중심을 이동하여 자세를 전방으로 구부림

• 시력 감소
① 눈에 들어가는 빛 감소(이차적으로 혼탁)
② 백내장
③ 노안
④ 눈 사이 압력 증가
⑤ 색깔 인지 감소
⑥ 밝고 어두움에 대한 적응에 필요한 시간 증가
⑦ 눈부심 증가

• 청력 감소
① 고주파 소리를 듣는 능력 감소
② 차나 자전거의 접근을 알아채지 못함
③ 쉽게 놀람

• 촉각 감소
① 체성 감각 소실
② 지지면의 변화를 알아채지 못함

• 인지변화
① 환경에 대한 혼동
② 주의력 장애
③ 각성 수준 감소
④ 판단 부족

• 기립성 저혈압
① 기립시 수축기 혈압의 떨어짐
② 서 있을 때 머리가 어질어질한 상태로 뇌에 혈액공급이 불충분한 상태
③ 압력 수용기의 효율 감소

• 야뇨
① 방광 용적 감소
② 배뇨 신호가 늦어짐
③ 실신 후
④ 화장실에 가기 긴박감
⑤ 밤에 반잠이 들거나 조명이 약한 경우

2. 낙상의 평가 및 대응 전략

1) 낙상의 평가

낙상으로 인해 진료를 받고 있는 모든 노인에게는 1년에 1회 이상의 낙상과 낙상의 위험인자에 대한 문진을 하여야 한다. 재발되는 낙상의 여부, 보행과 균형의 장애 여부, 낙상에 대한 두려움, 최근의 낙상 등의 질문에 1개 이상이 양성으로 나타나면 포괄적이고 세부적인 낙상에 대한 평가를 실시하여야 한다. 이것에는 낙상에 대한 주변환경 분석, 낙상과 관련된 과거력, 약물 복용 내역, 의학적인 관련 문제, 운동능력, 보행과 균형의 장애 정도, 시력, 하지의 관절 기능상태, 신경학적 기능상태, 심혈관계 기능상태, 환경적인 위험 평가 등이 포함된다. 한편 1회 낙상의 과거력이 있는 노인에게는 보행과 균형감각에 대한 평가를 실시한다. 손쉬운 방법으로서 의자에서 손을 이용하지 않고 일어나기, 몇 차례 걷고 돌아오기 등이 있다.

2) 증상

낙상으로 인한 사망은 60세 이상 환자의 약 0.3%에서 발생하지만 대부분의 손상은 다음 아래의 한 가지 형태로 나타난다. 국내 낙상 심층조사에 의하면 낙상 후 가장 많은 손상이 머리손상(40.3%)이었으며, 그다음이 엉덩이 및 넙적다리 손상(23.3%), 허리뼈 또는 골반손상(10.9%) 순이었다.

(1) 머리 손상

낙상 후 머리 손상은 넘어지면서 머리 부분을 땅이나 물체에 부딪혀 발생하는데 심한 경우에는 뇌손상으로 인한 수술이 필요한 경우도 있다. 그 외 머리뼈나 안면부 뼈의 골절은 낙상으로 내원한 응급실 환자의 4.7% 정도 차지한다.

(2) 엉덩이 또는 넙다리뼈(대퇴골) 골절

65세 이상의 노인에서 엉덩이뼈 골절의 90% 이상은 낙상에 의하여 발생하는데 넙다리뼈 경부 골절이 되면 인공관절 치환 수술을 하여야 하는 경우도 발생한다.

(3) 상지 및 기타 부위 손상

겨울철 빙판에 미끄러져 손목부위의 골절로 병원으로 내원하는 경우는 3.1% 정도 발생하며 이외에도 허리뼈나 가슴부위에 손상이 발생할 수 있다.

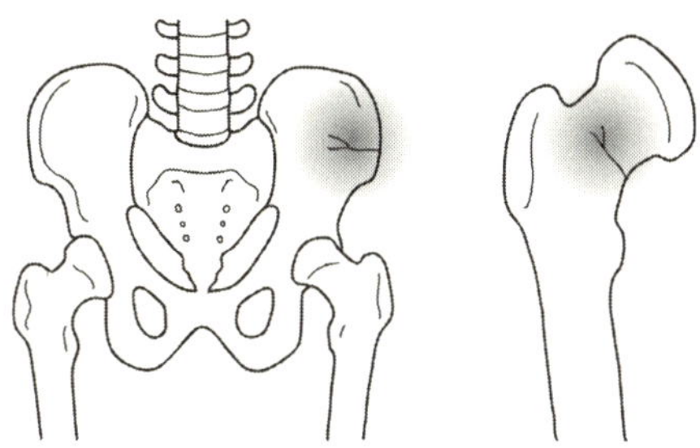

엉덩이 또는 넙다리뼈의 골절

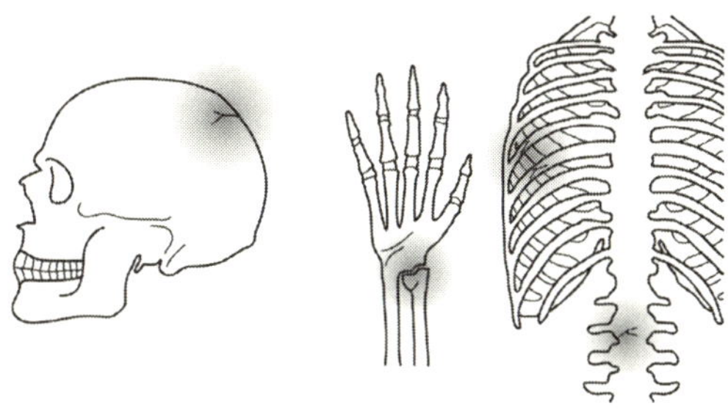

머리 손상　　　상지 및 기타부위 손상

〈그림 6-20〉 낙상으로 인한 손상

3) 낙상예방의 중요성

낙상 환자 10명 중 약 1명은 대퇴부의 골절이나 머리 손상으로 입원이 필요한 심각한 손상이 동반되어 손상에 의한 치료 기간이 길어지고 경우에 따라서 사망까지 발생하므로 본인과 가족의 육체적, 정신적 고통이 심하며, 경제적 손실 또한 크다. 다음과 같은 이유 때문에 낙상에 대한 예방이 중요하다고 할 수 있다.

(1) 낙상은 심각한 손상이 동반된다.

(2) 낙상으로 사망할 수 있다.

(3) 낙상으로 인한 경제적 손실이 크다.

(4) 낙상은 예방 가능하다.

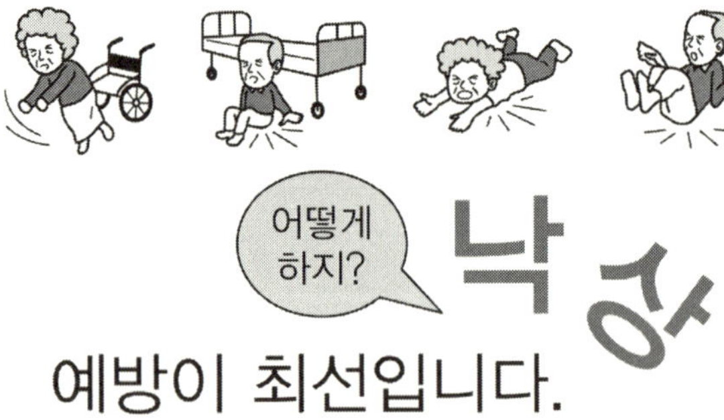

〈그림 6-21〉 낙상예방의 중요성

4) 낙상예방 접근법

(1) 규칙적인 운동하기

규칙적인 운동은 근력을 강화시키고, 균형감각을 증강시키는 것으로 알려져 있고, 실제 낙상의 위험을 17% 정도 감소시키는 것으로 보고 있다.

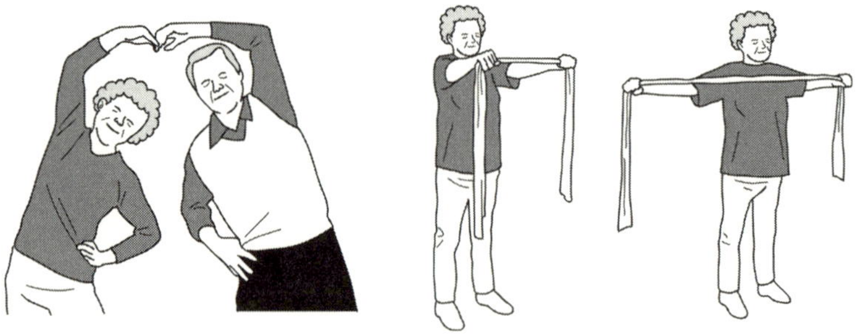

〈그림 6-22〉 규칙적인 운동

(2) 복용 약물에 대해 의사에게 확인받고 과음 삼가

어지러움이나 두통을 일으킬 수 있는 안정제나 근육 이완제, 고혈압 약물 등에 의해 낙상이 잘 일어날 수 있으므로 복용하고 있는 약물에 대하여 의사에게 확인하는 것이 좋다. 누워 있거나 앉은 상태에서 갑자기 일어나면 혈압이 떨어지면서 어지럼증이 생겨 낙상의 원인이 될 수 있으므로 급격한 자세 변화는 피하는 것이 좋다.

이미 평형장애가 있는 사람은 아주 조그만 알코올 섭취에도 많은 장애를 받을 수 있으므로 술을 절제해야 한다.

(3) 시력 검사하기

최소한 1년에 한번 안과검진을 받아야 한다. 시력을 제한할 수 있는 녹내장과 백내장 질환은 낙상의 위험을 증가시킬 수 있으므로 백내장 수술은 가능하면 빨리 받는 것이 필요하다. 평지나 계단을 보행할 때 다초점 렌즈를 착용하지 않는 것이 좋으며 시력이 떨어져 안경을 통해 교정할 때는 새로운 시력에 익숙해질 때까지 특별한 관심과 주의가 필요하다.

제 7 장 환경수정

1. 개요

1) 환경수정의 필요성

이용자에게 보다 적합한 주거환경을 제공하기 위해서는 신체 기능만을 고려할 것이 아니라, 매일 반복되는 일상생활활동 능력이나 체력, 라이프스타일, 취미 등까지 감안하고 정확히 평가해야 한다. 이때 이용자 본인에 관한 관점, 이용자를 둘러싼 보호자나 가족, 사회에 관한 관점, 주거환경에 관한 관점을 모두 고려하여야 한다. 이장에서는 보다 적합한 주거환경관리에 대한 내용을 다루고자 한다.

이용자의 실제 생활 측면에서의 적합성 측면에서는 주거환경이 큰 영향을 미친다. 구조나 창호, 가구, 설비기기 등을 포함한 가옥이나 그 주변의 정보는 매우 중요하다. 보다 더 적합한 복지용구의 사용을 위하여 주거환경이 변화되면, 보다 더 자립된 생활이 가능해진다. 그 결과로 윤택하고 삶의 보람을 느낄 수 있는 생활과 연결되는 것이기 때문에, 주거환경의 현상을 평가하는 관점은 자립지원을 목적으로 한 환경수정이 필수불가결한 관점이라고 할 수 있다.

따라서, 이용자의 실제 생활환경에서의 위험 요인과 이용자 측면에서의 신체적, 인지적, 기능적 특성 등을 고려한 주거환경 개선 요구가 있을 경우, 환경개선을 우선할 필요가 있다. 또한 전문가의 의견을 참고할 필요가 있다.

2) 환경수정의 일반 원칙

(1) 정주성

정주성이란 노인이 시설에 입소하지 않고 기존에 살던 친근한 곳, 즉 오랫동안 살던 지역에 있는 자기 집에서 그대로 계속해서 지낼 수 있도록 도와주는 재택 활성화나 지속적인 거주성의 개념을 뜻한다.

(2) 범용성

범용성이란 연령, 성별, 건강상태, 신체적 조건 등에 관계없이 누구나 지원하는 개념이다. 노인만 거주하는 주택에 국한하는 것이 아니라 노인과 함께 사는 다른 가족의 사용성도 동시에 고려해야 함을 원칙으로 한다.

(3) 안전성

안전성은 노화나 질병으로 신체 기능이 저하되어 발생할 수 있는 사고를 미연에 예방함으로써 주택에서 안전하게 생활할 수 있도록 지원하는 개념이다.

(4) 자립성

자립성은 노인의 신체 기능이 저하되더라도 주택에서 노인 스스로 타인의 도움없이 일상생활활동을 할 수 있도록 지원하는 개념이다.

(5) 편리성

편리성은 노인이 사용하기 편리하도록 기능성을 고려하고, 설비나 부품의 설치나 교체를 용이하게 하여 노인은 물론 노인을 보살피는 간병인의 경우에도 편리하게 하는 개념이다.

(6) 쾌적성

쾌적성은 노인이 장시간 머무는 주택의 물리적 환경 요건(일조, 채광, 통풍, 환기, 냉난방 등)과 심리적 환경 요건(프라이버시, 과밀 등)이 충족될 수 있도록 지원하는 개념이다.

3) 배리어 프리 개조

배리어 프리 개조의 목적은 '오랜 세월 정이 든 집에서 언제까지라도 살고 싶다'를 실현하기 위해 안전하고 쾌적하게 살 수 있도록 하기 위해서이다. 오랫동안 살았던 도시와 집에는 애착이 있고, 어느 누구라도 계속해서 살고 싶다고 희망할 것이다. 그렇지만, 나이가 들어감에 따라 신체기능이 저하되고, 사고나 병으로 인한 후유증 등으로 인해 신체에 장애를 동반하게 되어 계속 살고 있던 집에서도 일상생활을 영위하는 것이 어렵게 된다. 이러한 것을 'barrier'(배리어)라고 하며, 주택개조 및 환경관리에 의해 barrier(배리어)를 개선하는 것을 barrier free reform(배리어 프리 개조)이라고 한다.

이러한 배리어 프리 개조로 인해 특히 주목되고 있는 것은 장애 때문에 개조하는 것뿐만 아니라, 건강한 집에서 생활하기 위하여 개조하는 것이다. 단지 단순한 난간을 취급한다든지, 비탈이나 경사면을 설치하는 것만이 전부가 아니다. 배리어 프리의 관점으로 본다면, 무엇을 위하여, 무엇을, 어디에, 어떤 식으로 설치한다는 것이 중요하다. 그러기 위해서는 이용자의 신체적 상황과 주택환경에 적합하게 맞추고, 총체적인 시점으로부터 개선을 하는 것이 중요하다. 젊었을 때에는 쾌적하게 생활했지만, 나이가 들어 신체기능이 저하됨으로 인해 여러 가지 위험성을 가지게 된다. 즉, 집에서의 사고나 위험으로부터 고령자를 보호하기 위해 적극적인 배리어 프리 개조가 절실하게 필요하다.

4) 유니버셜 디자인

미국 노스케롤라이나 주립대학의 로널드 메이스(Ronald Mace)가 제창한 모든 사람을 위한 디자인 개념이다. 개조나 특수한 설계 없이도 나이 및 신체적으로 장애가 있는 사람만을 고려한 디자인이 아니라 가능한 모든 사람이 편리하게 사용할 수 있는 제품, 공간, 환경을 디자인하는 것을 말한다.

유니버셜 디자인의 목적은 추가적인 비용 없이 또는 최소한의 비용만으로 시설 및 제품을 좀 더 유용하게 만들어서, 가능한 많은 사람들의 생활을 효율적이고 편리하게 디자인하는 것이다.

유니버셜 디자인의 7가지 원칙은 아래와 같다.

(1) 원칙 1 : 동등한 사용

디자인은 서로 다른 능력을 갖고 있는 모든 사람들에게 유용하고 구매가치가 있어야 한다. 가능한 한 항상 동일하게 모든 사용자에게 같은 사용방법을 제공해야 한다. 프라이버시와 안전을 위한 규정은 모든 사용자들에게 동등하게 적용한다. 디자인을 모든 사용자들에게 공평하게 적용하도록 한다.

(2) 원칙 2 : 사용상의 융통성

디자인은 광범위한 각 개인의 선호도와 능력에 부합한다. 사용방법의 선택권을 제공한다. 왼손, 오른손잡이의 접근과 사용을 위한 방법을 도모한다. 사용자의 정확성과 정밀도를 용이하게 한다. 사용자의 보조를 맞출 수 있도록 한다.

(3) 원칙 3 : 손쉬운 이용

디자인의 사용은 사용자들의 경험, 지식, 언어기술, 집중력 등에 구애받지 않고 이해하기 쉬워야 한다. 불필요한 복잡함을 제거해야 한다. 사용자의 기대와 직관력에 일치되게 한다. 광범위한 문자와 언어 기술에 부합되도록 한다. 중요도에 일치하도록 정보를 정리한다.

(4) 원칙 4 : 지각할 수 있는 정보

디자인은 사용자들의 지각 능력이나 주의의 조건에 구애되지 않고 필요한 정보를 효과적으로 전달시켜준다. 필수적인 정보를 충분히 나타낼 수 있도록 다양한 모드(그림, 언어, 촉감 등)를 사용해서 표현한다. 감각에 장애를 가진 사람들이 사용하는 다양한 기구나 기술들에 호환성을 제공한다.

(5) 원칙 5 : 안정성

디자인은 고려하지 않았거나 우연히 한 행동에 의한 역효과와 위험을 최소화한다. 위험과 실수를 최소화하도록 요소를 배열한다. 대부분 이미 사용된 요소, 접근 가능한 것으로 하고 위험한 요소는 제거하고 분리한다. 위험하거나 실수를 유발시키는 것에 대한 경고를 제공한다. 안정성이 실패할 것을 대비해야 한다.

(6) 원칙 6 : 간편한 조작

디자인은 피로를 최소화하고, 좀 더 효과적이며 안전하게 사용되어야 한다. 사용자들에게 적절한 자세를 유지할 수 있도록 한다. 합리적으로 작동하는 힘을 사용해야 한다. 되풀이되는 동작을 최소화시킨다. 지속적으로 힘을 가하는 동작을 최소화시킨다.

(7) 원칙 7 : 적당한 크기와 공간

사용자들의 체형이나 자세 그리고 기동성에 관계없이 접근하고, 닿고, 조작하고, 사용할 수 있도록 적절한 사이즈와 공간이 제공된다. 앉아 있거나 서 있는 사용자 모두에게 확실하게 보이고 편하게 닿을 수 있도록 한다. 손이나 손잡이 크기의 변동을 고려해야 한다. 보조장치나 간병인의 도움을 받을 수 있는 적절한 공간을 제공해야 한다.

환경수정에 유니버셜 디자인의 도입은 아래와 같다.

① 건물은 모든 사용자에게 공평하고 접근이 용이해야 한다.

② 건물의 디자인은 모든 사용자들이 쉽게 이해하고 사용할 수 있어야 한다.

③ 건물의 디자인은 적은 육체적인 노력 수준을 요구해야 하며, 피로를 최소화하고 효율적으로 사용할 수 있어야 한다.

④ 건물 전체의 계획은 사용자의 신체 사이즈나 자세, 이동성에 관계없이 모든 사용자 그룹에게 적합하도록 계획되어야 한다.

⑤ 건물의 자재나 실내 환경이 불편함을 초래하지 않도록 한다.

5) 환경수정의 효과

대상	효과
노인	• 스스로 할 수 있는 것이 많아진다. • 위험한 것이 적어지고 안전성이 증가한다. • 누워만 지내는 시간이 줄어든다. • 이리저리 움직이는 것이 쉬워져 재활이 용이하게 되고 건강하게 된다. • 입원하지 않고 재택생활이 가능하게 된다. • 가정봉사원이나 입욕서비스의 이용이 줄어든다. • 현재 주택에서 안심하고 생활할 수 있게 된다. • 이사하지 않고 오랫동안 생활할 수 있다.
부양자	• 간병이 편리하게 된다. • 부양 부담이 줄어 가족간의 마찰이 줄어든다. • 간병/부양 비용이 줄어 경제적 효과가 크다.

2. 환경수정 전략

1) 환경수정에서의 기본자세

(1) 이용자의 요구사항을 정확히 파악한다(속마음 파악하기).

무엇이 불편하였는지(넘어졌거나 춥거나 답답하거나 한 주택시설은 무엇이었나?) 조사하고, 주택개수에 따라 더욱 자립적으로 가능해지는 일상생활활동이 무엇인지 고려한다.

(2) 이용자의 일상생활을 그려본다(감독과 같은 구성력).

집안에서 이루어지는 하루 생활 동선, 동작방법과 소요시간 등을 상세히 기록한다. 이러한 기록이 양호한 주택개수에 연결된다.

(3) 이용자의 심신상황을 파악한다.

신장, 체중, 건강상태, 질환종류(고혈압, 심장질환, 호흡기질환 등)를 파악하고, 신체장애(요양등급, 시각, 청각장애, 보장구이용여부), 신변처리(식사, 세면, 배설 등)에 대해 고려한다.

(4) 이용자의 주택상황 및 가족상황을 고려한다.

주택의 형태(자가, 전세, 단독, 아파트 등), 주택구조(목조, 블록조, 철골조 등) 등 주택상황에 대해 파악하고, 가족 간병 여부, 간병인 상태, 주택개수의 결정권 등 가족상황을 고려한다.

(5) 프라이버시를 확보한다.

타인에게 보이고 싶지 않은 치부, 자격지심을 헤아릴 수 있고 이를 배려해야 한다. 가족내 소외감을 느끼지 않도록 전용 침실을 마련(같이 있는 경우 가구로 칸막이)해준다.

(6) 주택개수와 복지용구 사이의 선택을 한다.

주택개수를 하던지, 복지용구를 활용하던지 한 가지만 필요한 경우는 선택을 해야 한다.

(7) 유지 및 관리의 용이성, 경제성을 고려한다.

주택의 유지관리 비용을 고려해야 한다. 특히 난방비와 같은 것을 고려해야 한다.

2) 환경수정에서의 일반 사항

1. 단차(문턱)

① 통행에 불편함이 없도록 인접공간과 단차나 문턱이 없어야 한다.
② 단차가 있는 경우에는 15mm 이하로 한다.
③ 단차를 낮추기가 곤란한 경우에는 보조 발판이나 단 양면에 완만한 경사판을 만들어 이동할 수 있도록 한다.
④ 단차가 있는 부분은 마감재의 색을 달리하여 식별하기 쉽도록 한다.
⑤ 현실적으로 단차를 줄이거나 완만한 경사판을 설치하기가 불가능할 경우에는 보조발판을 사용한다.

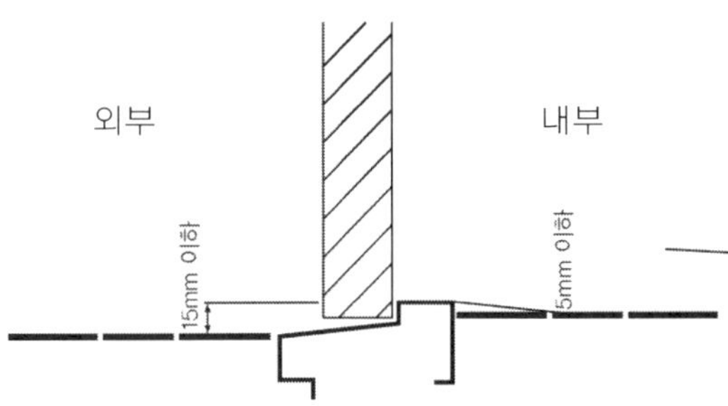

문턱제거 및 경사판 설치

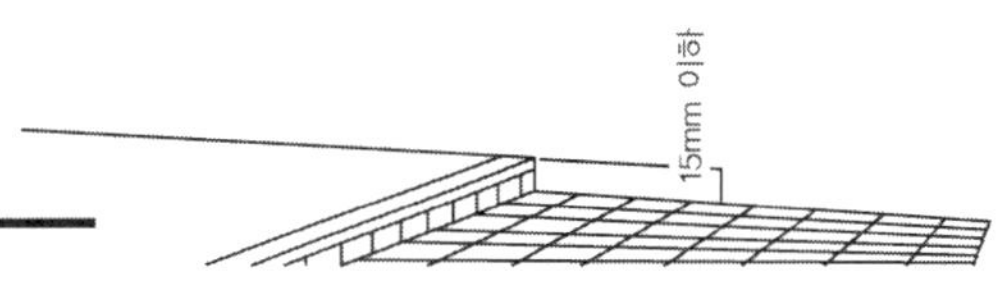

인접 공간과의 단차 낮추기

2. 전기설비

(1) 스위치, 콘센트, 인터폰
① 스위치는 소등 시에도 쉽게 위치를 알 수 있는 램프스위치로 설치한다.
② 스위치의 형태는 사용과 작동이 쉽도록 조작판이 넓은 대형 스위치를 선택한다.
③ 모든 조작기기는 벽모서리로부터 500mm 이상 거리를 두고 설치한다.
④ 스위치는 문손잡이가 있는 쪽의 벽에 설치하며, 바닥으로부터 850~1200mm 높이에 설치한다.
⑤ 콘센트는 가능한 한 허리나 무릎을 많이 구부리지 않고 조작할 수 있도록 바닥으로부터 400mm~850mm 내외에 설치한다.
⑥ 스위치나 콘센트는 문이 열리는 뒷면이나 가구의 뒷면에 위치하지 않도록 설치한다.
⑦ 콘센트는 연장코드 사용을 자제하기 위해 필요한 곳에 추가 설치한다.

⑧ 인터폰은 외부의 방문객에 대한 응대나 주택 내에서 다른 사람과의 의사소통을 위해 필요한 공간에 설치하도록 유도한다.
⑨ 인터폰은 바닥으로부터 1200mm 높이에 설치한다.

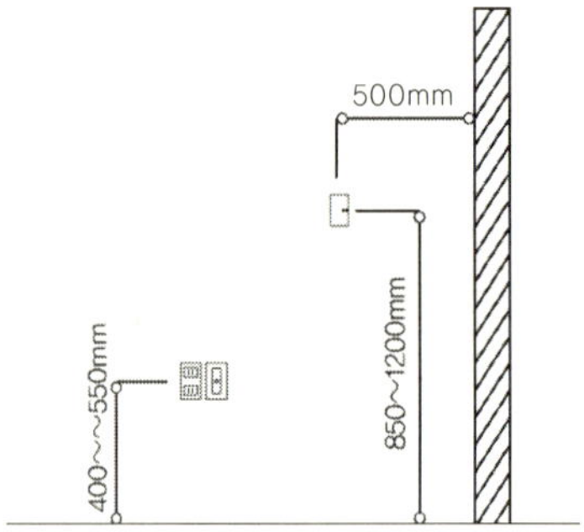

스위치, 콘센트의 위치

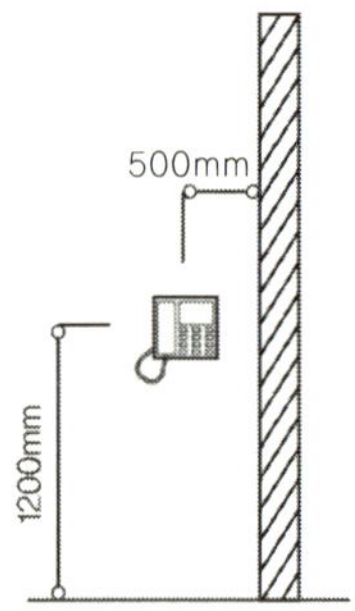

인터폰의 위치

(2) 조명

① 조명은 가능한 한 충분한 자연광이 실내로 들어오도록 조정한다.
② 조명기구는 눈부심을 방지하기 위해 광원이 직접 눈에 들어오지 않도록 한다.
③ 조명기구는 원하는 작업이나 행위에 적당한 조도를 확보할 수 있도록 조도조절장치를 설치한다.
④ 실내에 단차나 계단이 있는 곳에서는 안전사고에 대비하여 국부조명을 설치한다.

(3) 비상연락장치

① 위급 상황 발생에 대비하여 비상연락장치(비상벨 혹은 인터폰 등)를 손이 닿기 쉬운 위치에 설치한다.
② 비상연락장치는 조작하기 쉬운 형태를 선택한다.

3. 안전손잡이(핸드레일)

① 안전손잡이는 몸의 균형을 유지하고 체중을 감당할 수 있는 것으로 안전하게 고정시킨다.
② 안전손잡이가 활동에 방해가 되지 않도록 설치한다.
③ 안전손잡이는 손이 벽에 부딪치지 않고 벽과 안전손잡이 사이로도 빠지지 않게 벽과 50mm 정도의 거리를 두고 설치한다.
④ 핸드레일 : 계단 및 복도에 설치한다. 통상 꽉 잡지 않고, 넓은 공간에서 사용하므로 어느정도 두께가 필요하다. 직경은 32~38mm가 적당하다.
⑤ 손잡이 : 화장실 및 욕실에 설치한다. 꽉 잡을 수 있는 난간대가 필요하고 손가락 끝이 살짝 닿는 정도가 되어야 한다. 직경은 28~32mm가 적당하고, 미끄럽지 않은 재질을 사용해야 한다.
⑥ 안전손잡이는 금속과 같이 차가운 재료로 된 것을 피하고, 색상도 설치하는 공간에 어울리는 것으로 선택한다.

⑦ 보행을 지원하는 안전손잡이는 바닥으로부터 750~850mm 정도에 설치한다. 높이는 골반 높이가 최적의 높이이다. 안전 손잡이를 잡았을 때 팔꿈치가 150° 정도 각도가 되도록 한다. 750mm를 표준으로 하나 사용하는 사람에 따라 조절한다.
⑧ 보행을 지원하는 안전손잡이는 중간이 끊어져서 사고가 발생하지 않도록 연속적으로 설치한다.
⑨ 수평 안전손잡이의 끝부분은 옷에 걸리지 않도록 벽에 붙이거나 아래로 구부린다.
⑩ 일반적으로 원형 단면이 기본이고, 류마티스 관절염이 있는 경우 손으로 살짝 대는 평면형태가 추천된다.

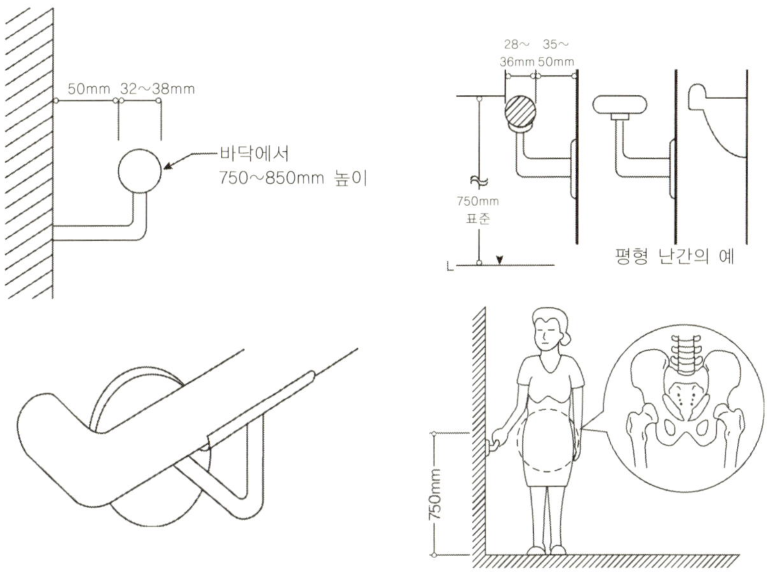

4. 문

① 여닫이문의 경우에는 문이 열리는 공간을 제외한 여유 공간을 확보한다.
② 여닫이문 앞뒤로 직경 1200mm 이상의 유효 공간을 확보할 수 없는 경우에는 미닫이문, 미세기문, 접이문 등으로 교체한다.
③ 문의 유효 폭은 휠체어나 보조기구 사용 시에도 출입이 원활하도록 850mm 이상으로 한다.
④ 문은 미닫이문과 같이 여닫기 쉬운 종류로 선택한다.
⑤ 여닫이문인 경우에는 유효폭의 확보를 위해 90도 이상 열리도록 한다.
⑥ 문손잡이는 돌려서 여는 둥근 손잡이나 홈형 손잡이로 된 것이 악력이 떨어지거나 관절염을 앓고 있는 노인이 사용하기에 불편하므로 레버형, 수평 또는 수직 막대형, 고리형, 누름판형 등으로 교체한다.
⑦ 문손잡이는 바닥으로부터 850mm~1000mm 높이에 설치한다.
⑧ 문 잠금장치는 조작이 용이한 버튼식으로 교체한다. 기존의 문 잠금장치의 조작을 쉽게 하려면 열쇠구멍 주변에 야광띠를 두르거나 문의 주변에 조명을 설치한다.

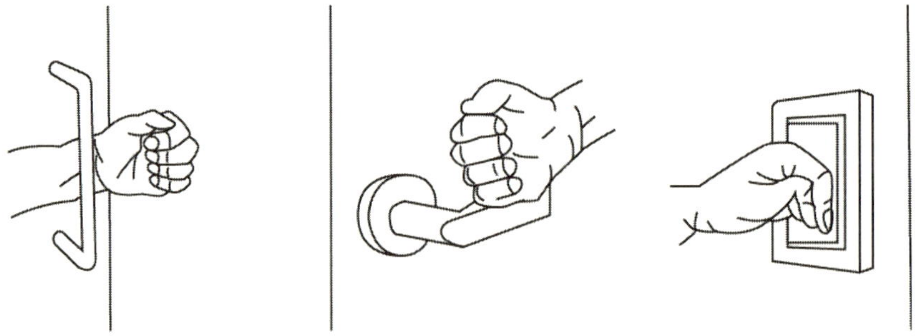

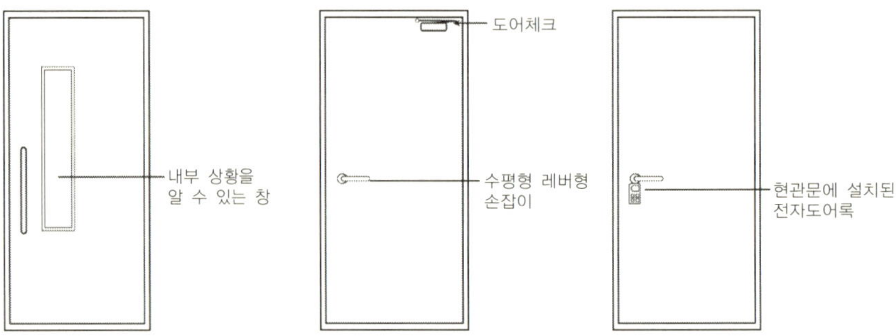

문의 유형과 손잡이 형태

5. 마감재

① 모든 공간의 바닥 재료는 안전사고에 대비하여 미끄럽지 않은 재료로 마감한다.
② 색 구별 능력이 떨어지는 노인의 시력을 고려하여 실내의 모든 마감재(바닥, 벽, 천장)는 가구, 설비, 생활용품 등과 색상이 서로 대비되는 밝고 차분한 색의 재료를 사용한다.

6. 가구

① 각 공간마다 용도와 사용빈도에 따라 적절한 위치에 알맞은 형태의 가구를 배치하여 충분한 수납공간을 확보한다.
② 가구의 높이는 바닥으로부터 600~1200mm의 범위에 놓이게 한다.
③ 각 공간마다 안전사고에 대비하여 부딪치거나 찔리는 일이 없도록 가구의 모서리나 돌출부는 둥글게 처리한다.
④ 모든 가구의 손잡이는 노인이 잡기 편하고 손가락의 움직임이 없이 한손으로도 조작이 가능한 형태로 선택한다.
⑤ 선반이나 수납장의 선반은 고정식보다는 높이를 조절할 수 있는 것으로 설치한다.
⑥ 수납공간의 내부는 꺼내기 쉽고 허리를 많이 구부리지 않아도 열 수 있는 서랍 형식으로 한다.
⑦ 휠체어 사용 시에는 접근이 편리하도록 하부를 개방하는 형태로 한다.

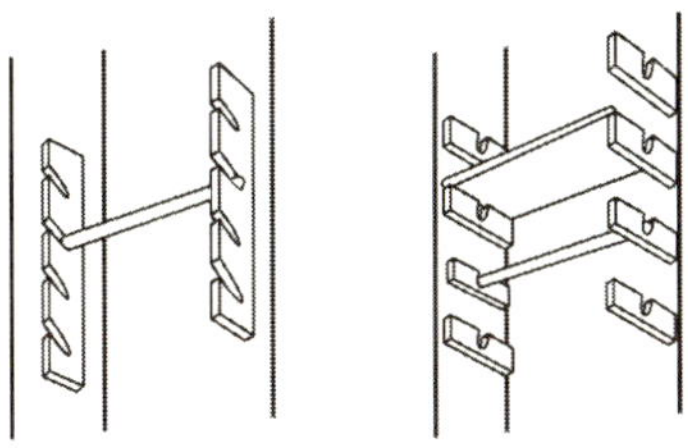

높이를 조절할 수 있는
옷걸이 봉과 선반

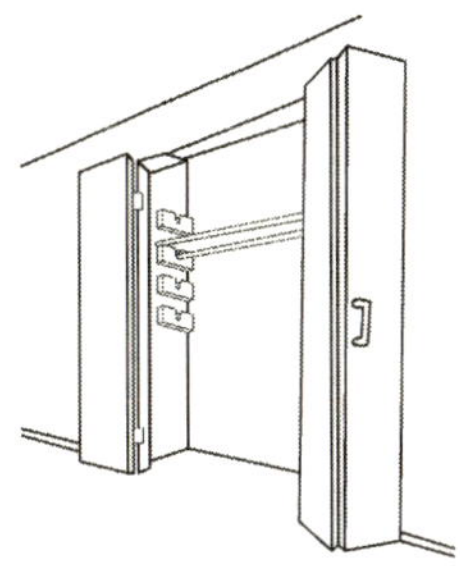

높이를 조절할 수 있는 선반과 옷걸이 봉이 있고
문턱이 없으며 접이식 문을 설치한 수납공간

7. 생활 지원 용품

① 악력과 시력이 약해진 노인의 경우 안전사고에 대비하여 자주 사용하는 생활용품을 잘 깨지지 않는 재료로 만들어진 밝은 색상의 제품으로 교체한다.
② 노인이 사용하는 보조용품은 식별하기 쉬운 것으로 교체한다.
③ 시력이 나쁜 노인도 잘 볼 수 있도록 숫자가 큰 물품(시계나 달력 등)으로 교체한다.

3) 공간별 주거환경관리

1. 현관 및 복도

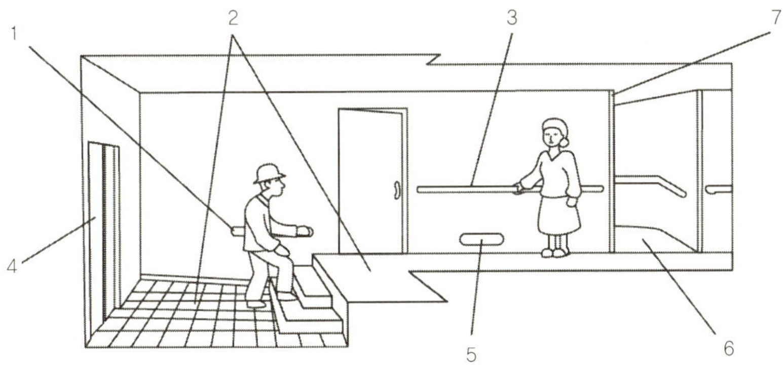

1. 현관에서 거실로 올라가는데 편하도록 손잡이를 만든다.
2. 바닥은 잘 미끄러지지 않는 것으로 바꾼다.
3. 거동에 도움이 되는 손잡이를 만든다.
4. 현관문을 쉽게 열고 닫을 수 있도록 막대형 레바핸들로 바꾼다.
5. 밤에도 안전하게 거동할 수 있도록 발밑 등을 설치한다.
6. 바닥높이를 고르게 하여 위험한 턱을 없앤다.
7. 복도의 모서리에는 별도의 보호재를 덧댄다.

2. 거실

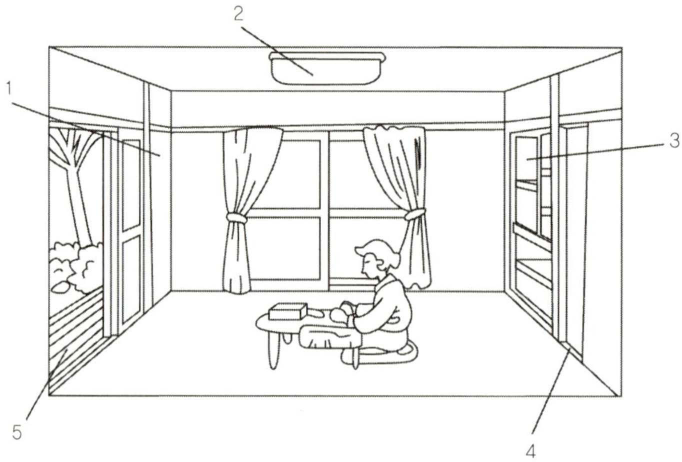

1. 쾌적한 실내를 위해서 벽, 천정 등 마무리재를 바꾼다.
2. 조명은 충분히 밝은 것으로 바꾼다.
3. 가구 외에 별도의 충분한 수납공간을 만든다.
4. 걸려 넘어질 수 있는 출입구의 문턱은 없앤다.
5. 마당이 있으면 쉽게 나갈 수 있도록 만든다(긴급할 때 대피구가 될 수 있다).

3. 세면실, 탈의실

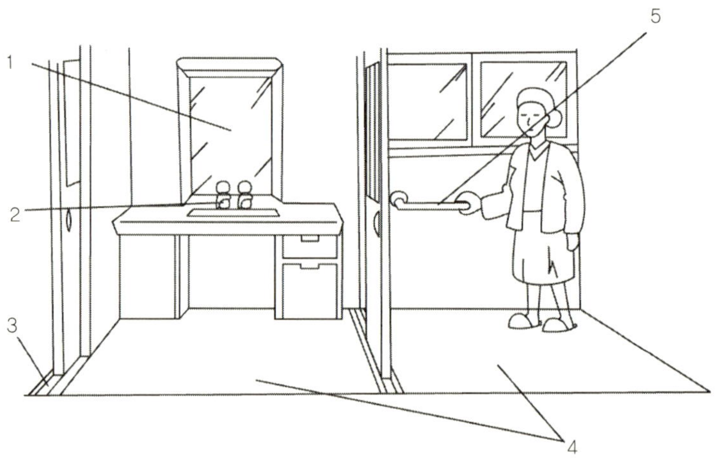

1. 세면대에는 상반신을 충분히 볼 수 있는 거울을 설치한다.
2. 찬물과 더운물을 편하게 사용할 수 있도록 설비한다.
3. 걸려 넘어질 수 있는 출입구의 문턱은 없앤다.
4. 바닥은 잘 미끄러지지 않는 것으로 바꾼다.
5. 행동이 편하도록 손잡이를 설치한다.

4. 현관 앞

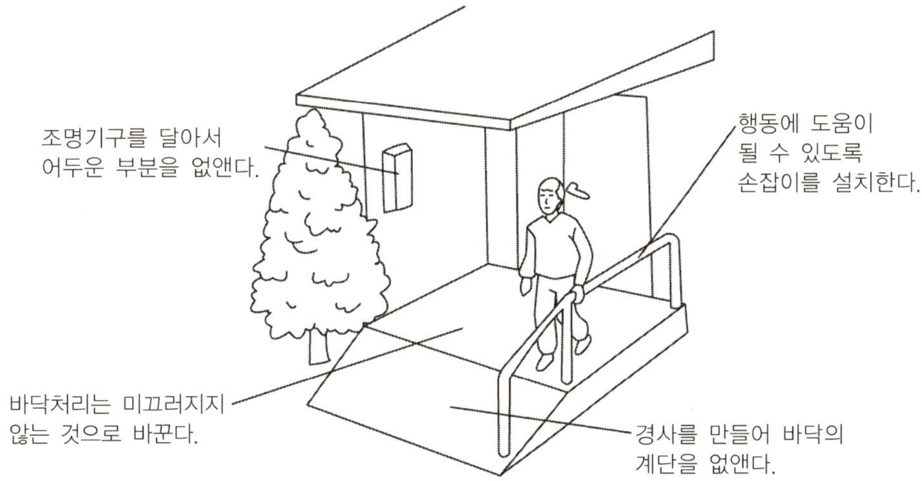
조명기구를 달아서
어두운 부분을 없앤다.
행동에 도움이
될 수 있도록
손잡이를 설치한다.
바닥처리는 미끄러지지
않는 것으로 바꾼다.
경사를 만들어 바닥의
계단을 없앤다.

5. 주방과 안방

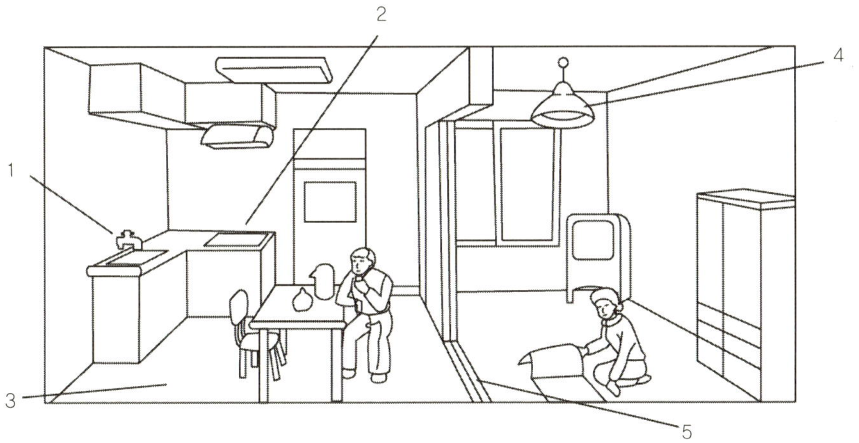
1
2
3
4
5

1. 더운 물의 온도를 조절할 수 있도록 설비한다.
2. 전가 쿡탑 등 안전성이 높은 것을 설치하고, 가스렌지를 쓸 경우에는 가스누출경보기를 설치한다.
3. 바닥은 잘 미끄러지지 않는 것으로 바꾼다.
4. 조명은 충분히 밝은 것으로 바꾼다.
5. 걸려 넘어질 수 있는 출입구의 문턱은 없앤다.

6. 화장실

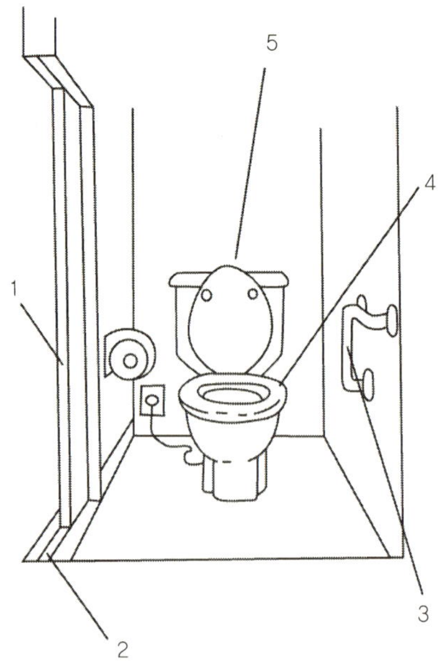

1. 출입문은 여닫기 편하도록 미닫이로 바꾼다.
2. 걸려 넘어질 수 있는 출입구의 문턱은 없앤다.
3. 행동이 편하도록 손잡이를 설치한다.
4. 양변기 시트에는 방석을 달아서 쾌적하게 한다.
5. 행동이 좀 더 편한 양변기로 바꾼다.

7. 욕실

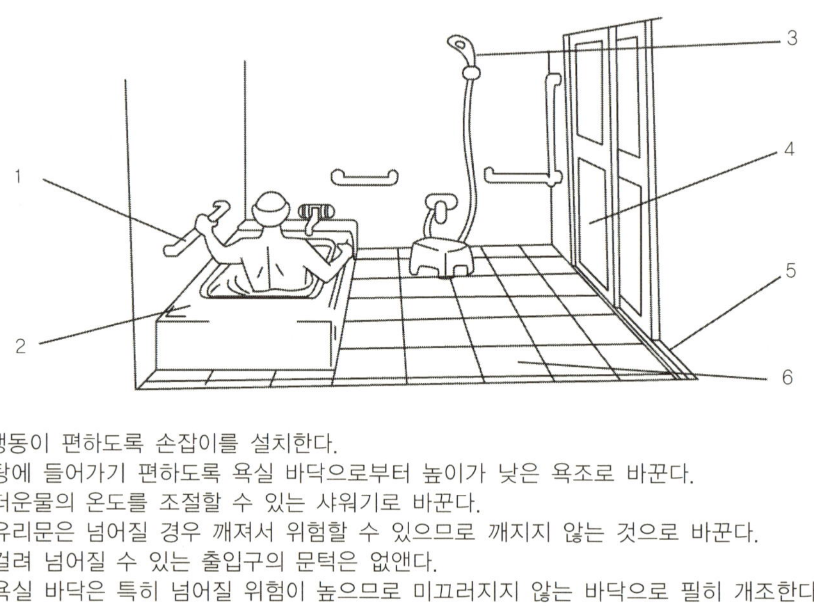

1. 행동이 편하도록 손잡이를 설치한다.
2. 탕에 들어가기 편하도록 욕실 바닥으로부터 높이가 낮은 욕조로 바꾼다.
3. 더운물의 온도를 조절할 수 있는 샤워기로 바꾼다.
4. 유리문은 넘어질 경우 깨져서 위험할 수 있으므로 깨지지 않는 것으로 바꾼다.
5. 걸려 넘어질 수 있는 출입구의 문턱은 없앤다.
6. 욕실 바닥은 특히 넘어질 위험이 높으므로 미끄러지지 않는 바닥으로 필히 개조한다.

4) 이동능력에 따른 환경수정

(1) 실외보행 수준

이 수준은 지팡이와 하지보장구를 사용한다면 가벼운 정도의 한쪽마비나 관절장해 등 어떤 장해가 있을지라도, 일상생활에 거의 부자유를 느끼지 못하는 고령자이다. 그러나 지구력의 저하나 균형능력의 저하 등 노화현상이 진행되는 것을 생각한다면 단차해소 및 미끄럼방지 바닥재로 변경 등 주거환경정비를 진행해 두어야 한다.

(2) 실내보행 수준

이 수준은 근력저하가 있는 노약한 고령자 및 한쪽마비, 전도되기 쉬운 파킨슨병, 무리한 운동부하를 감당하지 못하는 질환자 등, 벽을 잡고 걷거나 보행에 보조를 필요로 하는 고령자이다. 일상생활활동은 스스로 할 수 있지만 외출 등은 보조를 필요로 하는 신체기능 레벨에서, 누워있어 움직일 수 없는 수준정도는 아니지만, 보행에 보조가 필요하거나 일상생활활동 중 입욕이나 배설 등에는 보조를 필요로 하는 신체기능수준까지가 대상이 된다고 여겨진다.

이 수준은 안전한 보행을 방해하는 단차나 미끄러지기 쉬운 바닥 등의 주택구조상 문제에서 주택내의 행동이 제한되는 것이 많고, 이러한 부분에는 단차해소 외에 손잡이나 미끄럼방지를 설치하는 등의 주거환경정비가 필요하게 된다.

(3) 휠체어 수준

이 수준은 운동마비 또는 다른 장해가 있지만, 침대위의 단좌위(침대에 걸터앉아 바닥에 발을 내리는 자세)가 가능하고, 휠체어 이승(올라서 이동하는 것)이 스스로 또는 보조로 가능한 고령자이다. 또한 좌위자세의 유지력은 있고, 휠체어가 있다면 도움을 받아 외출하고 근처를 산책할 수 있다. 침대에서 지내는 시간은 길지만 휠체어에 의해 주택안의 이동이나 침대에서 떠나 하루 종일 보내는 것이 가능하게 되는 수준이다.

이 수준은 휠체어로 실내이동이 제한되지 않는 것, 집밖으로 나가기 쉬운 것이 주거환경에 필요하다.

(4) 좌위이동 수준

이 수준은 바닥에 앉은 자세로 가고, 또는 손과 무릎으로 기어가는 동작으로만 실내에서 평면이동이 가능한 사람들로, 좌위이동과 휠체어를 병용하는 경우가 있기 때문에 필요에 맞게 생활양식을 검토할 필요가 있다. 이불을 바닥에 깔아서 취침하는 것 같은 온돌방 생활을 희망한다면, 실내 단차를 완전히 해소하는 주거환경정비가 바람직하다.

(5) 와상 수준

중증의 운동마비 및 내부장해, 장기와상에 의한 구축으로 운동제한이 있는 등의 고령자이다. 하루종일 누워서 움직이지 못하는 생활이 중심으로, 일상생활활동도 침대위에서 행해지는 수준이다. 누워서 움직이지 못하는 것에 의한 폐해는 본인의 고통뿐만 아니라, 요양보호자의 정신적, 육체적 부담도 증가하는 점이다. 동일하게 누운 자세로만 있지 않게 하기 위해서 체위변경을 하기 쉬운 주거환경정비가 필요하다. 예를 들어, 침실은 온도 및 습도를 조정하고, 가족이 살펴보기 쉽게 하기 위한 고려를 한다.

5) 장애 유형별 공간확보

(1) 보행장애인

① 보행장애인의 통과에 필요한 최소공간은 양쪽 목발 사용자의 경우 120cm의 공간이 필요하며, 통과 유효폭은 최소 120cm가 필요하다.

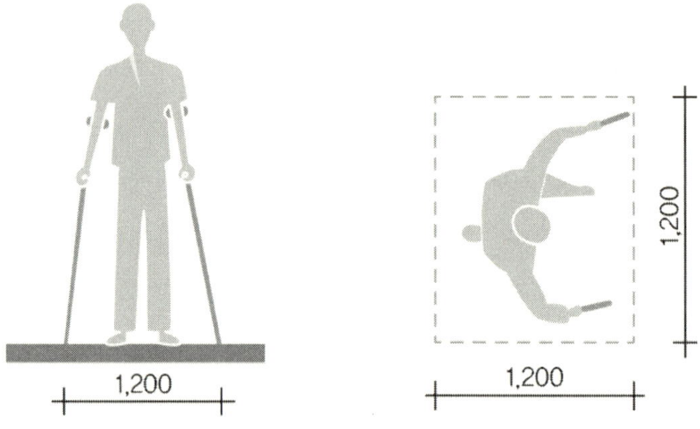

목발사용자가 쉽게 통과할 수 있는 폭 목발사용자의 동작범위

② 한쪽 목발사용자와 지팡이사용자의 통과에 필요한 최소 유효폭은 90cm이다.

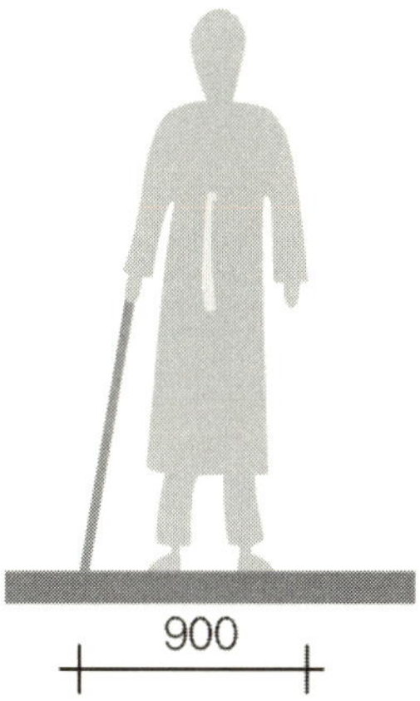

지팡이사용자의 동작범위

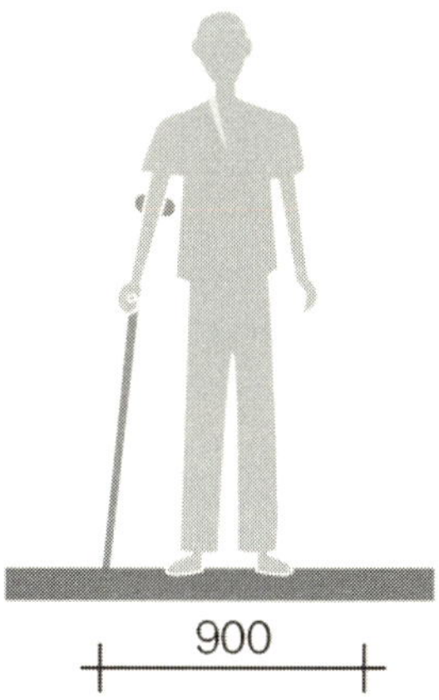

한쪽 목발사용자의 통과 유효폭

(2) 휠체어 사용자

① 휠체어를 사용하는 지체장애인의 통과에 필요한 폭은 최소한 80cm 이상으로 쉽게 통과할 수 있는 유효폭은 90cm이다.

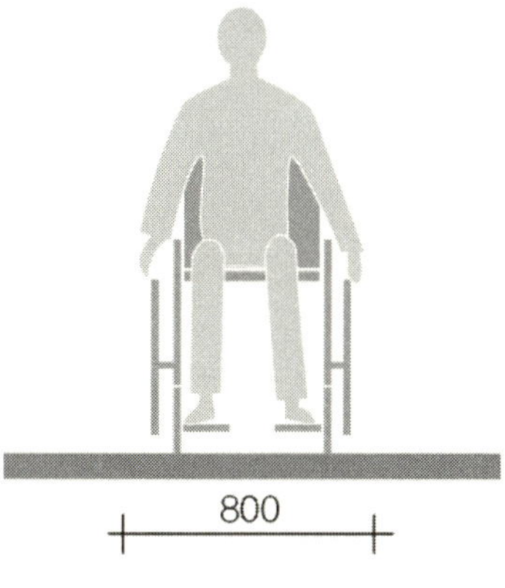

휠체어사용자 통과 가능한 폭

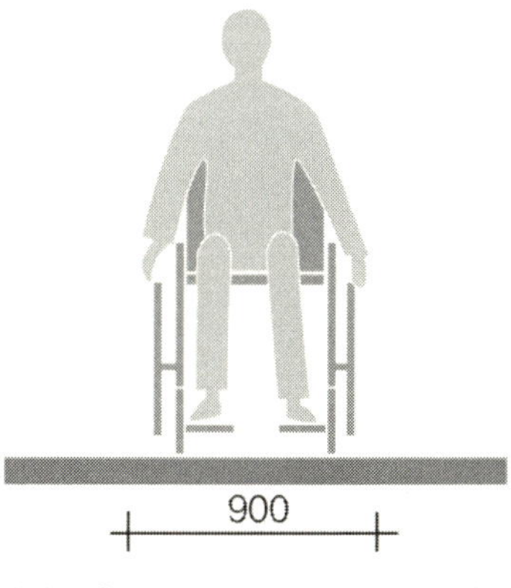

휠체어사용자가 쉽게 통과할 수 있는 폭

② 휠체어를 사용하는 지체장애인과 보호자의 통과에 필요한 폭은 보호자가 옆으로 비켜섰을 때에는 120cm, 휠체어사용자와 보호자가 동시에 통과할 수 있는 유효폭은 150cm이다.

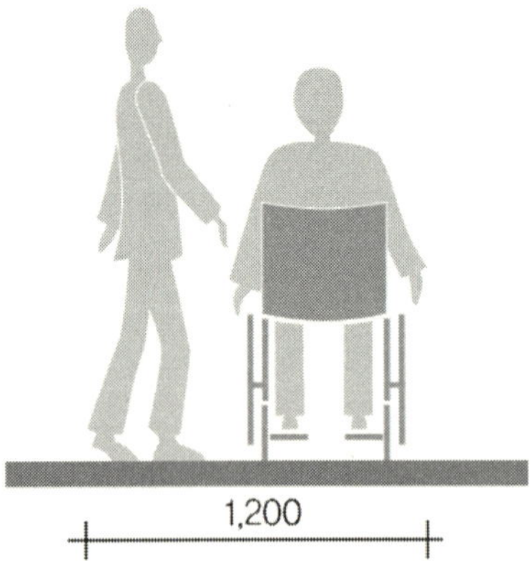

휠체어사용자와 옆으로 선 비장애인이 통과 가능한 폭

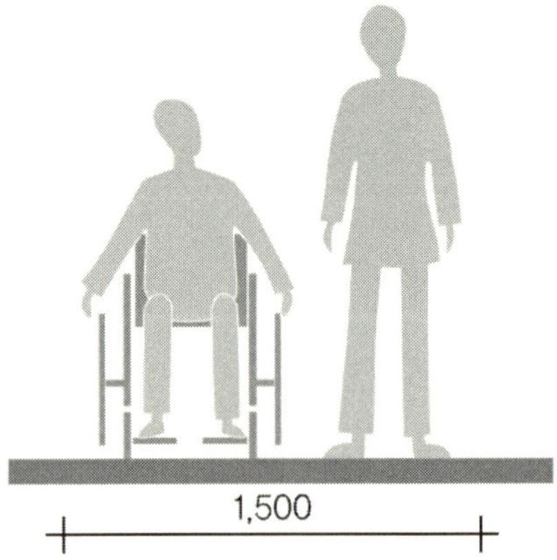

비장애인과 휠체어사용자가 동시에 통과 가능한 폭, 휠체어가 회전가능한 폭

③ 휠체어를 사용하는 지체장애인의 정지에 필요한 공간은 70cm × 120cm이다.

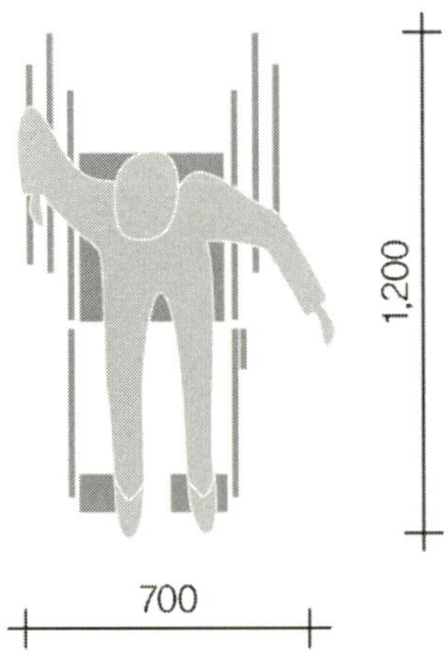

휠체어사용자가 정지시 필요 공간

④ 휠체어 회전에 필요한 공간은 90° 회전시에는 140cm × 140cm가 필요하고, 180° 회전시에는 140cm × 170cm의 공간 필요

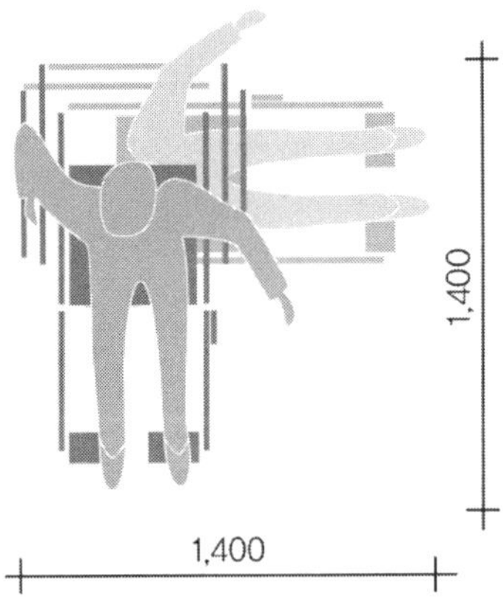

휠체어사용자가 회전(90° 방향전환) 가능 공간

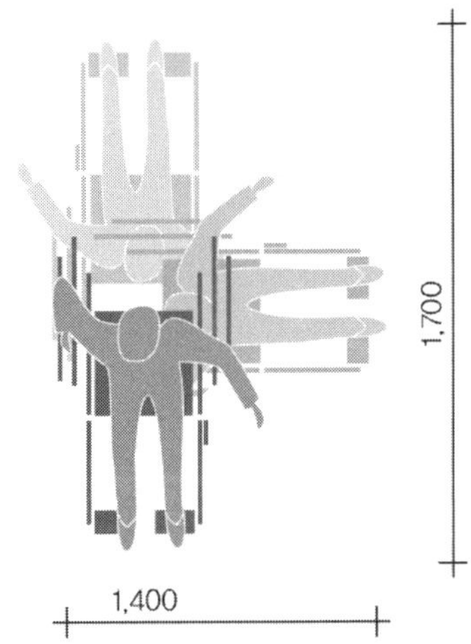

휠체어사용자가 회전(180° 방향전환) 가능 공간

(3) 상체 도달범위

휠체어를 사용하는 지체장애인의 상체 도달범위는 개개인의 차이가 있으나 남녀의 계측값의 차이를 고려하여 모두가 사용 가능한 여성의 계측값의 최소치를 적용한다. 상부 도달범위의 최대값은 140cm 내외이며 앞쪽으로 팔을 뻗을수록 도달범위는 점점 낮아진다. 앞쪽의 위쪽에 손이 도달하기 위해서는 135cm 내외의 높이가 최대 높이이다. 하부 도달범위의 최소값은 35cm 내외이다.

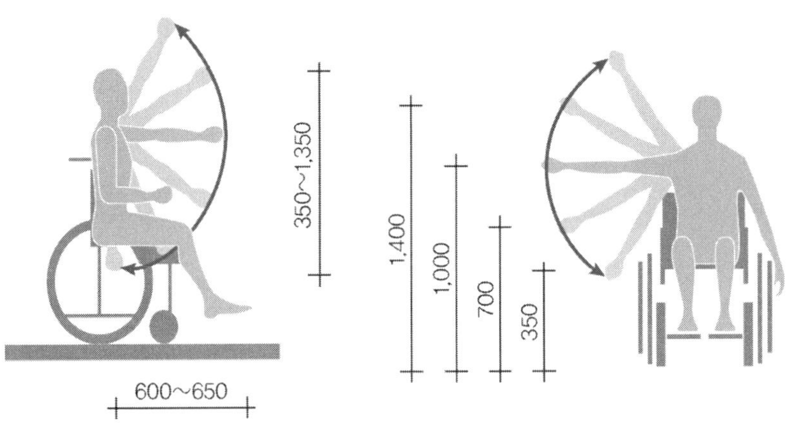

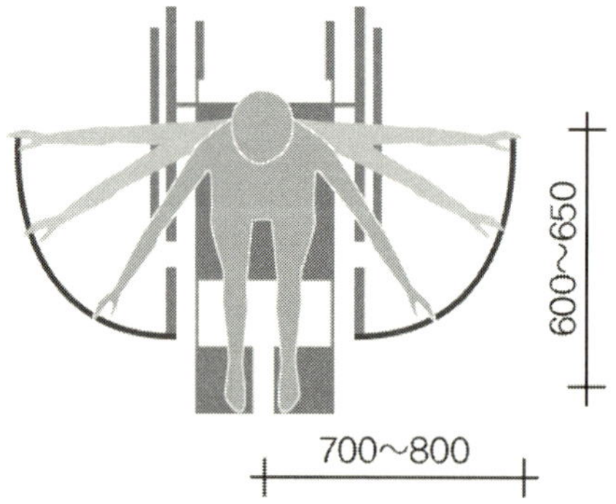

휠체어사용자의 도달범위(평면)

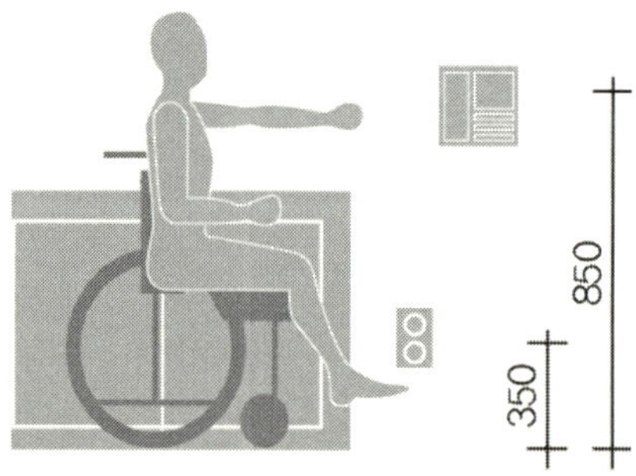

스위치 콘센트 도달범위

(4) 시각장애인

시각장애인의 안내견 보행에 필요한 공간은 90cm × 120cm이다. 통로의 위험한 보행 장애물은 벽면에서 10cm 이상의 돌출물에 해당된다.

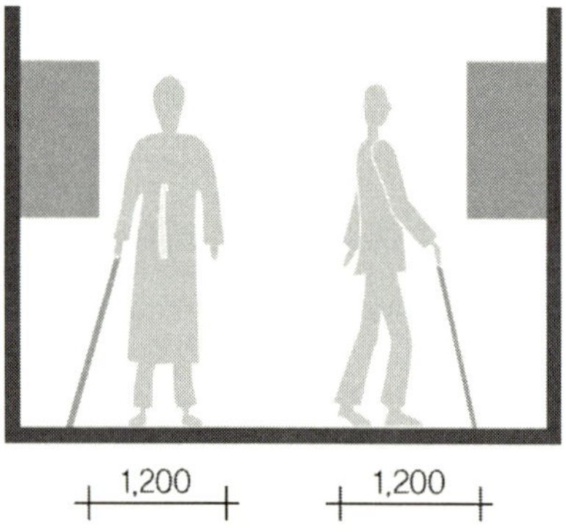

통로의 위험한 돌출물
– 벽면에서 10cm 이상 금지

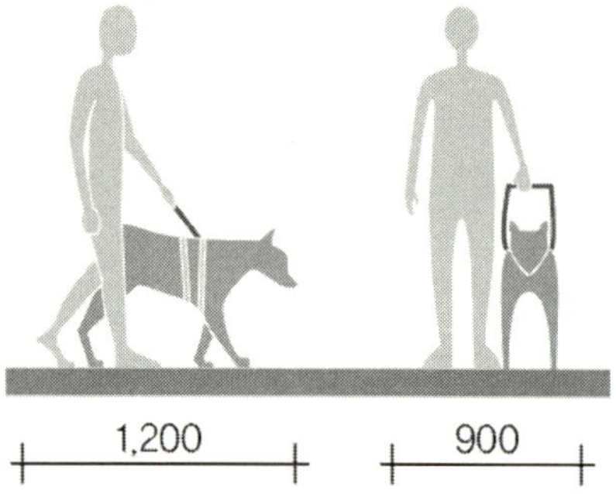

시각장애인과 안내견의 필요공간

제 8 장 식습관 지도

1. 노인의 삼킴기능과 장애

삼킴은 외부로부터 음식물을 받아 인두와 식도를 거쳐 위에 보내는 운동이다. 이 과정 중에 어딘가에 이상이 생긴 것을 삼킴장애라고 한다. 삼킴장애가 발생하면 음식물을 섭취할 수 없게 되든가(탈수증, 영양실조), 음식물이 기도로 들어가게 되어(흡인) 신체에 중대한 영향을 미친다. 또한 잊어서는 안 될 것은 먹는 즐거움의 상실이다. 입으로 먹을 수 없다는 것은 삶의 질을 크게 저하시킨다.

신체적 손상 환자들뿐만 아니라 노인성 질환 및 여러 가지 이유로 노인에게서도 삼킴장애는 종종 관찰된다. 음식을 먹는 활동은 삶의 질 및 생명과도 연관된 것이기 때문에 노인에게 발생할 수 있는 삼킴기능의 변화 및 삼킴장애에 대한 내용을 아는 것은 매우 중요하다.

생각해보기

삼킴기능의 장애는 노인에게 어떠한 영향을 미칠 것인지 생각해 봅시다.

1) 정상 삼킴 과정

정상적인 삼킴 과정은 구강준비기, 구강운반기, 인두기, 식도기의 네 단계로 구성된다. 이 단계들은 구강과 인두근육들의 순차적 수축과 이완을 통해 이루어지는 과정으로 수의적인 행동과 불수의적인 행동이 함께 일어나는 복잡한 과정이다. 일부 학자들은 시각과 후각을 통한 음식물의 자극이 침의 분비를 촉진시켜 먹기를 준비하며 상지를 뻗어 음식을 입으로 가져오는 과정인 구강전기를 추가하여 다섯 단계로 구분하기도 하며, 일부에서는 구강준비기에 구강전기를 포함시키기도 한다. 본 장에서는 전체적인 과정을 구강준비기, 구강운반기, 인두기, 식도기 네 단계로 나누어 설명하도록 하겠다.

〈표 6-4〉 정상 삼킴 단계

삼킴단계	과정	소요시간
구강준비기	• 입을 닫아 음식물이 구강 밖으로 나가는 것을 막음 • 혀와 아래턱의 측면, 회전 움직임을 통해 음식을 씹으며 침과 섞어 삼키기에 적절한 크기와 성질의 음식덩이를 형성함 • 볼 근육이 수축하여 음식이 뺨과 잇몸 사이에 끼는 것을 막음 • 삼킬 준비가 된 음식덩이를 혀 중앙에 위치시킴	음식형태 및 연령에 따른 개인차 존재
구강운반기	• 뺨과 혀 근육이 홈을 형성하여 입 중앙에 음식덩이를 유지시킴 • 혀가 앞에서 뒤로 단단입천장을 누르면서 음식을 뒤쪽 입천장 아이로 이동시킴	1~1.5초
인두기	• 물렁입천장의 후상방 상승으로 코인강을 닫음 • 후두와 목뿔뼈가 전상방으로 이동하며 기도와 식도를 서로 멀어지게 함 • 후두덮개를 밑으로 내리고 거짓성대, 진성대가 내전되는 동시에 일시적으로 숨을 멈춰 후두를 폐쇄함 • 인두수축근이 순차적으로 수축하면서 음식덩이가 인두를 통과함 • 후두상승으로 위식도조임근이 이완되면서 음식덩이가 식도로 들어감	0.5~1초
식도기	• 위식도조임근이 정상 긴장도로 돌아오고 음식덩이는 중력과 식도 연동운동에 의해 식도로 내려감 • 아래식도조임근이 이완되면서 식괴가 위로 이동함	8~20초

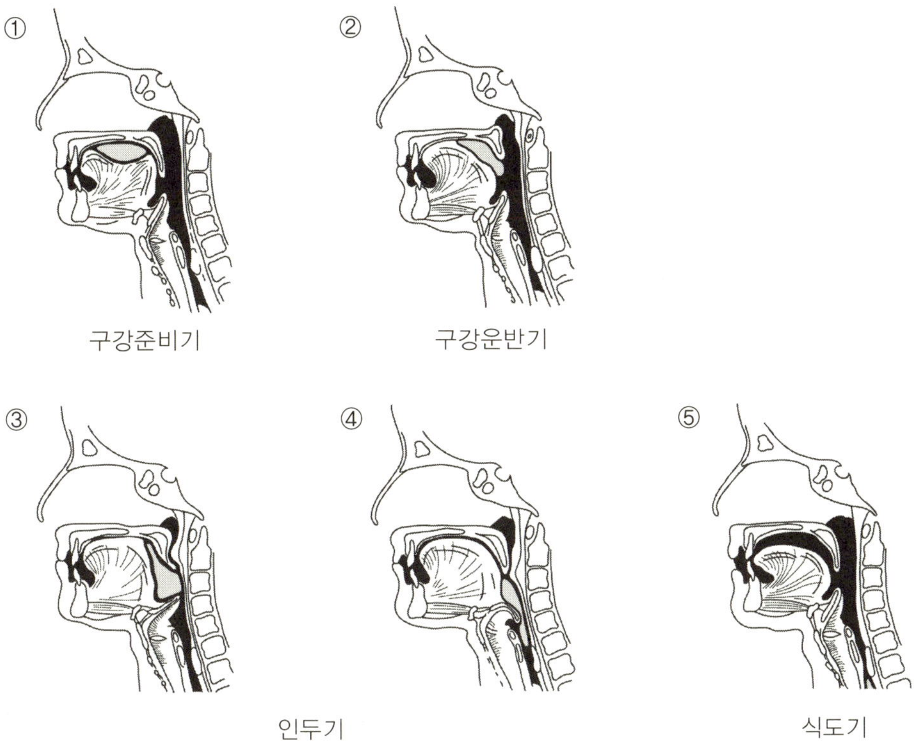

〈그림 6-23〉 정상 삼킴 단계

2) 일반적인 삼킴기능 변화

60세 이상의 건강한 성인에서 구강, 인두, 후두와 식도를 이루는 구조물들의 움직이는 양상과 삼키는데 걸리는 시간에 대해 뚜렷한 변화가 있다고 단정지을 수는 없지만 노인은 삼킴장애에 대한 잠재성을 가지고 있다. 그러나 이런 잠재적 변화가 삼킴장애의 위험률을 자동적으로 증가시키지는 않는다고 알려져 있다. 노인에게서의 이런 변화들은 질병이 생겼을 때 삼킴장애를 더 쉽게 생기게 하거나 이전에 가지고 있는 질환의 진행 때문에 노인에게서 삼킴장애가 생기게 된다. 많은 신경학적 질환이 노인에게서 발병되고 신경학적 질환을 가지고 있는 노인의 경우 내과적 질환을 같이 가지고 있을 확률이 높다는 사실도 주목해야 할 것이다.

노화가 삼킴장애의 유발 요인은 아니나 삼킴장애에 걸리기 쉽게 하거나 악화시킬 수 있게 한다. 노인의 경우 입술과 혀의 운동기능의 약화 및 조화로움의 감소, 치아 상실로 인한 저작 기간의 증가와 효율감소 등으로 구강준비기 및 운반기의 음식물의 이동속도는 느려진다. 그리고 인두기의 이동 속도도 느려지고, 또한 식도 자체의 연동운동의 진폭은 감소하게 되며 식도기의 이동속도 역시 느려지게 된다. 이뿐만 아니라 삼킴 시 호흡 형태의 변화도 노인은 특징적으로 수반한다. 삼킴 시 호흡 멈춤 기간이 길어지고 빨리 일어나는 경향을 보이며, 흡인의 위험이 높아진다.

3) 삼킴장애 노인의 기능적 변화

(1) 구강준비단계와 구강단계의 변화

① 얼굴 긴장도의 변화

휴식 상태에 있는 환자의 얼굴을 관찰해 보면 얼굴이 축 처져 있거나 비대칭적인 얼굴모양을 한 경우를 볼 수 있다. 저긴장 상태일 때는 무표정하며 얼굴의 변화가 없게 되고, 비마비측의 불균형적인 수축으로 웃을 때 비손상측은 입꼬리가 올라가고 손상측은 축 처진 비대칭적인 얼굴모양을 나타낸다. 환자의 신경학적 상태에 따라, 마비는 한쪽 또는 양쪽으로 나타난다. 볼 근육의 긴장도가 떨어지면 외측 고랑에 음식 찌꺼기가 남게 된다. 외측 고랑에 남은 입 안의 음식을 밖으로 완전히 꺼내기 위해서는 볼과 혀의 정상적인 긴장도가 필요하다. 뇌졸중 이후에 한쪽 볼의 긴장도가 감소된 환자는 음식을 씹을 때 손상측 볼을 깨물기도 한다. 반대로 얼굴과 구강내의 긴장도가 과도하게 증가되면 입벌리기, 저작하기, 음식덩이를 형성하기 위한 혀의 움직임에 어려움이 생긴다.

② 구강 감각의 이상

구강의 감각이 저하되면 환자가 의식하지 못하는 상태에서 침을 흘리거나 음식을 입 밖으로 흘리게 된다. 또한 음식을 씹을 때 입 안에 음식이 남아 있게 되고 마비측의 혀나 볼을 깨물어 식사에 어려움을 느끼게 된다. 미각의 저하로 맛감각이 없을 때는 음식이 거칠거칠하게 느껴지는 이물감을 느끼게 되며 음식에 대한 흥미를 잃고 식사를 거부할 수도 있다. 구강감각이 과도하게 증가되어 있을 경우에도 음식에 대해 이물감을 느끼게 된다.

③ 입술 다물기의 감소

뇌손상이나 뇌신경의 손상이 있을 경우 입술 다물기 감소로 인해 음식을 삼키는 동안이나 삼키기 전, 후에 구강 밖으로 음식이 나오게 된다. 입술은 얼굴신경의 지배를 받는데, 음식을 삼키기 위해 씹는 동안 입술 다물기를 유지하여 입술 밖으로 음식이 새어나오지 않게 하며 적절한 근 긴장도로 혀 위로 음식을 밀어주는 역할을 한다. 그러나 혀의 근력이 저하되어 음식을 모아주지 못하면 앞쪽 고랑에 음식이 끼거나 입술 밖으로 나오게 된다.

④ 혀 기능의 감소

정상적으로는 혀의 움직임은 신경에 의해 조절되며 매우 다양한 움직임을 갖고 있다. 얼굴신경에 의해 혀를 짧게 하고 혀 끝을 옆으로 올리며, 혀인두 신경에 의해 혀를 길고 좁게 만든다. 혀밑 신경은 혀를 평평하게 넓히며 짧게 하고 혀의 끝을 아래쪽으로 뒤집는다. 그러나 신경학적 마비가 있는 경우 혀를 움직이려고 할 때 의미 없이 앞으로 내밀거나 느리고 서툴게 움직이게 된다. 또는 경직에 의해 강하게 뒤당김이 될 수 있고, 근긴장도 저하로 축 처져 있을 수 있다. 또한 떨림을 수반한 불수의적인 비협응 움직임이 나타날 수도 있다.

⑤ 건조한 입

구강 내에서 자연스럽게 배출되는 침의 기능은 매우 중요하며 음식덩이 형성을 돕는다. 신경학적 손상을 포함한 삼킴장애 환자는 침 형성을 천천히 낮추는 약의 작용으로 인해 입 안이 마르게 된다. 또한 침샘선에 직접적으로 방사선 치료를 받은 환자들의 경우 침 분비 감소가 발생할 수 있다. 구강건조증이 있는 경우 특히 과자, 빵, 견과류, 분말 형태의 약에서 더욱 어려움을 보인다. 입이 자주 마르는 환자는 규칙적으로 수분을 섭취하게 하거나 카페인 섭취를 줄이고 박하 맛 사탕을 먹는 것이 도움이 된다.

⑥ 저작기능의 감소

신경학적 손상 이후 경우에 따라 턱이 하강되고 뒤당김되어 입이 벌어진 상태로 있을 수 있다. 따라서 환자는 침을 처리하기 어려워지며 혀의 움직임 감소와 함께 삼킴과 관련된 문제가 악화된다. 일부 환자는 입을 벌리는데 어려움을 갖거나 깨물기 반사로 인해 치아를 꽉 물고 있다. 이러한 경우 적절한 구강위생이 불가능하며 환자의 입을 강제적으로 벌리다가 치아가 부서질 위험이 있다. 씹을 수 없거나 정상 회전동작으로 씹지 못하는 환자는 식단이 제한되며 이것은 건강문제와 음식을 먹는 것에 대한 즐거움 상실의 원인이 된다.

(2) 인두단계의 변화

① 반사의 감소와 이상 반사의 출현

뿌리반사, 혀내밀기 반사나 깨물기 반사와 같은 원시반사가 나타날 수 있으며 기도를 보호하는 구역, 구개, 기침반사가 손상될 수 있다. 반대로 구역반사가 과도하게 증가되어 나타날 수도 있는데, 혀의 앞쪽 1/3지점에서 나타날 정도로 반사가 증가된 환자에게는 음식의 중량감이나 재질감이 구역반사를 유발하게 되므로 삼키기를 방해할 수도 있다.

② 연구개 기능의 저하

연구개 기능의 저하로 인해 음식이 비강으로 역류할 수 있을 뿐 아니라 기도를 막아 질식의 위험도 증가시킨다. 또한 공기가 코를 통해 누출되기 때문에 발음할 때 콧소리를 내게 된다. 연구개 기능이 감소되면 구강준비기에서 혀의 뒤쪽부분이 연구개와 적절히 닿지 않아 인두의 삼킴 과정이 시작되기 전에 혀의 기저부로 음식이 넘치게 된다. 이렇게 음식이 혀의 기저부로 넘쳐흘러 열려 있는 후두로 바로 떨어지면 흡인이 나타나게 된다.

③ 혀의 기저부 수축 감소

혀의 기저부와 인두벽의 수축으로 생기는 압력은 음식덩이가 협곡을 지나 인두와 식도로 이동하는데 필요하다. 혀의 부분 또는 완전마비로 인해 혀의 기저부가 뒤로 수축하는 힘이 감소하게 되면 인두강 내의 압력이 감소하게 되어 인두 삼킴 후에 한쪽 또는 양쪽벽에 음식 찌꺼기가 남게 된다. 또한 인두벽에 음식 찌꺼기가 코팅되어 남는 경우도 혀의 기저부 수축력 저하와 인두의 적절하지 않은 압력으로 인해 발생할 수 있다.

④ **후두 침습**

후두침습은 음식, 음료, 그 밖의 다른 물질이 후두로 유입되지만 진성대 밑으로는 떨어지지 않는 상태를 말한다. 때때로, 정상적인 삼킴을 하는 사람에게도 후두침습이 생길 수 있으나 침습된 음식은 대개의 경우 후두에서 거꾸로 올려지고 후두는 다시 닫혀 지면서 음식이 밖으로 짜내어져 나온다. 그러나 침습된 음식을 짜낼 때 항상 기침이나 사레 등 다른 사람이 보거나 들을 수 있는 증상을 보이면서 이루어지는 것은 아니다. 침습된 음식이 후두에 남아 있다가 흡인을 발생시킬 수도 있다.

⑤ **흡인**

흡인은 음식이 후두로 들어가 진성대 밑까지 떨어지는 것이다. 흡인의 시점은 여러 가지 기능 손상을 추론할 수 있는 중요한 단서가 될 수 있는데, 시간적 기준에 따라 삼키기 전, 삼키는 동안, 삼킨 후의 흡인의 증상을 구분할 수 있다.

⑥ **무인식성 흡인**

무인식성 흡인은 흡인의 한 형태로 음식이 진성대 밑으로 떨어질 때 숨막힘, 기침, 사레 등의 임상적인 표시가 관찰되지 않기 때문에 위험한 잠재성을 지닌다. 무인식성 흡인은 대부분의 경우 신경학적인 손상으로 인해 후두와 인두의 감각이 저하된 환자에게서 발생한다.

4) 삼킴기능에 영향을 미치는 질환

(1) 뇌졸중

뇌졸중은 갑작스런 발병을 특징으로 하며 예후나 증상이 국소적이고 24시간 이상 지속된다. 뇌졸중은 크게 허혈성과 출혈성으로 구분할 수 있다. 심한 환자의 경우 혼수상태에 이를 수도 있고 국소적인 신경학적 결손으로 인해 상태가 양호한 경우 뇌경색으로 판별할 수 없는 경우도 있다.

뇌졸중의 신경학적 증상은 다음과 같다. 반신마비, 반맹증, 언어상실증, 시공간구별장애, 인식불능증, 편측 무시, 행위상실증 등이 있으며 충동성이 수반될 수 있다. 뇌졸중의 합병증에는 삼킴장애, 흡인, 어깨 탈구, 심부정맥혈전증, 반신부전마비, 폐렴, 우울, 무관심, 피로, 감정적 불안정 등이 있다. 뇌졸중은 신경성 삼킴장애의 가장 흔한 원인으로 알려져 있고, 노인성 질환에 의한 삼킴장애에 대한 임상통계학적 연구에서도 뇌졸중 환자가 가장 큰 비율을 차지한 연구가 있었다.

(2) 파킨슨병

파킨슨병은 뇌의 신경전달물질인 도파민의 분비가 결핍되어 나타나는 장애이다. 파킨슨병 환자들의 평균 생존율은 대략 15년이며 파킨슨병 자체로 사망에 이르기보다는 이로 인한 합병증으로 사망하는 경우가 많다. 파킨슨병은 경직, 떨림, 운동느림증을 그 특징으로 하며 레보도파 약물 투여 시 호전되는 양상을 보인다.

파킨슨병과 관련한 삼킴장애는 운동느림증 및 경직으로 인한 수의적이고 자동적인 움직임의 결손 때문이다. 파킨슨병의 절반 정도가 삼킴장애를 겪고 있는 것으로 나타났으며, 3/4의 환자들이 침흘림을 보이는 것으로 조사되었다.

파킨슨병의 삼킴장애는 인지력 침범 정도, 추체외로와 자율신경계의 손상정도, 심리적 상태 등 다양한 요인과 관련되어 있다. 저작과 구강준비기의 문제가 가장 흔하며 액체 성분보다 고형식의 음식에서 어려움을 겪는다. 파킨슨병 환자들은 자세가 불안정하고 잘 넘어지는 경향이 있으므로 식사 시 적절한 자세유지와 안전성 확보를 위한 적절한 교육이 필요하다.

(3) 알츠하이머병

알츠하이머병은 만성적인 진행성 치매이며 삼킴장애와 관련 있는 신경퇴행성 질환이다. 병이 진행됨에 따라 구강인두 삼킴장애의 발생이 명확해지며, 종래에 삼킴 불능에까지 이를 수 있다. 알츠하이머 환자에게서는 식사하기에 있어서 행위상실증이 발생하고, 삼킴을 위한 구강기를 시작하는데 어려움을 겪는다. 알츠하이머병의 후반기에 이르면 몇몇의 환자들은 삶의 질 측면에서 일부 음식들에 대하여 구강을 통한 섭취가 이어질 수도 있지만 대부분의 환자들이 비구강 식사를 통해 영양을 공급받는다.

(4) 외상성 뇌손상

외상성 뇌손상 환자의 삼킴장애 주요 문제점은 스스로 식사하기와 삼킴기능에 영향을 미치는 행동 및 인지 문제로 나타난다. 또한 구강과 인두 조절에 영향을 주는 비정상적인 병리적 반사들이 있을 수 있다. 구강단계에서 근육긴장의 증가나 감소가 있을 수 있다. 이것은 입 벌리기감소, 입술 다물기 감소, 침 흘림, 혀 조절 감소, 고랑에 음식덩이가 끼는 것의 원인이 된다. 외상성 뇌손상 환자의 약 27%에서 삼킴장애가 동반되며 증상은 손상된 부위의 위치 및 범위에 따라 다양하므로 손상 시 환자의 병력, 손상 영역, 손상 후 초기 치료 내용에 대해 알고 있어야 한다.

예후는 환자에 따라 매우 다양하나 손상 후 혼수 상태의 기간과 삼킴장애의 정도에 상관관계가 있다는 것으로 보고 있다. 그러나 손상 1~2년 후에도 삼킴기능이 회복되는 경우가 있어 구강 섭취가 불가능한 환자라도 퇴원 후 적어도 6개월에서 1년 간격으로 재평가가 시행되어야 한다.

(5) 경부 척수손상

경부 척수손상 환자도 삼킴에 관련된 장애가 나타날 수 있는데 특히 경수 손상으로 인한 사지마비 환자의 20%에서 삼킴장애를 호소한다고 한다. 급성기 경부 척수손상 환자의 39%에서 흡인이 나타나고, 54%는 후두 침습이 있다. 또한 66%에서는 인두기에 음식이 남는 현상이 발견되어진다. 특히 상위레벨의 경부 척수손상 환자의 경우 호흡과 관련된 근기능이 좋지 않기 때문에 삼킴장애로 인해 흡인이 폐렴으로 발전할 가능성이 높고 이로 인해 적절한 시기에 재활치료를 할 수 없을 뿐 아니라 위험한 상태를 초래할 수 있게 된다.

삼킴장애의 증상으로 구강단계의 장애보다는 주로 인두단계의 문제가 많이 발생하게 되는데, 삼킴반사의 유발 지연, 혀의 기저부 움직임 감소, 인두벽의 수축 약화, 후두근의 약화가 나타나게 된다. 신경의 손상으로 연부조직의 부종이 있을 수도 있고 상부 식도 조임근의 긴장도가 높아지거나, 식도가 과도하게 잘 열리기도 한다.

(6) 길랑 바레 증후군

길랑 바레 증후군은 발병 초기에 구강단계와 인두단계에 관여하는 근육의 전반적인 근력 약화가 나타날 수 있으며 때로는 삼킴장애가 이 질병의 처음 증상일 수도 있다. 삼킴장애가 진단된 후 빠른 속도로 근력의 완전 마비가 나타날 수 있다. 근력 감소가 빠르게 진행되는 반면에 회복은 수개월에 걸쳐서 서서히 진행되며 호흡기능의 장애가 같이 나타나기 때문에 삼킴장애에 대한 치료를 급성기에 시행하기 어렵고 효과를 예측하기도 어렵다. 구강단계에서 혀와 혀의 기저부 움직임 감소로 삼킴 지연이 나타나고 마비가 심한 경우 배출 능력이 저하되어 인두 후두의 잔류물을 끌어올리지 못해 흡인의 위험이 높아진다.

(7) 근위축성축삭경화증

근위축성축삭경화증은 상위 및 하위 운동신경원 모두에 영향을 미친다. 혀의 조절과 음식덩이의 구강조작이 어려우며 비강 역류를 보일 수 있다. 병이 진행됨에 따라 삼킴작용도 지연된다. 인두의 연동운동이 감소하며 반지인두근의 장애를 일으킨다. 과도한 침을 분비하거나 언어장애가 있을 수 있다.

상부신경세포와 하부신경세포를 모두 침범하는 진행성병으로 피질척수로나 피질연수로를 주로 침범한다. 거의 모든 삼킴 과정에서 장애가 동반될 수 있으며 후두의 운동장애는 주로 후반부에 나타난다. 병이 점차로 약화되며 후두 폐쇄 기능이 적절할 때까지는 구강 섭취를 시도할 수 있다.

(8) 다발성 경화증

다발성 경화증은 대뇌 피질에서 뇌간의 뇌신경 및 소뇌의 피질척수로사이의 신경경로에 다발성 병변을 보인다. 일부 환자에서는 인지 기능의 장애, 치매가 나타날 수 있다. 이 질환은 구강단계에서 설하신경, 미주신경의 이환으로 저작 시기에 혀 운동장애가 나타나고 혀 기저부 운동이 제한된다. 인두단계에서는 설인신경, 미주신경의 이환으로 삼킴 반사 지연과 인두근의 운동, 후두 폐쇄 기능장애가 나타날 수 있다.

(9) 근육 이영양증

근육 이영양증은 근육의 지속적인 수축 및 이완의 장애가 특징적인 병이며 얼굴과 목을 구성하는 근육의 전반적인 위약과 위축이 나타난다. 이 질환은 구강단계에서 근육의 전반적인 약화로 인두단계 전에 기도로 음식이 유입된다. 인두단계에서는 인두 삼킴 운동의 감소, 상부 식도 조임근의 지속적인 수축과 이완의 감소, 식도 연동 운동의 감소로 인두에 음식이 다량 잔류하여 섭취 후 흡인이 나타날 수 있다.

(10) 중증 근무력증

신경근 접합부의 신경전달 물질의 전달 장애로 발생하는 질환으로 전반적인 근육의 위약과 피로가 특징인 증상이다. 중증 근무력증은 구강단계에서 근육의 전반적인 약화로 인두단계 시작 전 기도로 음식이 유입될 수 있으며 인두단계에서 연동 운동 감소와 식도단계의 지연으로 인두, 식도 역류가 일어날 수 있다.

2. 올바른 식습관 지도 방법

1) 노인의 건강을 위한 식단

(1) 노인을 위한 식품 구성

나이가 들어감에 따라 근육량, 대사율, 활동량이 줄어들어 칼로리 필요량도 감소하는 경향이 있다. 그러나 고령의 노인인 경우 식사섭취량이 줄어들어 그로 인해 에너지 섭취도 감소하여 영양불량이 되기 쉽다. 우리나라 노인 남성의 경우 하루 2,000kcal, 노인 여성의 경우 1,600kcal 정도를 섭취하고 있다. 일반적으로 노인의 경우 젊은 성인보다 칼로리는 줄이되 영양밀도가 높은 식사를 하도록 권하고 있다.

특히 연령이 증가함에 따라 근육량이 감소하고 체내 지방량은 증가한다. 단백질 섭취 부족은 근육량 감소, 면역기능 저하, 상처 회복의 지연 등을 일으킬 수 있으므로, 적절한 열량섭취와 함께 양질의 단백질 섭취 및 운동이 필요하다. 우리나라 노인의 단백질 권장 섭취량은 남자는 하루 50g, 여자는 45g이다.

흔히 간과하기 쉬운 것이 수분 섭취이다. 나이가 많아지면서 체내수분함유량은 점차 감소하게 되고, 갈증반응이 둔하게 되어, 필요한 수분섭취가 이루어지지 않는 경우가 많다. 따라서 노인 남성의 경우 하루 2,100ml, 노인 여성의 경우 1,700ml가 수분의 충분 섭취량으로 기준잡고 있다.

비타민 B군 중 비타민 B12가 노인에서 문제가 되는 경우가 많다. 왜냐하면 섭취 자체가 감소하는 것도 원인이 되지만, 위장에서 흡수 저하로 인해 비타민 B12 결핍이 있을 수 있기 때문이다. 이는 노인 신경계통에 영향을 미치고, 엽산의 결핍과 함께 노인 빈혈의 한 원인이 된다. 엽산은 신선한 녹색 야채와 브로콜리, 오렌지, 아보카도, 간, 콩류, 정백하지 않은 곡물, 견과류에 많다.

노인 건강에서 골다공증의 문제는 매우 중요하다. 그러므로 비타민 D와 칼슘 섭취는 매우 강조되어야 할 영양소이다. 노인들의 경우 유제품 섭취가 적은 관계로 칼슘섭취가 부족한 경우가 많다. 퇴행성 질환 등으로 인해 외출이 적은 관계로 햇볕에 노출이 제한적이고 피부에서 비타민 D 합성 능력이 감소되어 충분한 비타민 D 체내 생성이 되지 않고 있다. 일반적으로 하루 1,000~1,500mg의 칼슘 섭취를 권장하고 있다. 비타민 D는 하루 400 IU 섭취를 권장하였으나, 최근에 800 IU로 하루 섭취량을 늘릴 것을 지지하는 연구들이 많이 나오고 있다. 칼슘은 잎이 푸른 채소(샐러리, 케일, 배추, 시금치, 브로콜리), 우유, 요구르트 등 유제품, 뼈째 먹는 생선(멸치 등), 미역, 다시마 등에 풍부하게 함유되어 있으며, 비타민 D는 계란 노른자, 정어리, 고등어, 대구간유, 비타민 D 강화 유제품 등에 풍부하다.

한국영양학회에서는 65세 이상 노년층을 65-74세와 75세 이상 군으로 구분하여 영양 권장량을 설정하여 식품 구성탑을 제시하고 있다. 식품을 다섯 군으로 분류하고, 각 식품 군의 식품들 중 한국인이 많이 섭취하는 대표적 식품을 중심으로 1인 1회 분량을 설정하여, 하루에 섭취해야 할 횟수를 제시하고 있다. 각 층의 크기와 위치는 실제 식생활에서 차지하는 중요성과 양을 개념적으로 표현하고 있다. 65-74세 노인들에 대해서 곡류 및 전분류는 각 식품의 1회 분량을 하루에 남자는 4회, 여자는 3.5회 섭취가 바람직하며, 채소 및 과일류는 1회 분량을 남, 여 각각 7회와 6회 섭취를 권장하고 있다. 고기, 생선, 계란 및 콩류는 각각 4회와 3회이며, 섭취량은 작으나 칼슘의 섭취를 위하여 중요한 우유 및 유제품은 남녀 모두 1회, 농축 열량원인 유지, 견과 및 당류는 가능하면 적게 섭취할 것을 권장하고 있다.

〈표 6-5〉 노인들을 위한 식품 구성탑

노인들(65세~74세)을 위한 식품 구성탑

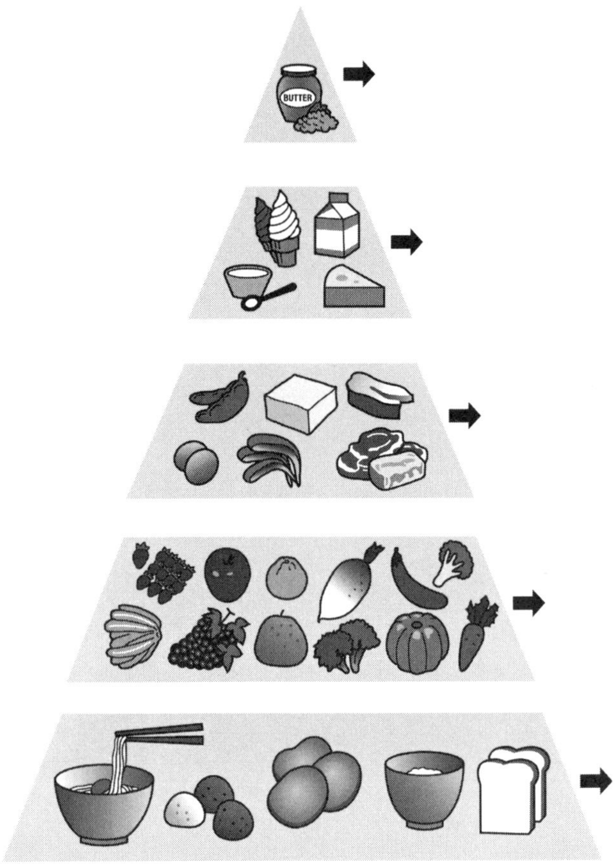

유지, 견과 및 당류
▸ 가능한 적게 사용
• 식물성기름 1작은술(5g)
• 버터 1작은술(6g)
• 설탕 1큰술(12g)

우유 및 유제품류
▸ 남, 여 : 1회/일
• 우유 1컵(200g)·요구르트 1컵
• 아이스크림 1/2컵·치즈 2장

고기, 생선, 계란, 콩류
▸ 남 : 4회, 여 : 3회/일
• 육류(60g)·생선(70g)
• 콩(20g)·두부(80g)
• 계란 1개(50g)

과일류, 채소류
▸ 남 : 7회, 여 : 6회/일
• 생야채(60g)·김치(60g)
• 과일(100g)·과일주스(1/2cup)

곡류 및 전분류
▸ 남 : 4회, 여 : 3.5회/일
• 밥 1공기(210g)
• 국수 1대접(건면 90g)
• 식빵 3쪽(100g)

▸ 식품군별 1일 권장 섭취 횟수
• 주요식품의 1인 1회 분량(servingsize)

자료 출처 : 한국인 영양권장량 제7차 개정판, 한국영양학회 2000.

(2) 노인의 식사 마련 시 고려사항

생각해보기

소화능력이 떨어지거나 삼킴에 어려움을 호소하는 노인을 위한 식사 마련 시 고려해야 할 사항에는 어떤 것이 있는지 생각해 봅시다.

노인은 치아의 문제, 소화능력 감소 등의 다양한 이유로 인해 노인의 식사를 마련할 때 여러 가지 요소를 고려해야 한다. 특히 삼킴이 어려운 노인의 식사를 마련할 때 다음의 요소들을 고려해야 한다.

① **점도**

삼킴곤란 환자의 치료에 있어서 가장 중요한 요소는 식사의 점도를 조절하여 주는 것이다. 식사의 점도가 너무 높거나 낮은 경우 오히려 사래 발생 등의 위험이 높아지므로 식사의 일정한 점도를 유지해야 한다. 일정한 점도가 있는 식사는 삼킴작용 시 음식이 천천히 이동하게 하여 식사 섭취를 용이하게 한다.

② **성상**

특히 알갱이 형태의 식품은 섭취 시 문제 발생 위험이 높으므로 가능한 없도록 조리하는 것이 좋다. 잘 부스러지지 않으면서 결합력이 있고 가능한 부드럽고 촉촉하게 조리하는 것이 좋다.

③ **외관**

삼킴곤란 식사의 특성상 일반식에 비해 상차림이 식욕을 증진시키기에 적합하지 않을 수 있다. 따라서 다양한 색깔을 구성하거나 음식의 형태를 보기 좋게 하여 최대한 환자의 식욕을 저하시키지 않도록 해야 한다.

④ **다양성**

삼킴곤란 자체가 일상적인 식품 섭취의 제한을 가져와 다양한 영양소 섭취를 어렵게 한다. 따라서 가능한 필요한 영양소가 모두 부족하지 않도록 해야 하며, 이를 위해 하루 6가지 식품군이 모두 포함되도록 식사를 구성해야만 한다. 6가지 식품군으로는 곡류군 식품, 어육류군 식품, 채소군 식품, 지방군 식품, 우유군 식품, 과일군 식품으로 구성된다.

⑤ **수분**

삼킴 곤란 노인의 경우 쉽게 수분 섭취가 부족할 수 있으므로 일정량 수분이 공급되도록 촉촉한 음식을 주거나 점증제 등을 이용한 음료를 제공해야 한다.

⑥ **밀도**

수분 공급과 함께 영양적 밀도가 함께 고려되어야 한다. 삼킴곤란 식사의 특성상 음식을 갈거나 점도를 조절하는 과정에서 영양밀도가 낮아질 수 있다. 또한 충분한 식사량이 유지되기 어려울 수 있으므로 가능한 적은 분량의 음식에 많은 영양소가 함유되도록 식사를 구성해야 한다.

생각해보기

한국 노인에게 적합한 식단을 예시로 작성해 봅시다.
– 한식
– 중식
– 일식

2) 건강한 식생활 지침

건강한 노후를 위한 식생활 습관은 매우 중요하다. 표 6-8에서는 노인을 위한 식생활 지침을 7가지로 나누어 설명하였다.

〈표 6-6〉 노인을 위한 식생활 지침

노인을 위한 식생활 지침
1. 채소, 고기나 생선, 콩 제품 반찬을 골고루 먹자. • 다양한 채소 반찬을 먹는다. • 고기나 생선, 계란, 콩 제품 반찬을 매일 먹는다.
2. 우유 제품과 과일을 매일 먹자. • 우유 요구르트나 두유를 매일 먹는다. • 다양한 제철 과일을 먹는다.
3. 짠 음식을 피하고, 싱겁게 먹자. • 장아찌, 젓갈 같은 음식을 적게 먹는다. • 음식을 만들거나 먹을 때 소금이나 간장을 적게 사용한다. • 국과 찌개의 국물을 적게 먹는다.

4. 많이 움직여서 식욕과 적당한 체중을 유지하자. • 자신에게 알맞은 운동을 규칙적으로 한다. • 많이 걷고, 움직이는 것을 생활화한다.
5. 술을 절제하고, 물을 충분히 마시자. • 되도록 술을 마시지 않는다. • 술을 마실 때는 하루 1잔 이내로 제한한다. • 물을 자주 마신다.
6. 세 끼 식사와 간식을 꼭 먹자. • 세 끼 식사를 규칙적으로 한다. • 조금씩 자주 먹는다.
7. 음식을 먹을 만큼 준비하고, 오래된 것은 먹지 말자. • 음식은 한꺼번에 많이 만들지 않는다. • 남은 음식은 곧바로 냉장 보관하고, 오래된 것은 버린다.

생각해보기

노인이 건강한 생활을 하기 위한 평소 식생활에는 어떤 것이 있는지 생각해 봅시다.
−1일 3식

건강한 식습관을 통해 무병장수하는 것은 아마도 모든 사람의 공통된 관심사 일 것이다. 세계적으로 유명한 장수 관련 지역 연구에서 얻은 장수를 위한 식생활의 10가지 조건은 표 6-7과 같다.

〈표 6-7〉 장수를 위한 식생활

장수를 위한 식생활	
1. 소금을 가능한 적게 섭취	소금은 고혈압, 동맥경화, 뇌졸중 등 각종 성인병을 이루는 혈관계 질환과 관련성이 높다. 소금을 섭취하지 않는 마사족의 식사는 건강식이라 할 수 있으며, 과거 중국의 광주는 소금을 절제한 식사로 고혈압도 드물었다고 한다.
2. 동물성 지방의 과도한 섭취 방지	육류에 많이 포함된 포화지방은 동맥경화의 주범이다. 코카서스나 오키나와 등의 장수지역에서는 고기를 먹을 때도 꼬챙이에 꿰어 굽든지 삶든지 해서 동물성 지방이 빠져 나간 상태로 요리하여 과다한 지방 섭취가 되지 않도록 한다.

3. 채소나 과일을 많이 섭취	장수지역인 코카서스나 지중해, 실크로드의 오아시스 지역에서는 채소나 과일을 많이 먹는다. 반면에 네팔이나 티베트 등 채소나 과일이 많지 않은 지역의 수명은 평균적으로 짧다.
4. 우유, 요구르트나 치즈 섭취	우유와 같은 유제품은 균형 잡힌 영양소를 포함한 건강식품이다. 요구르트 등 발효유는 장에 좋은 세균을 키워 건강에 이롭다.
5. 생선이나 콩으로 질 좋은 단백질이나 타우린(taurine)을 섭취	세계적 장수촌인 오키나와에서는 콩을 사용한 두부요리를 많이 먹고 있다.
6. 편식을 하지 말고 여러 가지 음식 섭취	몸에 좋다하면 그 음식만 먹는 경우도 있고, 반대로 어떤 측면에서 몸에 조금 좋지 않다고 하면 전혀 입에 대지 않는 경우도 있는데 균형 잡힌 영양 섭취를 위해서는 좋은 방식이 아니다. 다채롭고 다양한 음식을 섭취하는 것이 균형 있는 영양 섭취의 기본이다.
7. 알맞은 운동	나이를 먹어도 자신의 건강상태에 맞는 가벼운 운동을 하거나 일을 하는 것은 노인의 건강 유지에 필수적이다. 코카서스와 같이 장수촌의 노인들의 공통점 중 하나는 부지런히 몸을 움직인다는 점이다.
8. 식사법에 대한 학습	최근에는 식품 포장지에 각종 영양소가 표기되어 있다. 자신이 먹는 음식에 어떤 영양소가 많은지 관심을 기울인다면 전체적 영양 균형을 맞추고, 식생활 계획을 세우는데 도움이 될 것이다.
9. 가족과 함께 식사	장수지역의 식사 모습은 대체로 여러 명이 모여 대가족으로 식사를 한다는 점이다.
10. 긍정적 사고	아무리 영양가가 높은 진수성찬을 접한다 하여도 즐겁게 그것을 받아들이지 않는다면 우리 몸에서 소화가 잘 되어 좋은 영양 섭취가 되기는 어렵다. 긍정적으로 현실을 보는 사람들이 일반적으로 장수한다고 한다.

3) 치매 노인의 식습관 지도

〈표 6-8〉 치매 노인의 식사요법 지침

치매 노인의 식사요법 지침
• 적절한 영양상태 유지를 위해 충분한 단백질과 칼로리를 공급한다. • 비타민 E, 셀레늄, 수분, 콜린을 적절하게 공급한다. • 단것을 좋아하는 경향이 증가하므로 영양소 밀도가 높은 간식을 공급한다. • 적절한 수분 섭취가 필수적이나 밤에는 과량의 수분 공급을 피한다. (수프, 차, 주스 등을 마심으로 하루 100ml는 수분 섭취할 수 있도록 한다. 특히, 입이 마른다는 등의 호소가 없더라도 수분은 반드시 제공하도록 한다.) • 음식을 손으로 잡고 먹을 수 있는 형태로 만들어 주거나 자주 음식을 제공하여 체중 유지에 도움을 준다. • 가능한 식사시간을 규칙적으로 하며, 식사에 대한 적절한 감독과 보호를 한다. • 필요한 경우, 경관 영양 등을 고려한다.

4) 삼킴장애 노인의 식습관 지도

(1) 보상적 자세변환 전략

① 앉은 자세

삼킴장애를 가지고 있는 환자들이 가장 일반적으로 사용하는 방법이며 의학적인 상태가 안정되지 않아 저혈압 등의 문제가 있는 환자는 자세를 신중히 고려한다.

- 견고한 재질의 의자에 앉는다.
- 발은 바닥에 바르게 내려놓는다.
- 무릎을 90도 정도 구부린다.
- 양쪽 엉덩이에 동등하게 체중을 싣는다.
- 엉덩이 관절이 100도 정도 구부러지게 몸통을 기울인다.
- 양손은 책상 위에 올려놓는다.
- 머리는 정중앙에서 반듯하게 들고 고개를 살짝 숙여 턱이 아래로 향하도록 한다.

② 바로 누운 자세

양측 인두별 수축력이 저하된 환자나 후두상승이 약화된 환자에게 유용하다. 이 자세는 영상 검사에서 안전성이 확인된 경우 적용 가능하다.

- 바로 누운 자세에서 점도가 짙은 종류의 음식을 제공한다.
- 식사를 마친 후 앉은 자세를 취하기 전에 남아 있는 모든 잔여물을 제거하기 위하여 기침을 하도록 유도한다.

③ 정상 측으로 돌아누운 자세

구강암 환자에게 우선적으로 사용되고 있는 방법으로 혀 기저부의 움직임이 부족한 환자에게 사용된다. 한쪽 인두 약화로 인두 수축력이 감소된 환자의 흡인을 예방하여 준다. 인두 상승이 감소되어 삼킴 후에 인두에 잔여물이 남아 흡인의 위험이 있는 환자들의 흡인 발생률을 감소시켜 준다.

- 침대에 정상측이 아래로 가도록 옆으로 누운 후 머리는 30도 정도 들리게 한다.
- 등 뒤와 머리 밑에 베개를 놓아 자세를 고정한다.

④ 턱 내리기

미성숙 유출, 삼킴 지연, 혀기저부 수축력 약화, 후두 폐쇄 감소가 있는 환자에게 유용하다. 후두개곡의 공간을 넓혀 줌으로써 음식이 인두를 통해 느린 속도로 지나갈 수 있도록 한다. 또한 후두 전정에 있는 음식이 나올 수 있게 하여 흡인의 위험을 감소시킨다. 인두와 방패연골, 아래턱 사이의 움직임 거리가 감소하여 음식의 흡인이 감소할 뿐만 아니라 후두와 기관으로 음식의 침범 정도가 낮다.

- 턱을 아래로 숙인다.
- 음식을 삼킨다.

⑤ 마비 측으로 고개 돌리기

한쪽 인두 마비나 한쪽 성대 마비가 발생하였을 경우 사용한다. 인두 내에서 음식의 진행방향을 비마비 측으로 치우치도록 하는 데 효과적이다. 인두에 음식물이 적게 남고 후두 흡인의 위험을 감소시킨다. 상부식도조임근의 압력을 감소시키고 방패연골에 압력을 가하게 됨으로써 성대 폐쇄를 촉진시키는 효과를 가져 오게 된다.

- 머리를 마비 측으로 돌린다.
- 음식을 삼킨다.

⑥ 마비 측으로 고개 돌려 숙이기

편측 인두마비로 인하여 인두 삼킴에 지연을 보이는 환자에게 유용한 자세이다. 고개 숙이기와 돌리기의 효과를 동시에 가져 일부 환자에서는 기도 보호의 최선의 방법이 될 수 있다.

- 마비 측으로 머리를 돌린다.
- 마비 측으로 머리를 돌린 상태에서 머리를 숙인다.
- 음식을 삼킨다.

⑦ 비마비 측으로 고개 기울이기

편측 인두나 혀의 마비가 있는 환자에게 효과적인 자세이다. 음식이 중력으로 인해 비마비 측 구강과 인두를 통해 이동하도록 한다.

- 머리를 비마비 측으로 기울인다.
- 음식을 삼킨다.
- 구강에 음식이 남아 있다면, 지속적으로 머리를 비마비 측으로 기울이고 있어야 한다.

⑧ 고개 뒤로 기울이기

혀 절제술 등으로 인하여 구강 운동능력이 손상되어 음식을 뒤로 넘기지 못하는 환자에게 효과적이다. 중력을 이용하여 음식이 구강에서 인두로 이동한다. 삼킴 유발이 지연된 환자에게 적용할 수 없다. 기도 보호가 어려운 환자에게는 성문위 삼킴법을 병행하도록 한다.

- 머리를 뒤로 기울인다.
- 성문위 삼킴법을 동시에 사용하기도 한다.
- 음식을 삼킨다.

(2) 감각자극 전략

① 목적

얼굴과 구강의 근긴장도를 정상화시킨다. 구강 감각 인식을 증진시킨다. 얼굴과 구강에 과민 반응을 감소시킨다. 씹는 근육을 강화한다. 삼킴 반사를 촉진시킨다. 음식덩이 형성 능력을 향상시킨다.

② 대상

얼굴과 구강의 근긴장도가 높거나 낮은 경우, 감각이 저하되거나 과민한 감각을 가진 경우, 씹는 근육이 약한 경우, 음식덩이를 잘 형성할 수 없는 경우에 감각자극 기법을 사용한다.

③ 일반적인 시행방법

- 가장 편안하고 안정된 상태에서 연습을 한다.
- 짧은 연습시간이 더 효과적이고 피로감을 덜 느낄 수 있다. 개인에 따라 연습시간은 다르며, 5분에서 20분 사이가 좋다.
- 환자에게 실시 가능한 횟수와 시간을 기록한다.
- 빠르기가 아니라 힘을 증진시키기 위한 연습이므로 빠르게 하는 것보다 정확하고 힘있게 해야 한다.
- 효과적인 감각자극을 위해 약간 압박하여 자극한다.
- 일상적인 일이 되도록 매일 연습을 한다.
- 가정에서 연습할 때는 시간을 지키기 위하여 시계를 사용하거나 타이머를 이용하는 것이 도움이 된다.
- 연습하기 가장 좋은 장소는 조용하고 산만하지 않은 곳이다.
- 이른 아침이나 오후 시간이 연습하기에 가장 좋다.

④ 감각자극 예시

감각자극 기법을 통한 삼킴기능 증진	
볼 감각자극	
손가락으로 양쪽 볼 눌러주기 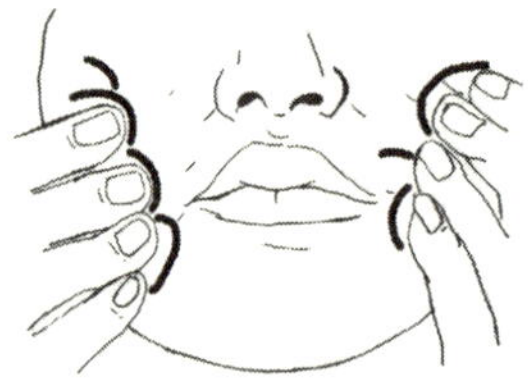	양쪽 볼 위로 올려주기 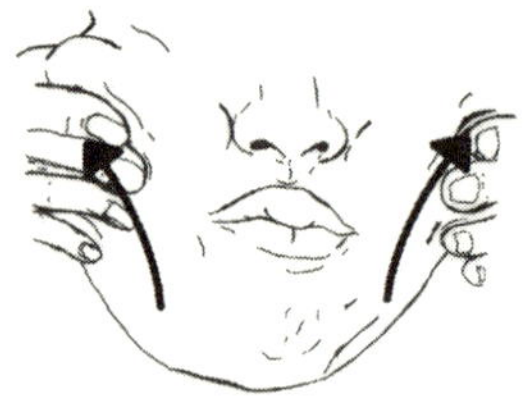
얼음막대로 자극하기 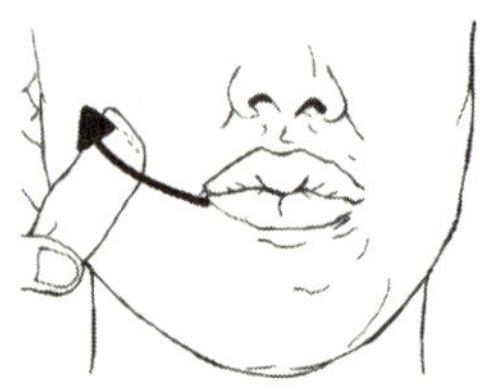	전동 칫솔로 자극하기 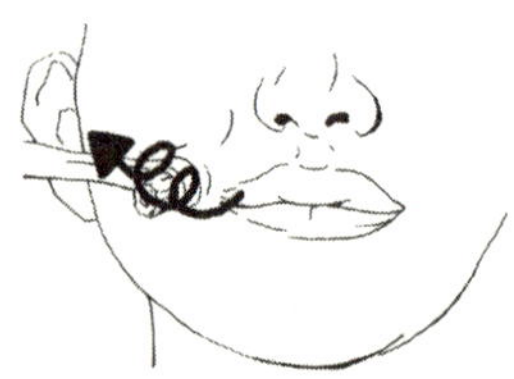
턱 감각자극	
양쪽 턱 두드리기 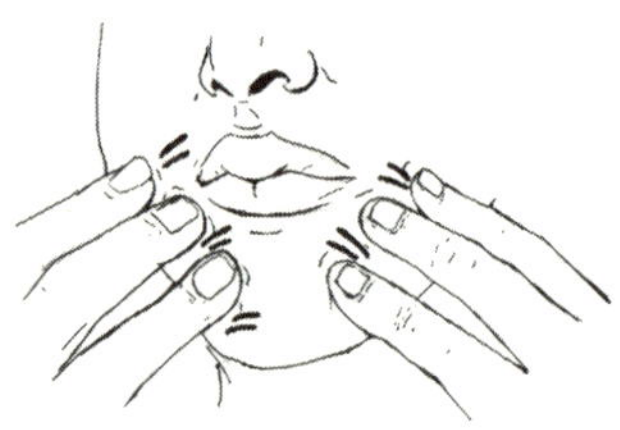	전동 칫솔로 자극하기 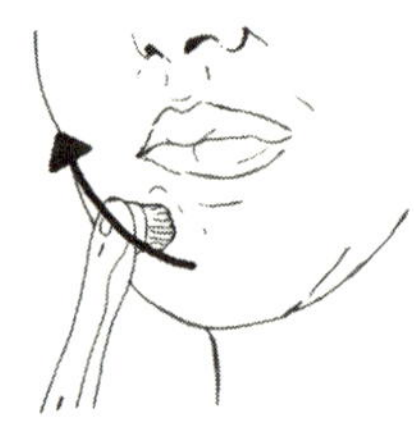
입술 감각자극	
입술 잡고 자극하기 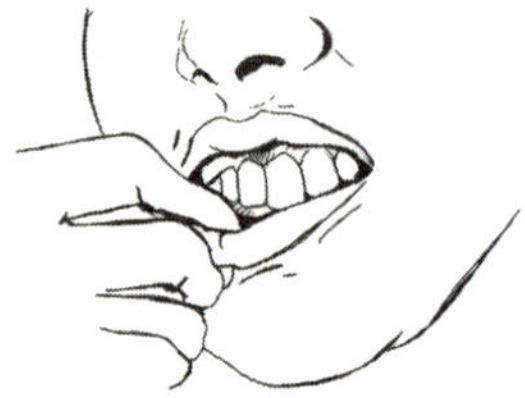	입술 선 따라 얼음막대로 자극하기 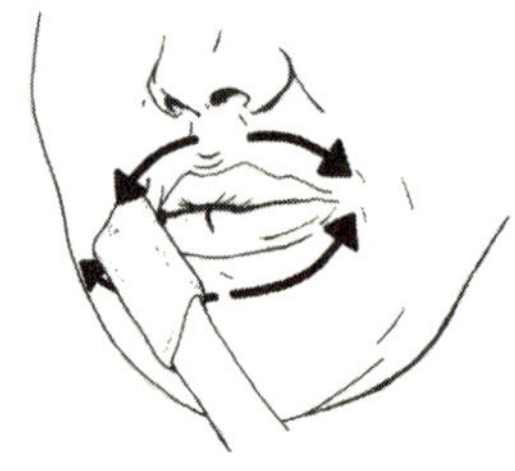

혀 감각자극	
거즈로 잡고 압박하여 누르기	얼음막대로 자극하기
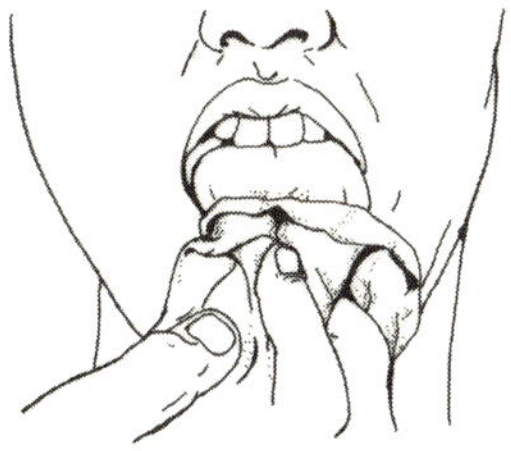	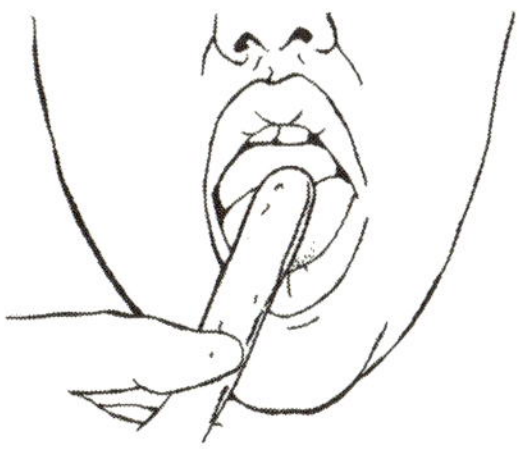

(3) 구강 운동 전략

① 목적

볼, 턱, 입술, 혀 근육의 관절가동범위를 증진시키고 근력을 강화시킨다. 구강 감각 입력을 증가시킨다. 흡인의 위험을 감소시킨다. 음식덩이의 형성과 조절 능력을 향상시킨다. 발음의 명료도를 증가시킨다. 씹기 근육을 활성화시켜 턱의 회전 움직임과 음식 씹기를 강화시킨다.

② 대상

혀의 움직임이 감소된 경우, 구강 감각 저하된 경우, 음식덩이 조절 능력이 감소된 경우, 입술과 얼굴의 근육 약화와 비협응으로 인하여 구강통과시간이 지연된 환자나 음식을 삼키고 난 후 혀에 음식이 남는 경우, 구음 장애를 가진 경우에 사용한다.

③ 일반적인 시행방법

- 가장 편안하고 안정된 상태에서 연습을 한다.
- 짧은 연습시간은 더 효과적이고 덜 피로하며 개인에 따라 5분에서 20분 사이로 적절하게 운동을 한다.
- 실시 가능한 횟수와 시간을 기록해준다.
- 빠르기가 아니라 힘을 증진시키기 위한 연습이므로 정확하고 힘 있게 해야 한다.
- 일상적인 일이 되도록 매일 연습을 한다.

- 가정에서 연습할 때는 시간을 지키기 위하여 시계를 사용하거나 타이머를 이용하는 것이 도움이 된다.
- 연습하기 가장 좋은 장소는 조용하고 산만하지 않은 곳이다.
- 이른 아침이나 오후 시간이 연습하기에 가장 좋다.

④ 구강 운동 예시

구강 운동 기법을 통한 삼킴기능 증진	
볼 운동	
양쪽 볼 빨아들이기 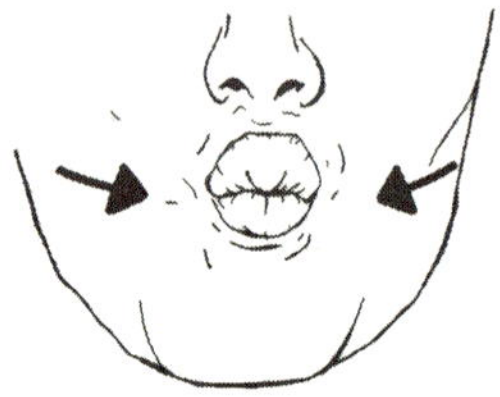	부풀린 볼 유지하기 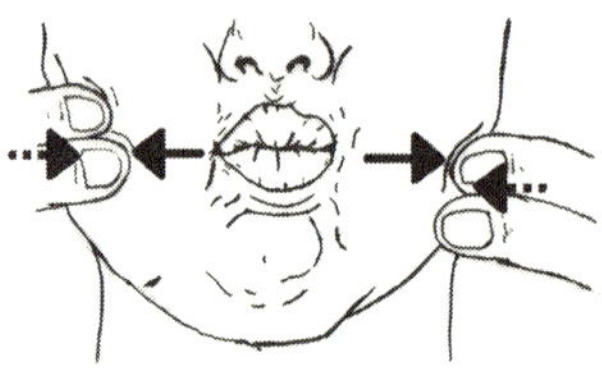
턱 운동	
턱 앞뒤로 움직이기 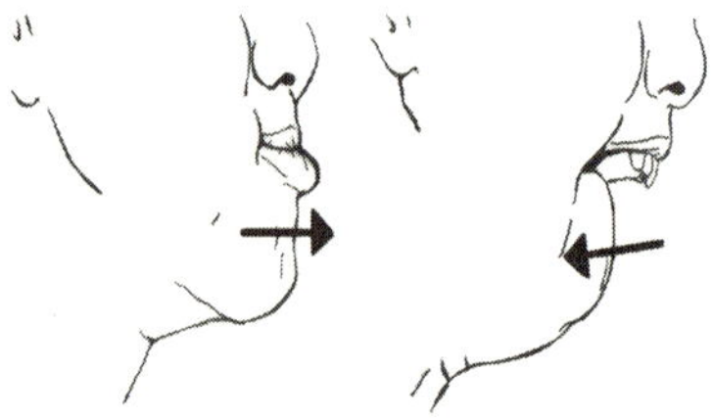	턱 좌우로 움직이기 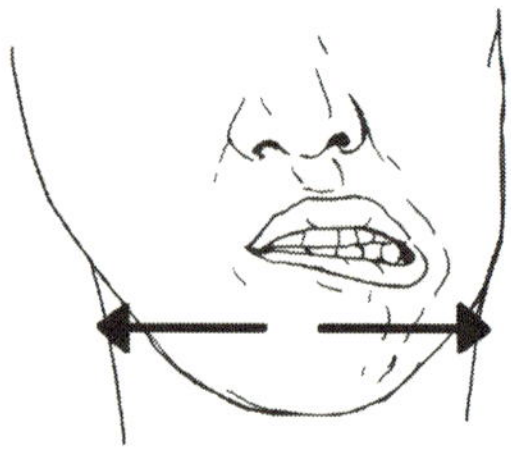
입술 운동	
입술 앞으로 내밀기 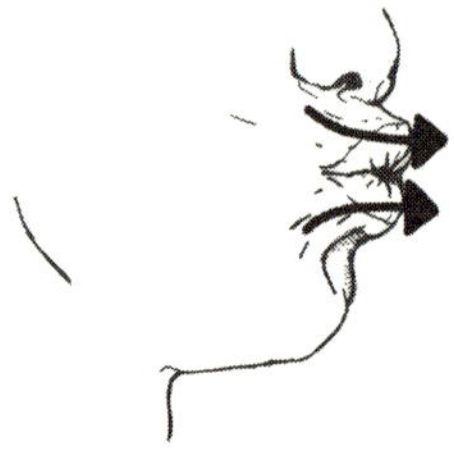	한쪽 입술 귓가로 올리기 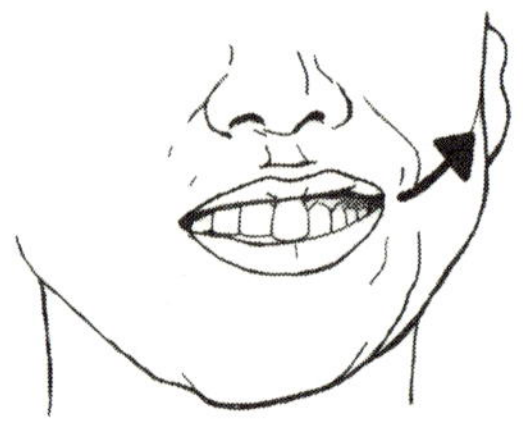

혀 운동	
혀 위 아래로 움직이기 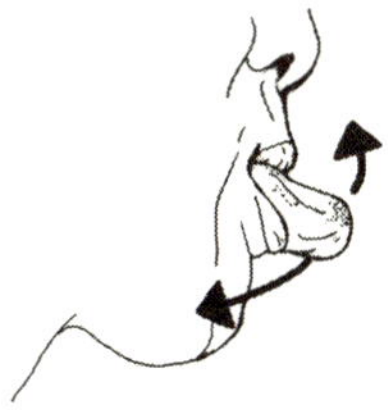	입천장을 따라 혀 말아 올리기 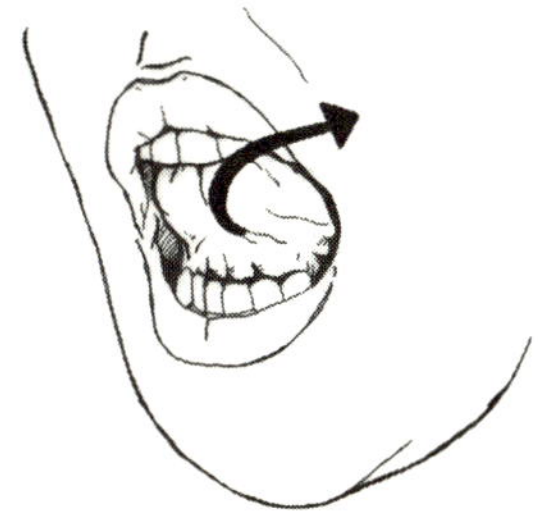

생각해보기

노인의 식사 기능 증진을 위한 추가적인 전략에 대해 생각해 봅시다.
- 음식종류
- 식사보조도구

4) 식사보조도구

노화현상으로 또는 삼킴과 관련된 기전의 손상으로 식사 능력이 저하된 노인뿐만 아니라 신체적 기능저하로 인해 식사에 어려움을 겪는 노인도 많다. 노인성 질환 등 여러 가지 복합적인 이유로 인해 협응력이 떨어지거나, 장악력 약화 및 마비로 인한 식기도구를 쥐거나 다루는 능력이 저하될 수 있고, 편마비로 인해 한쪽 손만 사용해야 하는 경우도 있을 수 있다. 이런 노인 환자들이 식사를 하는데 보조해주는 도구들을 활용하면 자존감 및 독립성 향상에 도움을 줄 수 있다.

이러한 보조도구 적용에 있어서 가장 중요한 요소는 중재를 받을 사람들이다. 노인들은 자신의 장애에 대한 인식이 있어야 하고, 적당한 보조 장치 및 도구에 관해 결정할 때 적극적으로 참여하여야 한다. 노인이 제공받게 될 장치에 대한 기능과 다른 장치 사이의 차이점까지도 고려를 해야 한다. 노인들은 보조도구들에 대해 저항을 느낄 수 있다. 초기에 노인들은 이러한 권고와 처방을 수용하지 않을 수도 있다. 보조도구를 선택한 이유에 대해 노인을 이해시킬 수 있는 시간적 여유를 가질 필요가 있다. 노인들에게 무엇이 중요한지, 그와 관련해 무엇을 추천해야 하고, 무엇이 보조도구를 사용하게 될 사람들의 삶을 강화시키는지를 알아내야 한다.

식사보조도구 예시

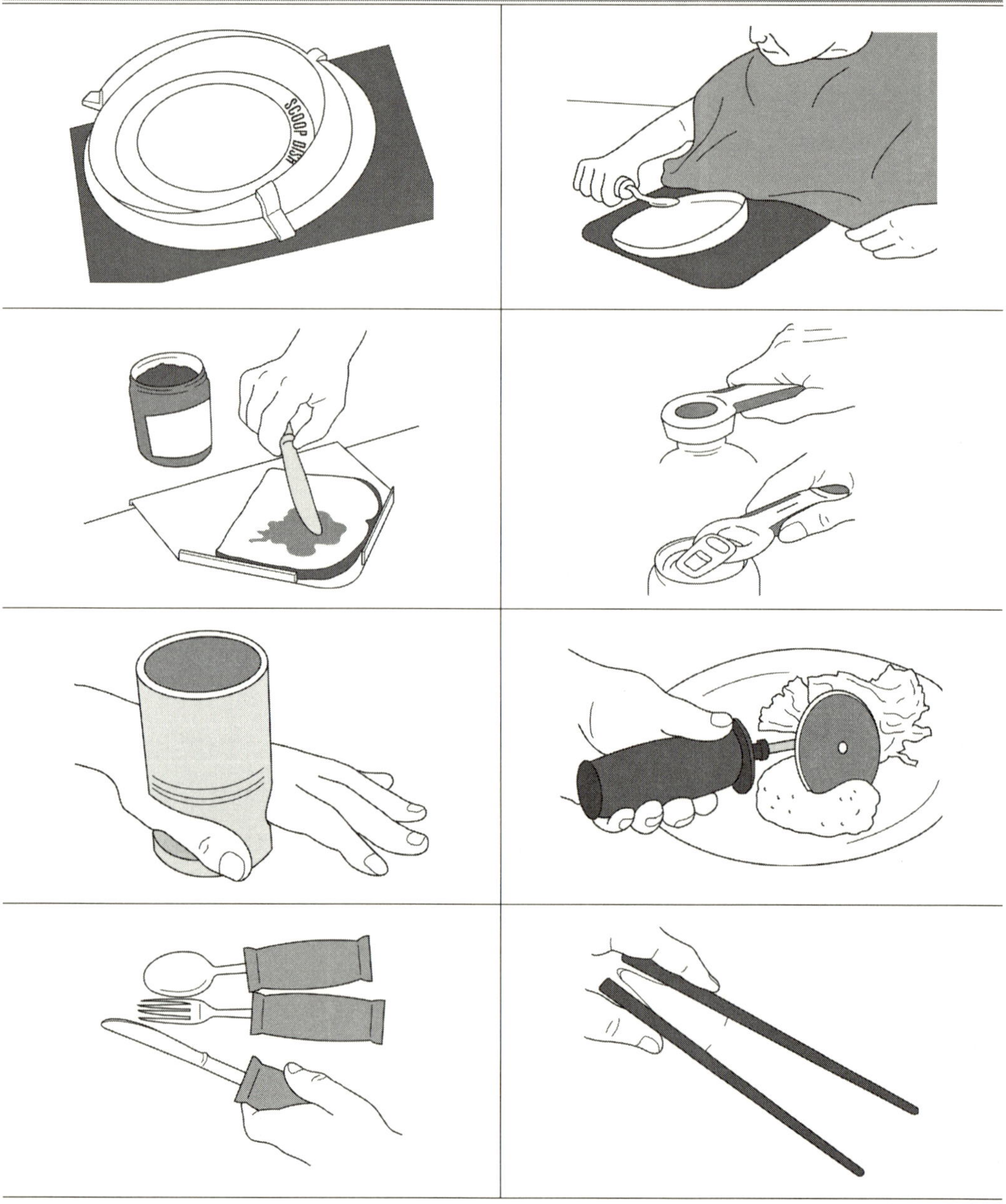

제 9 장 노인안전

1. 노인의 안전

전 세계적으로 고령화가 진행되는 가운데 한국의 고령화는 세계 그 어느 나라보다도 빠르게 진행되고 있다. 선진국의 경험에서 살펴볼 수 있는 것과 같이 우리나라의 급격한 고령화와 사회 구조적인 다변화는 장애 및 노령 인구의 증가를 가져오는 동시에 기존 가족제도의 해체로 인한 사회적 부양 의무의 중요성을 높여갈 것으로 전망할 수 있다. 통계청이 밝히는 인구추이에 따르면 우리나라는 이미 2000년에는 65세 이상 노인인구가 전체 인구의 7.25%를 차지하면서 고령화 사회로 접어들었다. 2010년 11%를 넘어 2018년에는 그 비율이 14.3%가 되어 고령사회로, 2026년에는 20.8%로 늘어나서 초 고령사회로 진입할 전망으로 OECD 국가 중 가장 빠른 속도고 고령화가 진행되고 있다.

이러한 노인 인구의 증가는 가정뿐만 아니라 직장, 그리고 사회에서 노인의 안전사고 증가를 예상해 볼 수 있다. 특히 노화로 생활기능이 저하된 노인들의 사회적 관계가 축소되고 생활의 주된 시간과 공간을 가정에서 보내게 되는데, 안전하다고 생각하기 쉬운 가정 내에서 주택의 시설물이나 일상적으로 사용하게 되는 물품에 의한 골절 등의 간단한 사고라도 노인들의 각종 질환으로 취약한 상황에 부가되어 보다 심각한 결과를 초래할 수 있다. 안전사고의 문제는 어린이와 노인들에게 흔히 나타나는 문제로서 최근 고령화 사회로 접어들면서 상당부분 예방이 가능한 노인의 안전사고 문제는 간과하기 어려운 문제가 되었다.

실제로 노인 안전사고의 절반 이상이 가정에서 일어난다. 그 이유는 은퇴하면서 가정에서 지내는 시간이 많아지기 때문이기도 하지만 그만큼 가정 내 안전이 다른 공공시설이나 복지시설에 비해 허술하기 때문이기도 하다. 노년기에는 순발력이 줄어들고 골밀도가 감소하는 한편 근력이 약해져서 가벼운 미끄럼 사고에도 머리나 척추 관절의 부상이 우려되기 때문에 특별한 주의가 필요하다. 한국소비자원에 따르면 가정에서 일어난 노인 안전사고는 욕실, 주방, 거실, 침실, 계단 등 가정 안에서 가장 많고, 그 외에는 다세대 주거지의 계단이나 정원 또는 마당 등의 순이라고 한다. 노인 안전사고 중 가장 흔한 것이 추락이나 넘어짐, 혹은 미끄러짐으로 인한 사고로 가정 내 노인 안전사고 중 67.2%가 바로 이런 사고들인데 이들 대부분은 미끄러운 욕실의 바닥타일이나 거실의 바닥 재질 등 내부마감재에 그 원인이 있는 것으로 밝혀졌다.

2. 노인학대

1) 노인학대의 정의

노인학대에 대한 정확한 개념이나 유형에 대해서 아직까지 완전히 합의된 바가 없으며, 전문가에 따라서 좁은 범위에서부터 넓은 범위까지 규정되어 다양하게 사용되고 있다. 노인학대란 용어는 아내학대, 자녀학대와 같은 차원에서 노인학대, 노인홀대 등으로 사용되고 있으나 그 범위에 있어서는 객관화하기가 어려운 실정이다. 노인학대를 정의하는 데 있어 주된 문제는 학대라고 생각할 수 있는 행동의 범위를 결정하는 것이다. 일반적으로 노인에게 신체적 상해를 유발하는 어떠한 행위도 학대로 간주할 수 있으나 대부분 여러 다른 차원의 행위에서 기인된 노인학대의 정의를 제시하고 있다. 언어적 · 정서적 혹은 심리적 상해, 노인의 신체적 · 정서적 복지를 무시하는 행위, 노인의 재산이나 자본을 오용하는 것 등은 공통적으로 많이 지적되고 있는 내용이다.

(1) 외국의 정의

미국의 노인법에서는 노인학대의 개념 속에 학대, 방임, 착취를 포함하고 있다. 노인학대 관련 기관이나 단체에 따라서 노인학대에 대한 유형 분류에 차이가 있는 것으로 보아 포함된 내용의 폭이 다르며, 분류방법에 있어서도 그 기준이 매우 다양하다는 점을 알 수 있으나, 모두 노인법의 학대, 방임, 착취의 분류를 근거로 하고 있다.

영국의 Age Concern(1991)이 사회사업가협회, 노년의학협회, 경찰연맹 및 전국조직의 민간단체와 협력하여 노인학대에 대한 가이드라인을 설정한 것에 의하면, 신체적 학대, 심리적 학대(위협 · 비난 · 폭언), 성적 학대, 기본권 침해(식사 · 난방 · 의류 · 오락의 결여), 강제적 격리, 약물남용, 금전과 재산의 남용 등으로 노인학대를 확대 해석하여 분류하였다.

노인학대는 첫째, 노인 자신의 부양자 가정에서 배우자나 형제자매, 자녀 등 노인과 특별한 관계에 있는 누군가에 의해서 홀대가 이루어지는 가정 내 노인학대, 둘째, 요양원이나 집단홈 등의 주거시설에서 노인에게 보호를 제공해야 할 의무를 지닌 유급부양자나 전문가들에 의해서 행해지는 시설에서의 노인학대, 셋째, 신체적 및 정신적 손상으로 인해 노인이 자신을 돌보기 위해 필요한 일을 수행하지 못하는 자기방임 또는 자기학대 등 3가지 기본적인 범주로 나누어지고 있으나(Johnson, 1995), 노인학대는 어떠한 형태로든지 노인의 안녕을 저해하고 신체적 · 심리적 · 사회적 · 정신적 상해를 입히는 것으로서 그 행위는 거듭될수록 더욱 심각한 형태로 변화되어 간다.

(2) 국내의 정의

국내에서는 이영숙이 정서적 학대, 언어적 공격, 신체적 학대 등 세 가지 영역으로 분류하였으며, 한동희는 의존적인 노인에게 가족구성원인 배우자, 성인자녀, 그리고 친척들 사이에서 자행되는 언어적 · 신체적 · 정서적 혹은 심리적 상해와 인격이 무시되는 행위를 말하며 또한 자산에 대한 오용 등으로 노인의 권리가 침해되는 행위로 정의하고 있다. 이인수와 이용환은 정서적, 언어적, 신체적, 재정적 학대, 방임으로 분류하였다. 한은주와 김태현은 노인학대 원인에 대한 생태학적 연구에서 정서적 학대, 신체적 학대, 재정적 학대, 구타 및 폭력으로 분류하였으며, 이선희는 노인과 동거하는 가족구성원인 배우자, 성인자녀, 그리고 기타 부양자나 친척에 의해 가정 내에서 행해지는 신체적 · 정서적 · 재정적 혹사(mistreatment)및 방임과 노인의 자기방임으로 분류하고 있다.

노인학대의 종류와 관련해서 살펴보면 노인학대에는 신체적 · 정신적 · 성적 · 경제적 손상을 의도적으로 가하는 것뿐만 아니라 비의도적인 손상도 포함되며, 생존에 필요한 재화와 서비스를 부양자가 제공하지 않는 방임과 본인이 스스로 제공하지 않는 자기방임, 더욱 적극적인 방임으로 유기, 금전적인 갈취나 착취까지 포함하는 것으로 보아야 할 것이다. 이상의 정의에서 거론된 내용을 노인학대의 정의의 개념에 포함시켜 다음과 같이 정의내릴 수 있다. 즉 의존적인 노인에게 가족구성원인 배우자, 성인자녀, 그리고 친척 등의 부양자에게서 자행되는 언어적 · 신체적 · 정서적 · 심리적 상해와 경제적인 착취나 생활에 필요한 재원을 공급하지 않는 것 또는 원하지 않는 성적인 접촉 등으로 노인의 인격이 무시되는 행위를 말하며 또한 이런 것들로 인해 노인 자신이 스스로 행하는 자신에 대한 오용이나 의욕상실 방임 등으로 노인의 권리가 침해되는 모든 행위를 말한다.

2) 노인학대의 유형

구체적 노인학대의 유형은 다음과 같다.

(1) 신체적 학대

폭력 등에 의해 신체적 손상 또는 정신적 타격을 일으키는 것을 말한다. 피해자에게 공포심을 일으키게 하는 위협행위도 신체적 학대에 포함될 수 있다.

예) 노인을 발로 차거나 때린다.
노인을 밀어서 넘어뜨린다.
노인을 강제로 방에 가두어 둔다.
노인에게 주변의 물건을 집어 던지거나 위협한다.
노인에게 의사의 처방대로 약을 주지 않거나 처방이 없는 약물을 강제로 먹인다.

(2) 심리적 · 정서적 학대

정신적 또는 정서적으로 고통을 주는 것으로 말에 의한 모욕을 비롯해서 계획적으로 피해자의 인간성을 부정하고 스트레스를 주어 노인 스스로가 자살하고 싶은 충동을 느끼게 하거나 우울증 등의 정신적 질병을 가지게 만드는 것을 말한다. 통상적으로 정서적 학대에는 폭력과 협박도 함께 수반된다.

예) 노인을 부양하는 것이 부담스럽다는 것을 노인 앞에서 노골적으로 표현한다.

집안에서 고의로 노인을 소외시키거나 상대하지 않는다.
노인이 가족을 타이르거나 의견을 말하면 간섭한다고 불평한다.
노인의 친구나 친지 등이 방문하는 것을 싫어한다.
부양자가 노인에게 없어져 주었으면 하는 느낌을 갖게 만든다.

(3) 언어적 학대

의존적인 노인이 모욕을 당하거나 어린아이와 같은 취급을 받거나 위협이나 협박 등을 당하는 것을 말한다. 또한 노인을 위협하고 노인의 요구를 무시하며 대화하지 않고 어린애처럼 다루고 가족원이 가진 감정적 문제를 언어로서 노인에게 심리적인 부담을 갖게 하는 표현들도 언어적 학대에 포함된다.

예) 노인이 수치심을 느끼는 모욕적인 말을 한다.
노인의 자존심을 상하게 하는 말을 한다.
노인에게 욕설이나 고함 등의 폭언을 한다.
신체불편으로 인한 노인의 실수를 비난하고 꾸짖는다.
노인에게 모시기 싫다거나 나가라는 등의 말을 한다.

(4) 경제적 학대/착취

노인의 자금, 재산 등을 친척 또는 부양을 제공하는 자 등이 노인의 뜻에 관계없이 이전하거나 또는 훔치는 것을 말하며 노인의 뜻과 관계없이 주거가 옮겨지거나 적절한 생활환경을 박탈당하는 등의 부당한 착취를 하는 것과 생활을 유지하는 데 필요한 용돈이나 생활비 등을 주지 않는 것도 포함된다.

예) 노인의 허락 없이 부양자가 노인의 재산권을 행사한다.
노인으로부터 강제적으로 대행권 취득을 한다.
노인의 소득을 가족이나 친지가 가로챈다.
노인에게 빌린 돈이나 물건을 돌려주지 않는다.
노인이 생활을 유지하는 데 필요한 용돈이나 생활비 등을 주지 않는다.

(5) 성적 학대

노인과의 합의가 없는 모든 형태의 성적 접촉 또는 강제적 성행위를 하는 것을 말한다.

예) 배우자와 자녀를 포함한 부양자에 의해 본인의 뜻과는 반하여 성적인 접촉 등을 위협이나 폭력을 이용해 강요한다.

(6) 방임

방임은 수동적 방임과 능동적 방임으로 나눌 수 있는데 수동적인 방임은 의존적인 노인이 무시되어지거나 혼자 내버려져 기본적으로 먹고 입고 약물을 복용해야 하는 것이 부양자의 무능력이나 부적절함 때문에 공급되지 않는 경우를 말한다. 능동적인 방임은 의존하는 노인이 사회적 접촉 또는 필요한 재화와 용역을 의도적으로 박탈당하는 것을 말한다.

예) 노인에게 음식을 주지 않아 식사를 거르게 한다.
병원에서 치료를 받아야 할 상황인데도 노인을 병원에 모셔가지 않는다.
치매 등으로 인지기능을 상실한 노인에게 주의를 기울이지 않는다.
부양자나 가족들이 노인에게 무관심하거나 냉담하게 대한다.
거동이 불편한 노인을 혼자 집에 내버려둔다.

(7) 자기방임

자기가 해야 할 신변의 청결, 건강관리, 가사 등을 본인이 할 수 있는 능력이 있어도 스스로 포기하여 하지 않는 결과 심신의 건강상의 문제가 생기는 것과 능력이 없어 자신을 돌아보지 못하는 것을 말한다.

예) 노인이 의식적으로 식사를 하지 않는다.
노인이 필요한 치료나 약 복용을 하지 않고 있다.
질병의 방치로 건강상태가 악화되고 있다.
거동불편으로 인하여 스스로 자신을 관리할 수 없다.

3. 노인안전에 대한 예방

고령화 사회를 대비하여 노인의 안전에 대해 이해를 하는 것이 중요하다. 노인들의 신체적, 심리적 변화를 이해하고 퇴직, 역할의 축소 등으로 겪게 되는 우울증과 상실감 등에 대한 이해가 필요하고 노인에 대해 가지고 있는 편견과 고정관념을 버리고 진심으로 그들의 변화를 이해하는 것이 필요하다.

다음으로 노인의 신체적 변화에 따른 환경적 여건에 대한 수정과 개조가 필요하다. 노인들의 사회적 참여가 감소되고 역할이 축소되는 것은 이들의 접근성의 제한이 있기 때문이기도 하다. 노인들의 접근성과 활동성을 향상시키기 위해서는 낙상을 예방할 수 있는 보조도구를 제공하고 시설과 환경에 대한 수정과 개조가 선행되어야 한다. 신체적, 인지적 기능의 감소를 상쇄시킬 수 있는 환경적 수정과 개조가 이루어진다면 노인들의 사회적 참여를 향상시키고 안전사고를 감소시킬 수 있을 것이다.

세 번째로 안전관련 교육이 필요하다. 노인들 스스로가 본인들의 신체적, 정신적, 인지적 특성을 이해하고 안전사고의 원인과 형태에 대해서 인지한다면 안전사고를 줄일 수 있고, 발생 시 효과적인 대처가 가능할 것이다. 즉, 노인들이 겪게 되는 노화로 인해 발생하는 안전사고에 대한 안전의식을 고취시킴으로써 노인들의 삶의 만족도를 높이고 보다 더 안전하고 편안한 삶을 살아갈 수 있을 것이다. 산업현장의 고령근로자들의 경우 근무현장에서 일어날 수 있는 사고에 대한 안전의식을 강조한다면 일의 효율성을 높이고 사고의 위험 없이 보다 더 안전하게 일을 할 수 있을 것이다.

네 번째로 제도적 개선이 이루어져야 할 것이다. 노인 관련 법안들이 노인들이 보다 더 편안하고 안전하게 삶을 영위할 수 있도록 다양한 서비스들을 제공하고 있지만 고령화 사회로의 진입으로 인한 노인인구의 증가와 기존 제도가 가지고 있는 모순과 문제점들이 해결되지 않는다면 오히려 더 큰 혼란을 초래할 수 있다. 따라서 기존 법안들의 문제점들을 해결 방안과 안전과 관련된 문제들을 보완한 제도적 정비가 이루어져야 할 것이다.

모든 능력이 감소된 노인을 위한 사회적 제도와 환경적 뒷받침과 더불어 노인들 스스로의 인식변화가 필요하다. 노화에 따른 본인의 신체적, 정신적 능력의 감소와 그로 인해 일어날 수 있는 사고에 대한 안전의식이 필요하다는 것이다. 나이가 들어감에 따라 감소되는 신체적, 정신적 능력과 심리적 변화에 대한 교육과 학습을 통해서 노화에 따른 변화에 능동적으로 대처할 수 있는 능력을 키워야 한다. 생활환경이나 작업환경이 다소 열악하거나 노화를 뒷받침 할 수 없는 환경이라 하더라도 본인의 감소된 능력에 대한 정확한 인식과 그로 인해 일어날 수 있는 안전사고에 대한 예방의식을 가지고 있다면 고령으로 인해 일어날 수 있는 안전사고들을 예방할 수 있다.

제7부

여가활동 프로그램

제 1 장 여가란

최근 전체적인 사회적 분위기가 일 중심사회에서 여가 중심사회로 변화하고 있다는 말이 나올 만큼, 여가는 개인, 문화, 사회, 산업, 국가차원에서의 중요한 사회적 이슈로 부각되고 있다. 오늘날 여가는 국민의 기본적 권리이며 생활의 질을 향상시키는 창조적 시간으로서의 국민의 복지와 자기실현 및 재생산을 위한 의미가 점차 강조되고 있다. 여가란 "자유시간, 즉 일, 신변처리, 잠자기 등의 의무적인 작업을 수행하는 시간이 아닌 내적으로 동기가 부여된 강제성이 없는 활동"이다. 그러므로 여가란 노동과는 반대적인 측면의 개념이며 강제성이나 임의성이 희박하고 정신적·정서적인 면에서 즐거운 휴식과 관계가 깊다.

여가활동은 가정, 직장, 학교, 인간관계들이 요구하는 책임과 역할수행이 주는 스트레스뿐만 아니라 노인층과 같이 사회적 역할의 부재로 인한 고립으로 오는 스트레스를 해소하고, 주변 사람들과의 관계의 질을 향상시키고 자아존중감을 비롯한 정신건강뿐만 아니라 신체적 건강 또한 증진시키는 등 개인의 삶의 질에 상당히 긍정적인 효과가 있는 것으로 밝혀져 왔다.

생각해보기

본인이 생각하는 여가의 의미를 이야기해 봅시다.
– 여가

1. 여가의 어원

여가의 어원은 그리스어인 스꼴레(Schoe)와 라틴어인 리께레(Licere)에서 기원한다.

그리스어인 스꼴레(Schoe)는 여가, 학술토론이 열리는 장소라는 의미를 가지며 오늘날이 영어의 학교(School) 또는 학자(Scholar)란 뜻으로 의미가 변형되었다. 그리고 라틴어인 리께레(Licere)는 허락되다라는 의미(to be permitted) 또는 자유스러워지다의 의미(to be free)로 오늘날의 여가(Leisure)의 어원이 되었다.

한편, 여가는 라틴어의 오팀(Otim)과 그리스어의 스꼴레(Schole)에 기원을 두고 있다고 여겨지는데, Otim은 아무것도 하지 않는 소극적인 상태를 의미하고 Schole는 강제력이 없는 진지하고 자기교양을 높이는 활동으로 예술・철학・학문・스포츠 등 문화창조의 적극적인 활동을 뜻한다. 즉 여가는 어원적으로 남는 시간으로써, 한가하게 시간을 보내는 것을 뜻함과 동시에 자유롭게 이용할 수 있는 시간이며 거기에 더하여서 자신을 향상시킬 수 있는 활동을 꾀하는 것을 의미한다.

2. 여가의 정의

여가란 노동으로부터 신체적 해방과 자신에게 부가된 의무감으로부터 해방되어 자유롭게 휴식을 갖는 것을 의미한다. 이러한 여가는 두 가지의 의미가 내포되어 있다. 그 하나는 피로와 압박감으로부터 휴식을 취함으로써 내일의 생활에 재창조를 위한 에너지를 충전하는 창조적인 여가(Recreation)이며 다른 하나는 즐거운 시간을 보내는 오락(Leisure)의 의미이다.

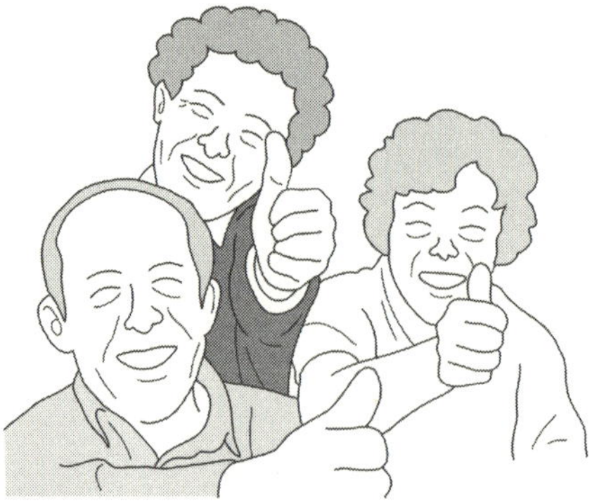

〈그림 7-1〉 여가활동을 통한 삶의 만족감

3. 여가에 대한 다양한 관점

여가에 대한 다양한 관점에 대해서 살펴보면 여가는 크게 시간, 활동, 경험의 관점에서 나누어 생각해 볼 수 있다.

생각해보기

최근 일주일 중 하루의 일과를 생각해 봅시다.

시간	무엇을 하나?	누구와 함께?	만족도 (만점 : 10점)
오전 4시			
5시			
6시			
7시			
8시			
9시			
10시			
11시			
12시			
오후 1시			
2시			
3시			
4시			
5시			
6시			
7시			
8시			
9시			
10시			
11시			
12시			
오전 1시			
2시			
3시			

■ 가장 만족스러웠던 활동은 무엇입니까? ____________________

■ 그 활동이 가장 만족스러웠던 이유는 무엇 때문입니까?

____

1) 시간의 관점에서의 여가

여가를 시간의 관점으로 간주하는 접근은 가장 보편적인 여가의 의미를 파악하는 일이다. 실제 일반인들에게 여가가 무엇이라고 생각하느냐고 질문을 던져보면 거의 시간의 관점인 자유시간의 맥락에서 이야기를 한다. 다시 말해서, 생활에 필수적인 활동을 하고 난 나머지 자유시간을 의미하는 것으로 생활시간에서 노동시간과 생리적 시간을 제외한 나머지 시간을 말한다. 그러므로 여가의 개념을 정의하는데 있어서 노동이나 일이 인생의 중심이 되는 것이다. 하지만, 단순히 노동을 하지 않거나 아무일도 하지 않는 시간은 진정한 여가라고 보기 어렵다. 즉, 시간의 관점에서 바라본 여가는 의무적으로 일을 하는 시간이나 가정에서 일을 해야 하는 시간을 제외한 본인이 하고 싶어 하는 활동에 몰두하는 시간을 뜻한다.

2) 활동의 관점에서의 여가

여가에 대한 정의 중의 하나는 활동에 관한 부분이다. 여가를 활동으로 보는 관점은 여가는 일과 연관된 형태나 수면, 식사와 같은 기본적인 행위와는 다른 행위라는 가정을 지닌다. 여기서 중요한 점은, 여가를 활동으로 보는 접근은 여가 활동은 노동과는 전혀 관계가 없어야 하며 그와는 오히려 반대적인 성향을 지닌 활동이어야 한다는 점이다. 즉, 활동의 관점에서의 여가는 노동이나 가족사회의 의무로부터 해방되어 휴식이나 오락을 위하여 또는 지식, 자발적 사회참여, 창조적 능력의 자유로운 실현을 위하여 스스로 참여하는 활동으로 보는 것이다. 또한 여가를 노동, 가정, 사회 및 기타 의무가 실현되고 난 후에 자신의 의사대로 할 수 있는 활동일 뿐만 아니라 휴식, 회복, 오락, 자기실현, 정신적 재생, 지식의 향상, 기술의 개발, 사회활동의 참여를 제공해 주는 기회로 보기도 한다. 이와 같이 활동의 관점에서의 여가는 개인의 휴식과 기분전환, 자기개발을 위해 자발적으로 행하여지는 모든 활동이라 할 수 있다.

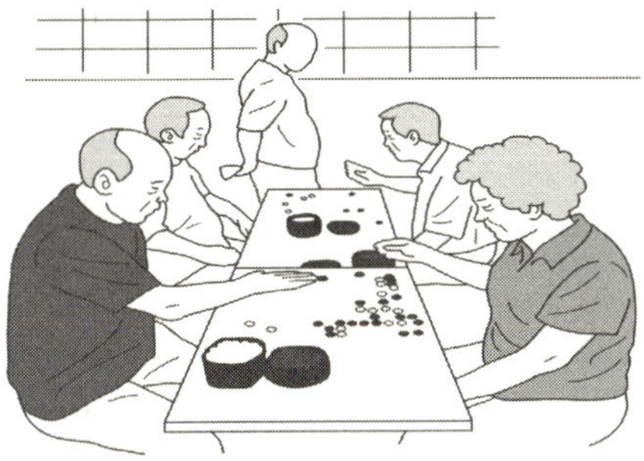

〈그림 7-2〉 활동의 관점에서의 여가

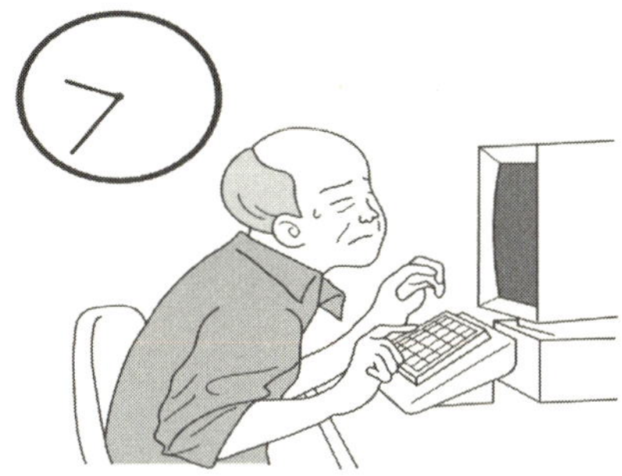

〈그림 7-3〉 경험의 관점에서의 여가

3) 경험의 관점에서의 여가

여가를 정의하는 데에 여가 경험이 마음의 작용에 기인한다고 보는 관점이 있다. 이와 같은 관점은 여가는 주관적인 태도이고 경험이라는 것을 강조한다. 여기서의 주관적인 태도와 경험은 개인의 생각, 기분, 가치 그리고 과거의 경험에 근거해서 형성된 것을 말한다. 이러한 관점에서 여가는 시간에 따른 형태나 장소에 따라 구분되어지지 않고 오히려 경험에 따른 개인의 의식에 상주해 있는 정신적인 조건이다.

즉, 경험의 관점에서의 여가는 개인이 경험적으로 형성된 개인의 정신상태에 대한 측면을 강조한다. 이러한 시각에서 여가는 정신적인 차원 뿐 아니라 영혼적인 면까지도 포함할 수 있다. 따라서 여가는 정신적인 속박이나 강제성이 있어서는 안 되고 정신적인 자유감, 성취감, 만족 등의 요인 등이 여가 결정에 중요한 상태로 부각된다. 예를 들어, 휴가기간 동안 일에 대한 스트레스로부터 자유롭지 못하거나 다른 사람들에 대한 간섭에 의하여 정신적인 피해를 당하게 되면 여기서 보내는 휴가는 진정한 여가라고 볼 수 없다. 반대로, 노동시간에 이루어지는 활동들이라 할지라도 그 활동을 통해서 자신의 발전을 도모할 수 있고 만족감을 얻을 수 있다면 그러한 활동들도 경험의 관점에서의 여가로 볼 수 있는 것이다.

제2장 여가의 기능

오늘날 여가는 노동, 가정생활, 개인적인 삶의 질, 그리고 문화 및 사회 전반에 걸쳐서 여러 형태로 영향을 미치고 있으며, 다음과 같은 긍정적 기능을 가지고 있다.

1. 휴식 기능

현대 사회에서의 전문성 심화로 인한 집약적인 정신적 노동의 증대, 생산 공정의 복잡화, 통근 거리의 장거리화 등은 현대인들에게 정신적, 신체적, 피로와 긴장을 축적시키고 있어 휴식의 필요성을 절실하게 만들고 있다. 이러한 현대인들에게 여가는 현대인들에게 정신적, 육체적 피로를 풀고 생명력을 순화시켜 재생산을 위한 에너지를 보충하면서 다시 일할 수 있는 힘을 회복시키는 생리적 기능을 가지고 있다.

2. 심리적 기능

변화 없는 생활, 단조로운 작업의 반복, 노동의 기계화 및 자동화에 의한 인간 소외 현상이나 자기상실 등은 현대인들에게 스트레스로 작용하며 생활 자체를 권태롭고 지루하게 만든다. 여가를 통해서 스트레스, 고독, 정서불안, 욕구불만, 좌절감 등을 해소하고 아울러 성취감, 욕구충족, 쾌락 및 심적 안정을 구할 수 있다.

3. 자기실현 기능

여가는 상실된 인간성을 회복하고 자신의 인격형성 및 표현의 기능을 가지고 있다. 즉,

직업과 관계없는 취미나 특기를 살릴 수 있으며, 급속한 사회변화에 의해 뒤 떨어지기 쉬운 지적 능력을 보완하고, 폭 넓고 자유로운 사회활동에 자발적으로 참여함으로써 자신의 발전과 사회발전에 이바지할 수 있는 자기실현의 기능을 가지고 있다.

4. 사회적 기능

여가는 사회관계 속에서 각자의 위치를 자각하게 하고 사회적 역할을 배우게 하며 인간관계의 조화적 태도와 기술을 익히는 사회적 기능을 갖는다. 또한, 여가는 건전한 사회생활을 리드하여 범죄예방은 물론 여가활동에 전 사회구성원을 참여시키며 개인 간, 집단 간의 벽을 허물고 자신을 부활시킴으로써 개성을 살릴 수 있다.

5. 교육 및 문화적 기능

여가를 통해 지적 능력을 향상시킬 수 있다면, 이는 교육목표와 상통하며 또한 가장 훌륭한 교육경험은 여가 및 레크레이션적인 성격을 갖는다고 볼 때, 여가는 교육적 기능 또한 가진다고 볼 수 있다.

제3장 노년기의 여가

평균 수명의 연장, 퇴직, 자녀의 독립 등으로 인하여 노년기에는 사회적 역할이나 책임에서 벗어나서 자유롭게 활용할 수 있는 여가시간이 증가하게 된다. 특히 우리나라의 경우 강제퇴직제도로 인하여 일하고 싶어도 일하지 못하고 강제적으로 은퇴할 수밖에 없는 상황이므로 노년기의 여가시간을 자발적 선택이라기보다는 어느정도 강제적으로 부여된 여가시간의 성격이 강하다. 그리고 가족 내에서도 전통적인 웃어른으로서의 지위를 상실하고 가족 내에서도 마땅한 역할을 갖지 못하는 경우가 많아지고 있다. 즉, 오늘날의 노인들은 자발적 여가생활을 향유하는 것이 아니라, '역할 없는 역할(roleless role)'을 강요당한 채로 무위무용의 상태의 불가피형 여가를 보내는 경우가 많다.

특히 현재의 노인세대는 생계와 자녀교육에 모든 것을 헌신한 세대로서 여가에 대한 예비사회화가 거의 이루어지지 못했기 때문에 여가시간이 주어져도 활용할 수 있는 능력이 제한되어 있어 여가시간을 효과적으로 활용하지 못한 채 소비하는 경우가 많다. 여가시간을 효과적으로 이용하는 것은 노년기의 적응과 삶의 만족도를 결정하는 매우 중요한 요인이지만 특별히 하는 일 없이 무료하게 시간을 보내게 됨으로써 노인들은 고독, 소외, 만성적 무료함, 더 나아가 인생에 대한 불행감을 느낄 가능성이 많다.

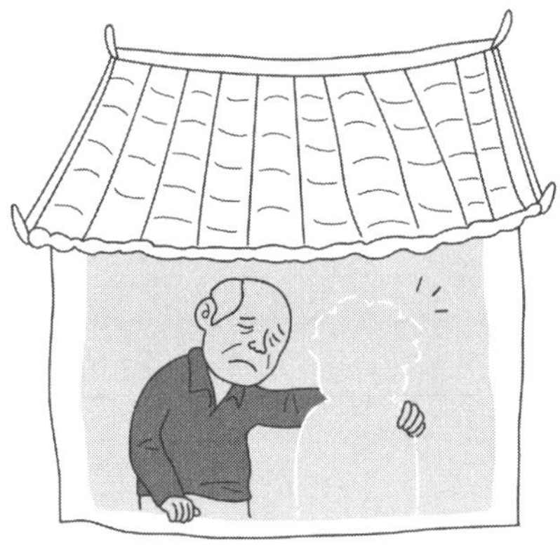

〈그림 7-4〉 노인의 고독감

1. 노년기 여가활동의 변화

생각해보기

본인의 나이가 65세라고 가정하고 나이가 듦에 따라 주로 수행하였던 여가활동들을 20~30대, 40~50대, 60대 이상 기준에 따라 써 봅시다.

- 20~30대:
- 40~50대:
- 60대 이상:

1) 노년기 여가활동의 유형 분류

노인의 여가활동은 활동장소, 사회적 관계범위, 활동목적 등에 따라 다양한 유형으로 분류될 수 있다.

〈표 7-1〉 여가활동의 유형 분류

활동장소에 따른 분류	가족중심형 여가활동	가족 내에서의 활동, 자녀와의 대화 등 형태
	가족 외 활동중심형	가족 외부에서의 취미, 오락, 학습, 단체 활동 등 형태
사회적 관계범위에 따른 분류	단독충실형	혼자서 미술, 음악감상, 서예, 사진, 수집, 독서 등 형태
	우인교류형	친구들과 어울려 회식, 대화를 나누고 관혼상제에 적극 참여하는 형태
	가족충실형	가족단위의 외식, 소풍 또는 집안의 정원손질, 미화, 집수리활동에 참여하는 형태
	사회참여형	지역봉사활동, 동창회, 향우회, 친목회, 정치단체 활동에 참여하는 형태
활동목적에 따른 분류	긴장해소활동	휴식, 수면 등
	기분전환활동	TV시청, 독서, 영화·스포츠 관람 등
	자발적 활동	학습, 심미활동, 여행, 사회단체 참여 등
	창의적 활동	요리, 집수리, 토의, 창작활동 등
	감각쾌락활동	게임, 사냥, 운동, 춤과 술 등

2) 노년기의 여가활동의 변화

노년기 여가활동 패턴의 변화에 관한 연구에 의하면, 노년기가 되면서 여가시간은 연장되지만 여가활동의 범위와 참여도는 오히려 축소되어 70대의 노인의 경우 20대의 여가활동 참여도의 1/4 정도의 수준으로 낮아지는 것으로 나타나고 있다. 그리고 노년기에는 신체적 움직임이 많은 활동보다는 앉아서 할 수 있는 정적인 여가활동이 많아지며 가족 외부 활동보다는 가족 내부 활동이 증가하는 것으로 나타나고 있다.

연령증가에 따른 여가활동에 대한 흥미변화를 살펴보면, 연령이 증가함에 따라 흥미가 증가하는 활동은 운동경기 관람, 사회적 이슈거리 토론, 단체 활동 참여, 집안장식 등이다. 연령이 증가함에 따라 흥미가 감소하는 여가활동은 춤, 술, 영화, 스포츠, 옥외활동, 여행, 예술 활동, 독서 등이다. 이에 비해 친구방문, TV 시청, 가족 관련 활동 등은 연령이 증가하더라도 흥미에 있어서 큰 변화가 없는 것으로 알려지고 있다.

노년기의 여가활동 참여도를 여가활동 목적에 따른 여가활동 유형별로 비교하여 보면, 긴장해소활동은 노년기가 되면서 남녀 모두 참여도가 증가하는 반면 기분전환활동은 연령 증가와 함께 감소하는 것으로 나타나고 있다. 그리고 발전적 활동은 남녀 모두 소폭 감소하며, 창의적 활동은 노년기가 되면서 성에 관계없이 줄어드는 것으로 나타났다. 다

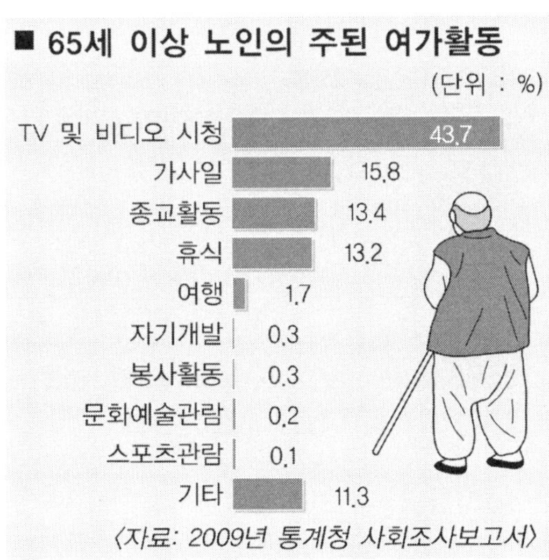

〈그림 7-5〉 여가활동 유형

만 여성들의 경우에는 이웃노인이나 친구들과의 사회적 이슈와 관련된 토론의 기회가 많아지면서 오히려 증가하는 경향을 보이고 있다. 그리고 감각적 쾌락활동은 연령이 증가함에 따라 남녀 모두 급격히 감소하는 것으로 나타나고 있다.

그리고 노인들에 있어서 여가활동은 그들의 기능적 퇴행을 감소시켜주는 데 많은 기여를 하게 되는데 '사용하거나 아님 잃어버리거나(use it or lose it)'이론은 특히 나이가 들수록 중요하다. 즉, 활동 수준을 유지하지 못한다면 근력, 협응력, 기술이 급격히 나빠질 것이다. 노화는 일반적인 통증과 더불어 청력과 시력 등의 감각능력을 감소시키고 관절염의 유병률을 높인다.

3) 노년기 하루일과와 여가활동 참여

노년기에 이르게 되면 여가시간은 증가하지만 이러한 여가시간을 적절히 활용하지 못하고 단순히 소비하는 경우가 많아지게 됨으로써 심리적 고독감과 사회적 소외를 경험하게 되는 노인이 많아지게 된다. 노인들의 주된 하루 일과와 여가활동실태를 조사한 바에 의하면, 특별한 여가활동을 하지 못하고 하루를 보내고 있는 노인이 전체의 1/5정도에 이르고 있으며, TV 시청이나 라디오 청취를 하면서 하루를 보내는 경우가 1/3 이상에 이르러, 무의미하게 하루를 보내는 노인이 절반을 넘는 것으로 나타났다. 그리고 TV 시청

〈표 7-2〉 노인들의 성별 여가활동 참여도

여가활동	전체	남	여
특별히 없음	22.3	16.7	26.6
TV 시청, 라디오 청취	35.8	28.7	41.4
장기, 바둑	10.7	21.8	2.2
화투	11.3	7.9	14.0
노래, 연주 등 음악활동	1.6	0.9	2.2
신문, 책읽기	3.2	3.7	2.9
운동, 산책	8.5	11.6	6.1
그림, 서예, 만들기 등 미술활동	0.8	1.9	-
여행, 등산, 낚시	2.6	4.6	1.1
기타	3.0	2.3	3.6

이나 라디오 청취 다음으로 노인들이 많이 참여하는 여가활동으로는 화투놀이로 전체의 11%를 차지하고 있으며, 그 다음으로는 장기·바둑, 운동·산책이며, 나머지 여가활동은 참여율이 지극히 낮은 실정이다. 이러한 결과를 근거로 하여 볼 때 노인들은 혼자서 무의미하게 하루를 보내거나 아니면 친구나 이웃과 같은 단순모임을 통하여 시간을 보내거나, 보다 정적인 재미추구형 여가활동에 참여하는 경우가 많으며, 적극적이고 창조적 여가활동에 참여하는 노인의 수는 매우 적다는 것을 알 수 있다.

2. 노년기 여가활동의 필요성

노년기에 여가활동에 적극적으로 참여하게 될 경우 노후생활의 적응에 많은 긍정적 효과를 기대할 수 있다. 그러한 긍정적인 효과로써 몇 가지를 들 수 있는데 그 세부내용은 아래와 같다.

〈표 7-3〉 노년기 여가활동의 긍정적 효과

노년기 여가활동의 긍정적 효과	고독과 소외감의 경감
	자기유용감과 자아개념의 긍정적으로 변화
	자신의 잠재적 재능을 확인 및 자아실현의 기회
	신체 및 정신건강을 유지 또는 향상
	삶의 활력을 되찾을 수 있으며 삶의 만족도의 향상
	자신의 삶에 대한 통제력의 향상

또한 노년기에 흔히 발병하게 되는 뇌졸중, 치매, 파킨슨병, 관절염 등이 동반하게 될 경우 노인들의 정상적인 습관과 일상이 깨지게 되며, 이들은 정신의 황폐화와 상실감에 직면하게 된다. 직업, 사회활동, 의미 있는 여가활동의 상실은 우울증의 원인이 되기도 하고 그에 따른 자신을 다시 설계해야 하는 필요성을 가지게 된다.

여가활동에의 참여 여부는 개인이 자신의 삶의 활력을 가지고 삶에 참여를 하느냐 하지 않느냐를 측정하는 방법으로 추천될 수 있다. 이는 매우 중요한데, 그 이유는 여가 만족정도가 신체장애를 입은 사람의 삶의 만족도를 예측하는 가장 중요한 요인의 하나이기 때문이다. 우울증상은 이러한 여가활동의 다양성과 횟수가 증가할수록 감소한다. 여가활동 참여는 우정과 사회성을 쌓을 적절한 환경을 제공하며 장애를 동반한 노년기의 이들이 다른 사람들에게 여가 활동 기술을 보여줄 수 있는 기회를 갖게 해 그들의 삶의 질을 높일 수 있는 수단이 된다.

신체장애를 가진 노인들은 여가활동을 포기할 수도 있는데 그들이 다시 참여하여 가치 있는 활동에 적응하는 방법을 모르기 때문이다. 혹은 이들이 즐길 수 있는 새로운 취미나 수공예 방법, 활동들을 모를 수도 있다. 이러한 노인들과 관계된 관련자들은 이들이 즐거운 인생을 위한 활동들에 참여할 수 있도록 여가를 계획하고 찾는 안내자 역할을 해야 한다.

〈표 7-4〉 신체장애 노인들에 대한 여가활동의 이점

신체장애 노인들에 대한 노인 여가활동의 이점	
사회심리적 이점	**신체적 이점**
- 자기 증진감 촉진	- 혈액순환 증진
- 적대감과 공격성 감소	- 대근육, 소근육, 양손사용, 눈-손 협응력 증가
- 자기와 환경의 동화	- 전정자극 공급
- 선택의 경험	- 감각자극 공급
- 사회성 증가	- 지각능력 유지 및 향상
- 리더쉽 개발	- 근력, 관절가동범위, 지구력 향상
- 적응행동과 대처기술 훈련	- 균형 향상
- 집중력 향상	- 점진적 활동 기회의 제공
- 삶의 구조 조정	
- 그룹 활동의 인내력 향상	
- 지적 자극 경험	

제 4 장 노년기 여가활동의 치료적 적용

생각해보기

본인이 가장 좋아하는 여가활동을 무엇이며 그것을 통해서 어떠한 이점이 있었는 지 써봅시다.
– 여가활동 이름 :
– 선택한 이유 :

1. 노년기 여가활동 평가

노년기 대상자에 대한 올바른 여가활동의 적용을 위해서는 그 과정의 첫 단계로 대상자와 가족 또는 보호자가 함께 여가활동 계획을 수립하여야 한다. 그 내용은 대상자의 직업경력과 과거와 현재의 관심사, 수행능력, 그리고 가치가 포함된다. 계획수립자는 대상자와 가족이나 보호자가 중요하게 고려하는 문제와 목표를 인식하여 대상자에게 의미있는 여가활동 계획을 세워야 한다. 대상자와의 초기 면담을 통해서 아래에 소개된 평가들을 대상자의 특성에 맞게 선별·시행하고 대상자의 필요와 욕구에 맞는 여가활동 계획을 세워야 한다.

〈표 7-5〉 여가활동 평가도구와 설명

평가도구	설명
작업 과거력 (Occupational profile)	대상자(필요하다면 가족과 보호자 포함)를 면담하여 인종, 언어, 건강상태, 사회경력 및 의료적 과거력에 관한 정보를 수집. 질문은 대상자가 무엇에 관심이 있는지, 직업 발달(인생경험에서의 얻어진 가치, 의미 등) 과정에서 대상자가 우선시하는 것들이 포함됨

캐나다 작업수행평가 (COPM)	자기관리, 생산성, 여가에서의 문제점, 활동수행 만족도의 수준 그리고 잠재된 수행 능력 수준을 평가하기 위하여 인터뷰를 실시함
역할 점검표 (Role checklist)	인터뷰를 통하여 과거, 현재, 미래의 역할과 대상자의 가치를 확인함
활동분류카드 (Activity Card Sort)	도구적 활동, 사회-문화적 활동, 여가활동 수행의 그림 카드, 대상자는 관심도에 따라 카드를 분류함. 과거와 현재의 활동의 참여수준을 나타내는 점수를 제공함
수정된 흥미척도 (Available from model of human occupation clearinghouse)	대상자의 흥미정도(보통, 강함, 관심 없음)를 평가하는 68가지 행동 항목 점검표, 많은 여가시간의 행동들을 포함함
여가태도 척도 (Leisure attitude measurement scale)	인지, 감정, 그리고 행동의 세 분야에서 여가에 대한 태도를 나타내는 36개 항목으로 구성됨. '전혀 그렇지 않다'에서 '항상 그렇다'까지 5점 척도로 평가됨
여가동기 척도 (Leisure motivation scale)	지적활동, 사회활동, 능숙한 활동, 자극-회피활동 4영역에서의 여가를 동기에서 참여까지 평가하는 48개 항목의 척도. '전혀 그렇지 않다'에서 '항상 그렇다'까지 5점 척도로 평가됨
삶의 질 척도 (Quality of life scale)	인지한 삶의 질을 16개 항목으로 '매우 만족'에서 '매우 불만족'으로 평가함. 예로 자신의 창의성 표현, 사회화, 능동적 여가에 참여 등이 있음

2. 노년기 여가활동 계획

평가과정을 진행하는 동안에 얻은 정보를 이용하여 대상자와 보호자가 삶의 질 향상을 위하여 중요하게 여기는 여가활동 계획을 수립한다. 대상자(필요에 따라서 가족과 보호자를 포함한)와 계획수립자는 여가활동을 수행함으로써 얻을 수 있는 이점과 목표들을 같이 개발함으로써 대상자가 여가활동에 최선을 다해 참여할 수 있는 동기를 부여한다. 여가활동이 대상자의 흥미와 욕구에 맞게 설정되도록 하여 대상자가 동기 부여할 수 있는 여가활동이 되도록 한다. 여가활동 계획 수립에 있어서는 '새로움과 도전의 특성, 시간의 의미 있는 사용, 그리고 대상자의 정체성 확립' 등이 이루어 질 수 있는 활동이 되도록 한다. 그를 통해 대상자의 지속적인 성장과 적응 그리고 삶의 질 향상을 이룰 수 있도록 한다.

예를 들어 풍선배구 활동은 재미있는 사회적 여가활동이다. 장기요양시설에서 거주하는 노인들의 경우 그러한 대상자들의 특성에 맞추어 인지능력과 운동능력에 맞게 두 팀을 구성할 수 있다. 두 팀 사이에 배구 네트를 설치하고 풍선을 쳐서 앞으로 나아가게 한다. 음악을 함께 사용하면 즐거운 환경을 만들어 줄 수 있다. 이 게임은 눈의 추적능력(eye pursuits)을 증진시키고 상지의 관절가동범위, 사회성, 인지능력(점수를 놓치지 않는)을 향상시킬 수 있다. 또한, 때로는 농담하고 웃기 때문에 신체적, 사회적, 심리적인 효능이 발생할 수 있다.

3. 노년기 여가활동의 치료적 중재

노인의 경우 노화의 과정을 통해서 점진적인 기능의 퇴행이 이루어지고 때로는 신체적인 손상이나 장애로 인해 급작스러운 기능의 빠른 퇴행을 가지기도 한다. 여가활동 중재 적용 시 이러한 노인의 특성을 고려하여 여가활동 중재를 적용할 필요가 있는데 대상자들이 그러한 기능의 퇴행에도 불구하고 지속적으로 그들에게 흥미를 일으키고 기능적 향상 및 퇴행 예방을 위한 의미 있는 여가활동에 참여할 수 있어야 한다. 또한 여가활동 자체도 그들의 기능적 수준(작업 기술, 작업 패턴, 대상자의 기능적 요소, 운동 욕구, 그리고 주변 환경)에 맞게 변형하여 적용될 수 있다.

4. 치료적 고려사항

여가활동의 치료적 적용 시 고려할 사항으로는 먼저 대상자의 문화적 특성을 들 수 있다. 여가활동의 선택 시 대상자의 문화적 특성을 고려하여 대상자에게 의미 있는 활동을 결정하여야 하며 이것은 여가가 어떤 가치를 지녔는지 또는 아닌지를 포함한다. 대상자의 가치는 과제의 중요성을 알게 하고 어떻게 목표를 설정할 것인가를 제시한다. 여가는 서비스를 제공받을 환자의 필요를 충족하기 위해 적용되고 인지적 숙지와 지각처리능력을 자극하기 위한 치료계획을 세우는데 이용된다.

대상자가 개인의 여가활동 수행에 있어서의 신체적 능력에서의 장애가 있고 여가활동을 하는데 흥미를 잃었을 때 적용자는 대상자의 필요를 충족시킬만한 여가활동에 참여하게 할 수 있다. 신체적 장애를 가진 노인 대상자의 경우 그들이 흥미를 가질 수 있는 레크레이션은 매우 광범위하고 다양하다. 장애인용 이동로를 가진 극장, 콘서트 및 외식 참여 활동은 그들에게 사회적으로 새로운 기회를 가지게 해준다. 요트, 스키 및 적당한 온도의 물과 거동이 불편한 이들을 위한 풀장 승강기를 가진 수영장에서의 수영 활동에의 참여는 대상자들의 삶을 변화시킨다. 치료적 여가활동은 지역사회에 기반을 둔 것이어야만 하고 그러한 활동에 참여함으로써 그들의 신체적 기능이 발달되어야 한다.

5. 노년기 여가활동 예시

1) 수공예

여가활동으로 수공예 활동을 적용하기 전에 고려되어야 할 몇가지 요소들에는 활동을 수행하는 데 소요되는 시간과 돈, 수공예에 대한 전형적인 성적 인식, 활동을 완성시키기 위해 필요한 시간의 길이, 성공적인 완성품의 가능성, 수공예 기술과 인지적 기술에 대한 전문가 수준의 지식이 필수적이다. 적용자는 활동을 권유하기 전에 주의 깊게 수공예활동을 분석해야만 한다. 또한 대상자가 앞으로의 환경에서 여가활동으로 수행 가능하도록 하기 위해 적용자는 적용환경 뿐만이 아니라 실제적인 장소(집, 경로당)에서 가능한 활동을 선택하도록 도와주어야 한다.

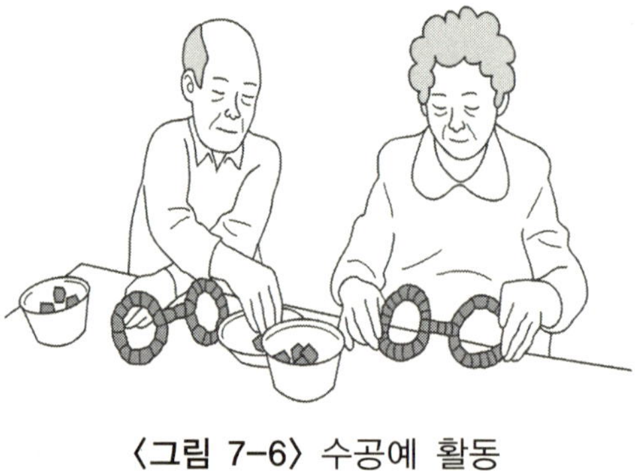

〈그림 7-6〉 수공예 활동

2) 예술 활동

예술 활동이란 미술, 음악, 동작, 문학활동을 의미하며 이러한 다양한 매체를 통한 창작 활동을 말한다. 그림 그리기, 음악, 문학활동은 많은 사람들에게 개인적 즐거움을 주는 주된 원천이다. 이러한 활동들이 과거에 기쁨의 원천이 되었던 대상자들과 작업할 때 적용자들은 왜 이러한 활동들을 그만두게 되었는가를 우선 평가해야 한다. 적용자들은 대상자가 마음을 열도록 하기 위해 다양한 방법을 사용해야 한다. 자발적인 관심을 유도하여 때때로 박물관, 도서관 혹은 음악회를 찾아감으로써 촉진될 수 있다. 다양한 역할과 시간관리의 문제를 갖는 환자는 기쁨을 위한 시간을 구조화하도록 하는데 도움이 필요하다.

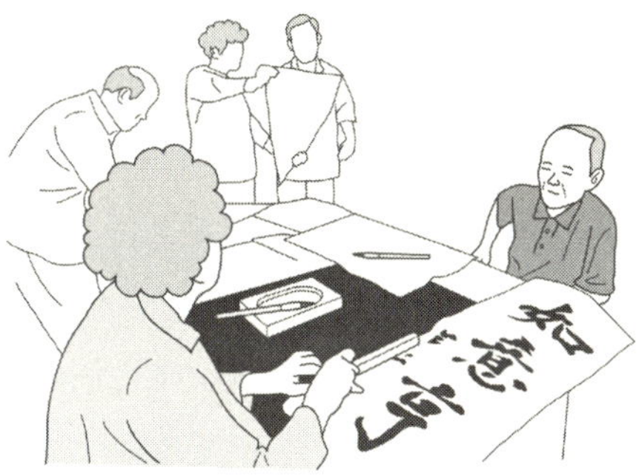

〈그림 7-7〉 예술 활동

3) 원예 활동

원예 활동은 많은 사람들이 하고 있는 활동으로 묘목 옮겨심기, 화분 청소, 물 주기와 같은 활동을 말한다. 또한 새로운 정의로서의 원예란, 개인의 마음과 감정의 계발을 가져오고 공동체에 복지와 건강을 가져다주며 현대 문명 안에 정원을 통합시키는 역할을 하는 꽃과 과일, 채소 등을 재배하는 기술과 과학이라고 할 수 있을 것이다. 이러한 활동은 신체운동(삽질하기, 씨앗뿌리기, 잡초 제거하기)뿐만 아니라 인지적 자극(식물의 이름알기, 식물에게 필요한 일조량 공급하기, 물, 비료주기)을 제공할 수 있다.

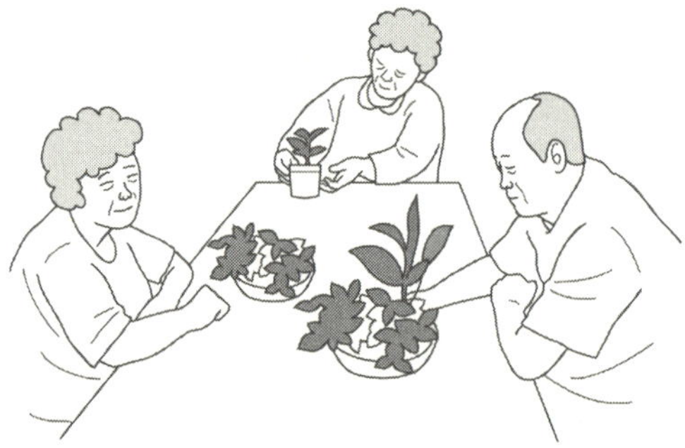

〈그림 7-8〉 원예 활동

4) 게임

게임은 신체기술과 인지기술의 발달을 향상시키고 이완과 사회화를 제공할 수 있다. 특정 게임은 특정한 대상자를 위해 사용될 수 있으며 특정한 목적을 가지고 사용될 때 게임에 대한 대상자의 태도와 게임의 특성을 분석할 필요가 있다. 게임의 범주에는 빙고와 같이 대게 운으로 결정되는 경험을 제공하는 기회게임, 결과에 영향을 미치는 기술과 계획을 사용하여 참가자들에게 기회를 주는 전략게임, 신체적 활동을 통해서 신체기능 및 인지기능을 향상시키는 활동 게임, 일정한 양상의 규칙을 가지고 수행하는 규칙 게임, 그리고 퍼즐을 포함한다. 게임의 승패를 통해서 실패한 사람들의 실패에 대해서는 보상해 줄 수 없지만, 최소한의 성공과 좌절의 균형을 맞출 수 있도록 게임을 제공하도록 한다.

아래에는 여러 가지 적용 가능한 게임들이 소개되어 있다.

(1) 손가락으로 끈 당기기

두 사람이 마주 보고 자리에 앉는다. 직경 30cm 정도의 끈을 준비한다(끈 대신 손수건을 사용하여도 좋다). 두 사람은 두 손의 집게손가락을 모아 끈의 끝을 잡고 시작 신호에 따라 줄을 자기편으로 잡아당긴다. 놀이 도중 줄을 손가락에서 놓치거나 상대방의 가슴 앞에까지 줄이 끌려가게 되면 승부에서 지게 된다.

(2) 높이 쌓기

나무토막이나 장기알 등을 높이 쌓아 나가는 놀이이다. 참여자들의 수준에 따라서 맨손으로 쌓을 수도 있고, 나무젓가락으로 쌓을 수도 있다. 또 자기에게 주어진 것만을 먼저 쌓게 할 수도 있고, 경우에 따라서는 상대방과 교대로 한 곳에서 앞의 사람이 쌓은 그 위에 차례대로 쌓도록 할 수도 있다. 문제 행동의 감소를 통한 자신감 획득을 위해서는 자신에게 주어진 것만을 쌓아 나가는 것이 좋고, 관계 형성이나 흥미 유발을 위해서는 상대방과 한 곳에 서로 교대로 쌓는 것이 좋을 것이다. 기능 향상이나 주의 집중을 위해서는 나무젓가락 등을 이용하여 빠른 시간 안에 속도(시간)를 측정하는 경쟁 방법의 놀이로 진행하는 것이 좋다.

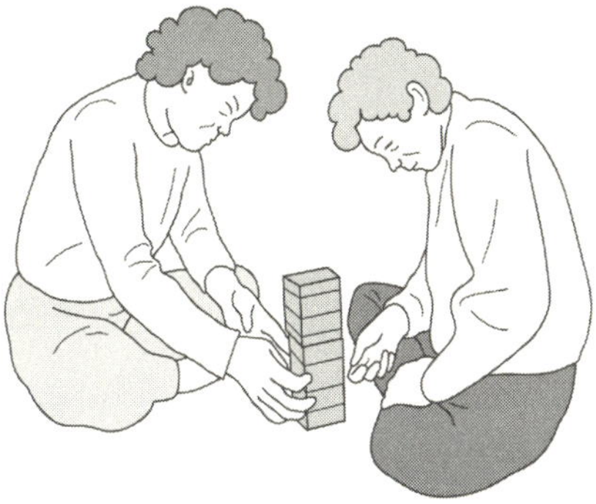

〈그림 7-9〉 나무토막 쌓기

(3) 콩 집어 컵에 담기

나무젓가락, 종이 접시, 컵 그리고 콩을 준비한다. 지도자와 1대1, 또는 참여자 상호간에 경쟁하는 놀이이다. 간단한 노래(1분에서 1분 30초 정도의 시간 안에 끝나는 동요가 좋다)를 정하여 노래하며 노래가 끝나기 전에 종이 접시에 담겨 있는 콩을 나무젓가락으로 집어 컵에 보다 많이 담아야 하는 것이다. 노래가 끝나고 나면 컵에 담긴 콩의 숫자를 계산하여 보다 많은 콩을 컵에 담은 사람이 이긴 것으로 판정한다.

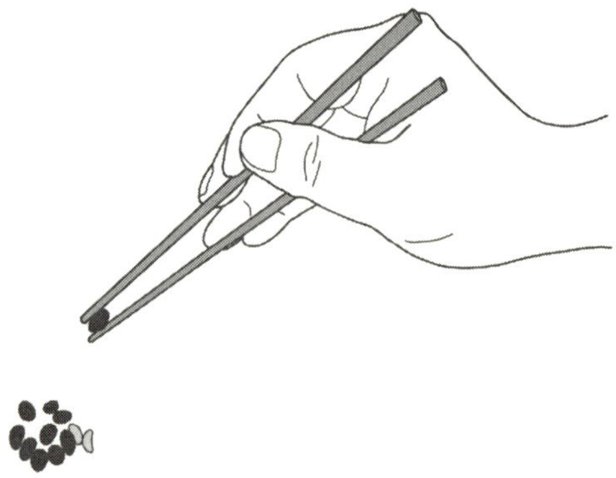

〈그림 7-10〉 콩 집기

(4) 얼굴 가면 그림 그리기

켄트지에 끈을 묶어 얼굴을 가린 후 크레파스나 매직펜을 이용하여 자기 얼굴에 그림을 그리게 하거나 상대방 얼굴에 그림을 그리게 한 후 그림으로 표현된 내용에 대하여 이야기를 나누어 가면서 긍정적인 관계를 형성하고 자기표현의 능력을 계발하여 문제 해결의 계기도 마련할 수 있는 놀이이다. 놀이의 참여자가 그림을 잘 그리고 못 그리고의 분위기에서 벗어나 치료 레크리에이션 지도자의 친절한 자세, 관심, 암시 설득의 방법이 놀이의 흐름을 이끌어 나아가도록 진행하는 것이 바람직하다.

(5) 손가락으로 등에 글씨 전달

이 놀이는 참여자의 등에 손가락으로 자극을 주어 감각적인 반응을 기대할 수 있으며 여럿이 하나의 주제로 모아지는 공감대의 형성, 사회성과 인간관계의 바람직한 형성 등을 기대할 수 있다. 5~6명 정도가 한 단위가 되어 모두 앞사람의 등을 보고 앉는다. 지도자에 의해 전달할 내용을 제일 뒤에 앉은 사람이 확인하고 나면 차례로 등에 손가락으로 글씨를 쓰며 앞 사람에게 내용을 전달해 나간다. 이때 참여자들은 어느 누구도 말을 하거나 동작으로 앞 사람에게 도움을 줄 수 없다. 모두 앞 사람에게 등 글씨를 전달하고 나면 지도자는 제일 앞에 앉은 사람부터 뒷사람에게 받은 내용을 발표하게 한다. 한 사람씩 앞의 사람에게 얼마나 정확하게 감추어진 내용을 전달하였는가를 서로 이야기해 가며 놀이의 뒤풀이를 한다.

(6) 잠깐 보고 기억하기

이 놀이는 기억력을 이용하여 발표를 하게 함으로 해서 자기 개방은 물론, 집중력의 향상, 긍정적인 사고와 생활 자세의 형성, 원활한 인간관계의 형성, 그리고 문제 해결에 대한 동기 부여의 효과를 기대할 수 있다. 지도자는 먼저 여러 가지 특징을 지닌 물건들을 준비하여 진열하고 그것을 보자기로 덮어 놓는다. 책, 연필, 열쇠 고리, 시계, 지갑, 교통 카드, 도장, 핸드폰 등 10~20여 종의 잡다한 것들을 준비한다. 놀이가 시작되면 지도자는 참여자들에게 20~30초 동안 보자기를 치우고 진열된 물건들을 보여 준다. 시간이 지나면 지도자는 다시 보자기를 덮은 후에 참여자들에게 자기가 본 것들을 쓰도록 한다. 그리고는 한 사람씩 자기가 쓴 것을 발표하도록 시키며 그 물건과 기억나는 생활의 에피소드를 이야기하도록 한다. 다른 놀이 진행 방법으로 물건들을 연결시켜 말하도록 하는 방법으로 “열쇠로 문을 열고 방에 들어가 책상에 앉아 책을 보다가 친구와 약속한 생각이 나서 시계를 들여다 보고…….”와 같이 발표하도록 할 수 있다.

(7) 생각나는 단어 이어가기

이 놀이는 마음속으로부터 자기표현의 기회를 제공하여 자기 개방의 기회와 문제 해결의 동기 부여, 서로 간에 대화를 통한 인간관계의 개선, 그리고 여가활동의 활용 기술의 습득과 참여자의 생활 자세의 전환 효과를 기대할 수 있다. 지도자가 어떤 단어를 하나 말하면 참여자들은 차례대로 그 단어로부터 생각나는 말을 이어가야 한다. 예를 들면 ‘길다’→‘바나나’→‘덥다’→‘여름’→‘바다’→‘고래’→‘검다’→‘기차’→‘빠르다’→‘제비’→‘난다’→‘비행기’→…… 지도자와 참여자간에 1대1로, 또는 참여자가 5~6명 정도가 적당하며 참여자 인원이 많다고 하더라도 소그룹(15명 이내)을 넘지 않는 것이 좋다. 참여자 모두 생각하는 말로 단어가 이어지고 나면 이제는 반대 순서로 왜 그런 단어가 나왔는지 뒤풀이를 해가며 시작한 단어까지 올라간다.

(8) 징검다리 밟기

이 놀이는 참여자들이 신체적인 기능의 향상을 도모할 수 있으며 집중력과 집단 협동심을 포함한 사회성의 효과도 기대할 수 있다. 지도자는 먼저 두 사람씩 짝이 맞도록 놀이의 참여 인원수에 따라 10~16명 단위로 팀(team)을 나눈다. 놀이에서 징검다리로 사용할 마분지를 팀마다 2장씩 준비한다. 놀이가 시작되면 한 사람은 마분지 위로 걷는 사람이 발을 옮겨 걸을 때마다 마분지를 옮겨 주고 다른 사람은 마분지의 위만을 밟아 가며 반환점을 다녀오게 된다. 반환점을 다녀온 사람은 다른 사람들과 교대한다. 이렇게 하여 팀 전원이 먼저 끝난 팀이 승리하게 된다.

(9) 조약돌로 모양(그림) 만들기

지도자는 참여자와 산과 바다 등 자연을 산책하며 여러 모양의 조약돌을 모아 와서 크레파스, 색종이, 풀, 가위 등을 사용하여 대화를 나누며 여러 모양의 재미있는 형태를 이루어 가며 치료 레크리에이션의 입장에서 놀이를 진행한다. 물고기, 토끼, 잠자리, 버스, 꽃 모양 등 간단하면서도 재미있는 미술의 방법을 생각해 보자. 다 완성된 모양은 두꺼운 스티로폼에 고정시켜 전시를 하며 인지 치료(cognitive therapy)의 과정으로 운영하는 것이 바람직하다. 기초 단계를 넘어선 수준이라면 다음에 소개하는 집 모양 만들기의 방법도 좋다.

(10) 몸짓 대항 운동 경기

참여자 여럿이 인원수에 따라 팀(team)을 나누고 동작과 함성과 손뼉으로 운동 경기를 표현하는 놀이이다. 이 놀이는 집단 협동 과정을 통하여 공감대와 일체감을 조성하며 리듬감과 민첩성, 그리고 관계 개선을 통한 사회성 개발의 효과를 기대할 수 있다. 팀마다 서로 잘 볼 수 있도록 모여 앉은 상태에 팀 대표와 같이 박자에 따라 동작과 함께 "농구! 농구! 농구!" 하고 외친 후 손뼉을 3번 친다. 다른 팀은 개구리헤엄 동작과 함께 "수영! 수영! 수영!" 하고는 역시 손뼉을 3번 친다. 같은 방법으로 박자에 따라 순서를 주고받으며 여러 가지 운동 경기를 표현해 나간다. 한 번 소개된 운동 경기는 어느 팀이든 다시 표현할 수 없으며 앞의 팀이 끝나면 곧바로 이어받아야 한다. 승부에 따라 3~5회쯤 실시한 후에는 '운동 경기'에서부터 주제를 넓혀 여가활동 전반에 걸쳐 몸짓 대항을 해 가며 놀이하는 것도 좋다.

(11) 줄넘기

주로 여자 어린이들 사이에서 즐기는 우리나라 민속놀이이다. 이 놀이는 참여자의 집중력 향상, 신체적 기능의 향상은 물론 치료적인 자기표현의 능력을 계발하며 사회성의 도

모를 기대할 수 있다. 줄(길이는 한가운데를 한 발로 밟고 줄의 끝을 쥔 두 손이 자기의 어깨 높이 정도)만 있으면 쉽게 즐길 수 있다. 온 몸을 움직임으로써 민첩성과 더불어 신체 발육에도 도움이 되는 놀이로 즐기는 방법은 다음과 같다.

① 엇걸어 넘기

- 줄을 앞으로 돌리며 양 발로 넘으면서 줄을 엇걸어 넘는다.
- 좌우로 넘기, 달리며 넘기, 제자리 넘기도 할 수 있다.

② 두 사람이 같이 넘기

- 한 사람은 줄을 잡고 다른 한 사람은 줄을 흔들어 넘기를 한다.
- 둘이 손을 잡고 각기 바깥 손에 줄을 잡은 뒤 같이 넘기를 한다.

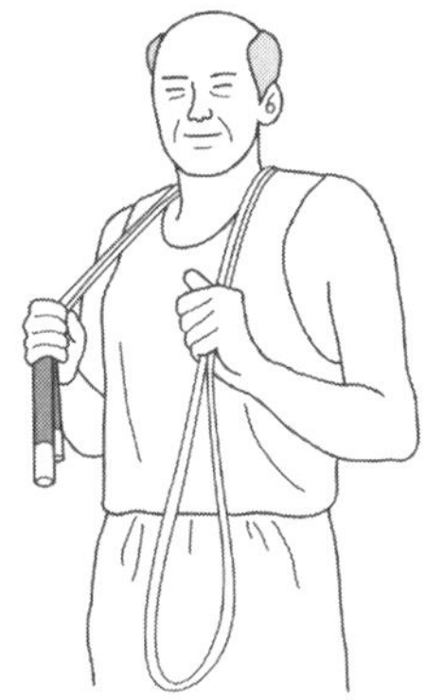

〈그림 7-11〉 줄넘기

(12) 막대로 풍선 터뜨리기

이 놀이는 참여자로 하여금 긴장을 해소하고 놀이 치료의 동기를 유발할 수 있으며 욕구를 충족시켜 주고 신체적인 활동에 의한 주의 집중에 효과를 기대할 수 있다. 5~10명을 한 단위로 해서 참여자 인원수에 따라 팀(team)을 나눈다. 출발선에서 7~8m 정도 떨어진 반환점에 미리 불어 놓은 풍선을 가져다 놓는다. 팀별 1열 종대로 출발선에 줄을 지어 선다. 지도자의 출발 신호에 따라 참여자는 1.2m 정도 길이의 막대기를 들고 풍선이 있는 곳으로 달려가서, 막대기를 이용하여 풍선을 터뜨린 후 제자리로 돌아와 다음 사람과 교대한다. 차례에 따라 이어달리기를 먼저 끝낸 팀이 승리한다.

제 8 부

인지활동 프로그램

제1장 인지활동

1. 인지의 정의

인지란 사고와 목표지향적 행동의 결과로 일어나는 인간의 통합된 정신기능을 의미한다. 이는 이해와 지식의 기술, 판단하는 능력, 결정을 내리는 것, 일반적 환경의 지각과 관련된 기술 등을 포함하는 것으로 넓은 연속성의 과정이다. 이것은 외부에서 오는 다양한 감각입력을 받아들여 인지과정을 실행하는 것이다.

인지는 매일의 활동에서 일어나는 선택, 수행, 분석, 학습에 영향을 미친다. 더불어 작업기능화에 있어서도 인지는 중심적인 역할을 담당하기 때문에, 장애 발생 이후 새로운 일상생활활동 과제를 습득하거나 노화, 치매, 사람면역결핍바이러스와 같은 진행성 질환에 이환되었을 때 수단적 일상생활활동을 수행하는데 인지기능이 영향을 미친다.

인지결손의 증명과 임상적인 평가는 시행하기에 그다지 쉽지 않고 시행자의 인지 손상 범위가 많을지라도 재활전문가들에 의해 평가되고 치료되어야 한다. 이 범위는 주의, 기억, 초기화, 계획, 조직, 정신적 적응력, 상상력, 통찰력, 문제해결, 계산능력 등을 포함한다.

2. 인지평가의 원리

인지기능은 지각이나 감각과 같이 임상적 분야에서 서로 의존적이다. 예를 들어 개인은 모든 사람이 특별한 업무를 기억하거나 주목할 수 없을 때 효과적으로 문제풀이 기술을 나타낼 수 없을 것이다. 그런 까닭에 특별한 검사계획은 인지기술의 계급 조직을 표시하는 것으로 채택된다.

인지평가에서 첫 번째로 인지과정의 기술은 노인들의 감각, 언어, 시각, 지각에 의존한다. 예를 들어, 노인들은 어느 특정한 일에서 우선적으로 대충 훑어보는 시력결손이 주원인이 되면 주목하고 주의집중을 할 수 없다. 이러한 상호관계 때문에 인지기능이 저하된 노인들을 대상으로 한 재활전문가들의 감각, 시각, 지각 평가의 해석은 적절하지 못하고 유용하지 않다. 그렇기에 재활전문가는 노인들의 행동을 종합적으로 지켜봐야 한다. 검사의 두 번째 원리는 환경과 관련되어 있다. 여기에는 환경간의 개념뿐만 아니라 많은 구조와 검사자에 의한 피드백 공급도 포함된다.

인지평가는 종합적인 평가과정으로 이루어진다. 인지평가는 노인들을 검사하기 전에 재활전문가가 인지기능의 명백한 도해를 가지고 있는 것이 중요하다.

생각해보기

본인이 생각하는 노인의 인지기능 저하의 요인은 무엇인지 생각해 봅시다.
– 인지저하 요인: (본인이 생각하는 요인을 써 봅시다.)

표 8-1은 한국형간이정신상태검사(K-MMSE)로 연구 대상자들의 인지 능력을 측정하기 위해 창안된 것으로 예비검사도구, 진단, 인지 능력과 노년 정신의학에 계속적인 검사에 널리 사용되는 임상적인 도구이다. 한국형간이정신상태검사는 지남력, 회상능력, 주의력, 언어능력, 수리능력과 구성능력을 포함한 12가지 종목으로 구성되어 있다. 심하거나 중간 정도의 수준으로 진행된 치매를 선별하는데 있어 유용성이 있으며 언어 유창성 검사와 함께 사용될 경우 알츠하이머 치매의 초기 진단에도 도움이 된다. 5분에서 10분 정도의 짧은 시간 내에 노인들의 지적상태를 손쉽게 검사할 수 있는 방법으로 지적 능력 장애뿐만 아니라 기능적 발달의 정도를 예측할 수 있다. 시간(5점), 장소에 대한 지남력(5점), 기억력(3점), 기억회상능력(3점), 주의집중 및 계산력(5점), 언어 및 시공간 구성(9점)으로 총 30점으로 구성되어 있으며 인지기능 장애 정도의 검사에서 24점 이상은 정상, 18-23점은 경도, 17점 이하는 중등도로 분류한다.

〈표 8-1〉 한국형간이정신상태검사(Korean-Mini Mental State Examination, K-MMSE)

항목			점수
지남력	시간	년	0 1
		월	0 1
		일	0 1
		요일	0 1
		계절	0 1
	장소	나라	0 1
		시 · 도	0 1
		무엇하는 곳	0 1
		현재 장소명	0 1
		몇 층	0 1
기억등록		비행기	0 1
		연필	0 1
		소나무	0 1
주의집중 및 계산		100-7	0 1
		-7	0 1
		-7	0 1
		-7	0 1
		-7	0 1
기억회상		비행기	0 1
		연필	0 1
		소나무	0 1
언어 및 시공간 구성	이름대기	시계	0 1
		볼펜	0 1
	명령시행	종이를 뒤집고	0 1
		반으로 접은 다음	0 1
		저에게 주세요	0 1
	따라말하기	"백문이 불여일견"	0 1
	오각형	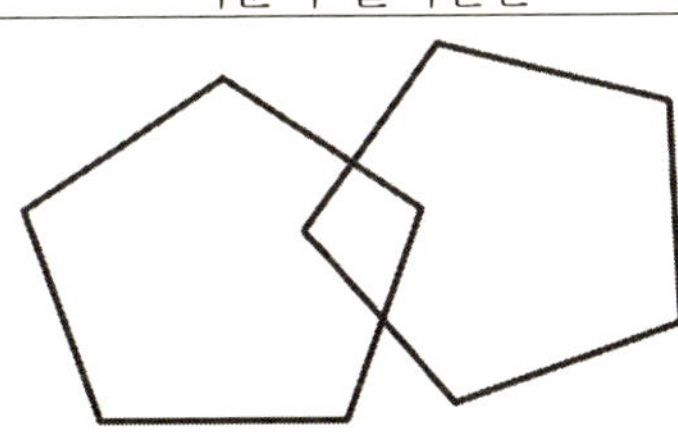	0 1
	읽기	"눈을 감으세요"	0 1
	쓰기		0 1
총점			/30

제 2 장 노화에 따른 인지의 변화

1. 기억력과 언어

노화로 인한 기억력의 변화는 건강한 노인들의 경우, 개인적 혹은 사회적 활동에는 지장을 주지는 않는다. 이러한 과정을 "나이와 관련된 기억력 상실"이라고 부른다. 연구결과에 따르면 나이와 관련된 기억력 손상은 50세 이상 연령의 대부분이 영향을 받는다고 한다. 이것을 치매라고 하기에는 매우 부족하나, 이로 인해 노인들은 주의와 염려를 하게 된다. 정상적인 노화 인구의 기억력 손상과 치매는 연관이 있는 듯이 보이기 때문에 하나의 연장선상으로 여겨지곤 한다. 기억력 상실이 심해질 경우 치매의 진단을 내리는 것을 고려할 수 있다. 기억력은 언어적 능력에 없어서는 안되는 역할을 한다. 정상적인 노화에 있어 기억력의 저하가 있는 것으로 볼 때, 문장을 이해하는 능력이나 정보의 통합 등의 약간의 언어 능력에도 영향을 받는다.

2. 지능

언어 사용 측면에서 지능은 18세에서 최상이 되어 55세나 60세까지 이를 유지한다. 60세 이후에는, 주로 시간과 관계있는 언어 사용이나 반응 시간 등의 행동 점수에서 현저한 저하가 나타난다. 이러한 전형적인 노화 양상으로 인해, 지능지수(IQ)는 연령에 기초를 둔다.

3. 성품

성격의 기질에 대한 여러 가지 이론 중에서, 노화와 관련된 연구에 의하면 노화가 일어나면서 성품이 변하는 것보다는 지속되는 것이 더 흔하다고 한다. 나이가 들면서 발생하는 성품의 변화는 인격적인 것이지 노화라고 보기는 힘들다.

생각해보기

노인이 건강한 생활을 하기 위해 평소에 어떠한 생활 습관을 들이는 것이 좋을지 생각해 봅시다.

– 이로운 습관
– 해로운 습관

4. 대처능력

대응전략은 사람마다 다르다. 이러한 기전은 일생동안 형성된 것이며 나이를 들면서도 상당히 지속적이다. 대응방법은 문제를 중점으로 하는 대응과 감정을 중점으로 하는 대응법으로 구분할 수 있다. 라자루스(Lazarus)와 포크만(Folkman)에 의해, 문제 중심적 방법은 스트레스를 주는 것을 관리하는 것이며 감정 중심적 방법은 스트레스를 주는 요소와 관련된 감정을 조절하는데 중점을 두는 것이라고 정의한다. 그들에 의하면, 감정 중심적 방법은 노인이 어떤 방법으로도 상황을 변화시킬 수 없다고 믿을 때 사용한다고 한다(예, 동반자의 사망). 어떠한 사람이 상황을 바꿀 수 있다고 본다면(예, 힘든 직업) 문제해결 대응방법을 사용할 수 있다고 한다.

5. 사고과정

대뇌피질의 기능 손상이나 방해는 인지장애를 일으킨다. 모든 인지기능의 변화는 즉각적인 치료가 필요하다. 질환의 형태와 중증도의 빠른 사정은 원인을 규명하고 각 개인에게 필요한 가장 적절한 치료중재를 계획하는데 효과적일 것이다. 인지기능 장애는 감각의 변화, 신체적 변화, 정서적 장애로 나타난다. 인지장애는 경증으로 일시적 지남력 상실을 경험하는 것으로부터 중증으로 영구적 치매를 경험하는 것 등 다양하다.

6. 의사소통

단어나 언어를 사용하는 의사소통 능력은 인간만이 사용하는 독특한 기술이다. 의사소통은 우리 삶의 너무 많은 부분을 차지해서 우리는 이것을 고려하지 않을 수 없다. 많은 사람들이 단어를 사용하여 표현하거나 의사소통하는 능력 없이 살아가고 있다. 인지 감각 변화를 경험하는 사람들은 효율적으로 의사소통하기 위해 단어를 사용하는 능력을 상실한다. 말은 구어라는 용어로 언급되어 왔다. 말은 통합된 뇌, 두개신경, 인두, 후두, 폐의 기능을 요한다. 노화의 정상 생리적인 변화는 말의 질에 영향을 준다. 노인의 정상언어는 느리고, 부드럽고, 높낮이가 없고, 리듬이 없고, 젊은이들보다 호흡이 짧은 경향이 있고, 떨림이 있다. 언어는 다른 사람들과 메시지를 주고받을 수 있게 한다. 우리는 우리의 생각을 전달하고 타인에게 우리의 바람을 알리는데 있다. 의사소통하는 능력이 없다면 우리는 주변의 세계로부터 격리된다. 언어사용 능력이나 말하는 능력을 상실한 사람들은 다양한 문제를 경험할 것이다. 언어적 의사소통 기술의 장애가 있는 노인들은 우울과 초조, 그리고 좌절과 정상적인 사회적 상호작용으로부터 소외됨을 경험한다.

제 3 장 인지의 영역과 인지활동 프로그램의 실제

1. 지남력

1) 정의

자신과 과거, 현재 환경에 대해 자신의 관계를 이해하는 능력으로 상황, 환경, 시간의 흐름을 아는 개인의 진행적 지각 능력이다.

(1) 사람에 대한 지남력 : 나는 누구인가?(가족, 친구 등을 알아보는 것)
(2) 장소에 대한 지남력 : 나는 어디에 있는가?(자신이 살고 있는 지역, 도시 이름)
(3) 시간에 대한 지남력 : 오늘은 몇 년, 몇 월, 몇 일인가?
(4) 지형적 지남력 : 한 장소에서 다른 장소로 이동하는 장소 등을 아는 것, 장소와 환경과의 관계를 아는 것

2) 지남력 프로그램

〈표 8-1〉 집 약도 그리기

집 약도 그리기
1. 활동에 대한 소개
2. 대상자들에게 연필과 종이를 나누어 주기
3. 대상자들은 기관의 주변 약도 혹은 고향 집 주변 약도를 그리기 ↳어르신이 가장 오랫동안 거주하신 곳의 약도를 그리도록 함
4. 약도가 완성되면 대상자들은 돌아가면서 자신이 그린 약도를 설명하기
5. 활동에 대한 소감을 이야기하기

2. 통찰력과 인식력

1) 정의

나와 내 주변에 주어진 상황을 보는 능력이다. 통찰력에는 2가지 요소가 있는데 일반적 통찰력과 특정적 통찰력이다. 일반적 통찰력은 자신의 육체적 손상 정도만을 인식하는 것이며 특정적 통찰력은 자신의 인지와 시각처리 등의 손상까지도 인식하고 자신의 강점 및 약점의 차이를 아는 것을 말한다.

2) 통찰력과 인지력 프로그램

노인들에게 자신의 지금 상황에 대해(신체적, 정신적) 질문을 하거나, 인지저하가 일어나기 전의 장점과 단점, 인지저하가 일어난 후의 변화된 장점과 단점에 대해 질문하는 것을 관찰한다.

3. 집중력

1) 정의

집중력은 개인이 환경적 정보와 감각이 특정한 시간과 밀접한 관계가 있는지 판단하는 것을 돕는다. 개인으로 하여금 특별한 시간에 발현되는 환경적 정보나 감각에 초점을 맞출 수 있도록 하는 능동적 과정이다. 새로운 정보나 절차를 배우려고 할 때 각성되어지고, 선택하는 능력과 일에 있어서 노력을 유지하는 것, 정신적 추적능력 등이 동시에 일어나는 것을 포함한다. 집중과 밀접한 관계가 있는 정보활동의 2가지 형태는 자동적인 활동과 조절되는 활동이 있다.

자동적인 활동은 대뇌피질하 수준의 단계로 개인에 의해 스스로, 저절로 사용되는 것이며, 조절되는 활동은 새로운 정보가 주어질 때 고려된다. 집중력의 결핍은 자동적인 반응이 조절되는 반응으로 대치되어질 때 발생한다. 많은 임상의학자에게 잘 알려진 이러한 결손의 예는 뇌졸중 환자에게 많이 일어난다.

2) 집중력 종류

(1) 반응집중력

주변 환경의 자극들에 반응하고 그 차이를 구별하는 능력으로 일상생활에서 운동장을 걷다 공이 날아오면 피하거나, 친구가 이름을 부르면 돌아보는 것과 같은 상황에서 사용된다.

① 치료

이름, 벨소리, 불빛에 반응, 다른 종류의 소리 중 선택된 자극에 대해 반응하거나 구별한다. 다양한 색깔의 적목을 일렬로 나열할 때 다른 것을 고르도록 지시한다.

(2) 선택적 집중력

외부 또는 내부에서 발생하는 방해 자극에서 필요한 한 가지 자극에 집중하는 능력을 말한다. 관계없는 많은 자극 중에서 한 가지를 선택하여 일상생활에 사용하는 것을 말한다.

① 치료

음악을 틀어놓은 상태에서 동그라미와 네모 모양들을 섞어 놓고 동그라미를 찾아내게 한다. 여러가지 양말 중에서 양말 짝 맞추기를 한다. 뒤죽박죽된 서랍에서 볼펜을 찾게 한다.

(3) 지속적 집중력

작업을 일정기간 유지하는 능력으로 일상생활의 많은 부분에서 지속적 집중력을 필요로 한다.

① 치료

눈을 감고 마음속으로 60까지 센다. 60까지 세면서 타월을 접는다. 60까지 세면서 페그에 같은 색깔의 페그를 꽂는다.

(4) 변화적 집중력

상황에 따라 주의집중을 바꾸는 능력으로 자극의 변화가 빈번하고 여러 단계를 지닌 경우 더 많은 집중력이 요구된다.

① 치료

- 다양한 무게와 크기의 공을 던졌을 때 그것에 적응하는 정도를 관찰한다.
- 2가지 색깔의 구슬을 순서대로 끼운다.
- 숫자와 글자를 순서대로 찾아내게 한다.

(5) 분리적 집중력

2가지 또는 그 이상의 비슷한 자극에 대하여 유지 집중하는 능력으로 과제를 수행하기 위해서 필요한 정보를 나누는 것이다.

① 치료

- 요리를 하면서 TV뉴스를 듣는다.
- 전화를 받으면서 수첩에 주소를 적어 넣는다.

3) 고려사항

집중력 평가 시 고려되어야 할 특별한 사항은 다음과 같다.

〈표 8-2〉 집중력 평가 시 고려사항

집중력 평가 시 고려사항
1. 시각, 청각 등의 감각기관에 영향을 받았는가?
2. 노인들의 집중능력의 강도와 횟수는 어떤가?
3. 환경의 조건아래 노인들이 작업에 집중할 수 있는가? - 언제부터 집중이 흩어지기 시작하는가?
4. 노인들이 문제를 기억하는가? 문제를 푸는데 어려워하는가? 진보가 감소되는가?
5. 어떤 분야와 작업에 대해 노인들이 부분적인 흥미와 집중력을 보이는가?

4) 집중력 프로그램

〈표 8-3〉 뉴스로 세상 들여다보기

뉴스로 세상 들여다보기
1. 활동에 대한 소개
2. 대상자들에게 신문 기사를 한 장씩 제공하기 ↳문맹의 어르신께도 일단 신문 기사는 나누어 드리도록 한다.
3. 대상자들은 자신이 받은 신문 기사를 먼저 읽어보기(5~10분 정도) ↳이때 문맹의 어르신은 보조 진행자가 대신 읽어드림으로써, 신문 기사 내용을 이해할 수 있도록 합니다.
4. 대상자는 한 명씩 돌아가면서 자신이 읽은 내용을 나머지 대상자에게 이야기하기
5. 나머지 대상자들은 들은 내용에 대한 자신의 생각을 자유롭게 이야기하기 ↳나머지 대상자들이 들은 기사 내용을 이야기하는 과정에서 차례로 생각을 이야기할 수 있도록 진행자가 중재합니다.
6. 같은 방법으로 다른 대상자가 돌아가면서 반복하기

〈표 8-4〉 감정표출

감정표출
1. 게임 방법 소개
2. 대상자가 감정카드를 1장 고르기
3. 선택한 감정카드를 30초 동안 표현하기(몸짓, 얼굴표정 등) ↳이때 표현 시간은 30초 정도가 효과적이며, 표현 시 소리를 내서는 안 된다는 점을 진행자는 알려드린다.
4. 다른 대상자들은 표현하는 대상자의 카드 내용을 알아 맞추기 ↳알아 맞춘 내용은 종이에 적는 것을 기본으로 하되, 문맹인 어르신은 진행보조자에게 말함으로써 대신 적을 수 있다.
5. 다른 대상자들은 서로 알아 맞춘 카드의 내용에 대해 이야기하기
6. 같은 방법으로 다른 대상자가 돌아가면서 반복하기

4. 기억력

1) 정의

기억력은 학습, 지각과 관련된 여러 가지를 구성하고 있는 것을 포함하는 동적인 진행이다. 또한 지각은 환경적인 입력, 중추신경계 변화, 그러한 변화의 유지, 관련된 행동이나 정보의 출력을 요구한다. 기억은 시간적 요소를 포함하는 능동적 개념으로 주의과정과 연속선상의 개념이다. 기억을 위한 요소는 주의와 지각 능력이 필요하며 모든 감각 수단들을 통해 저장된 특정한 감각 또는 다양한 감각을 통해 회생된다.

개인이 과제에 초점을 유지할 수 있다면 정보는 기억처리과정에 저장되기 시작한다. 그리고 기억은 환경적 입력, 중추신경계의 변화, 이러한 변화를 유지하는 것과 관련되어 나타나는 행동적 또는 정보적 출력이다. 기억 처리과정의 손상은 어떠한 단계에서도 일어날 수 있다. 만약 노인들이 집중할 수 없다면 정보는 절대로 이 체계 안으로 들어올 수 없다. 노인들은 단기기억 또는 활동기억에서 정보를 처리할 수 있다 해도 장기기억으로 저장하기 위해 기억 재료를 부호화하지 못한다. 기억 손상을 받은 노인들은 새로운 것을 배우기 위해서는 더 많은 부수적인 노력을 필요로 하고 더 이상 필요치 않은 정보를 잊지 못하는 어려움을 가진다. 이때 노인들에게 새로운 정보를 가르치기 위한 계획을 잘 준비해야 하고 새로운 정보와 절차를 재학습할 때 잊은 것에 대해 강요하지 말아야 한다.

2) 기억력 종류

(1) 감각기억

매우 순간적으로 정보를 저장하는 것으로 주로 시각, 청각, 후각, 미각 및 촉각의 다섯 가지 감각양식에 분포하고 있다. 이러한 정보들은 0.25~4초 정도 지속된다. 인간의 기억과정에는 시각과 청각이 가장 중요한 역할을 한다. 시각적으로 입력되는 감각기억을 영사기억이라 하며, 청각적으로 입력되는 감각기억을 반향기억이라 한다.

(2) 순간기억

15초 또는 20초 안에 주어진 정보를 다시 상기시키는 것이다.

① 치료

- 15초 또는 20초 안에 주어진 정보를 다시 상기시킨다.
- 바람, 연필, 창문이라고 말해주고 다시 말해보도록 한다.

(3) 단기기억

최근기억, 지연된 기억이라고도 한다. 다양한 감각자극들에 의해 이해하고 학습하는 것과 같은 인지적 작업의 수행에 필요한 정보를 일시적으로 저장하는 것으로 이것은 감각기억의 정보가 주의과정이 추가되면 작업기억으로 전환된다. 감각기억보다 기억자의 능동적 과정이 포함되어 있으며 장기기억이 인출되는 장소이기도 하다.

① 치료

한 가지 활동을 하기 전에 단어를 이야기해주고 활동이 끝난 후 단서 없이 단어를 이야기 해달라고 한다.

(4) 장기기억

일시적인 형태의 단기기억을 통해 정보를 저장하고 유지하는 것으로 작업기억의 처리결과는 장기기억에 저장된다. 장기기억에 저장된 정보를 지식이라고 하며 여기에는 단어의미에 대한 지식인 의미기억과 개인의 경험에 의한 기억인 삽화기억이 있다.

① 치료

지나간 행사나 일들에 대해 질문하고 답을 듣는다.

3) 기억력 프로그램

〈표 8-5〉 이름 외우며 공 주고 받기

이름 외우며 공 주고 받기
1. 활동에 대한 소개
2. 대상자들은 원형으로 바닥에 앉기
3. 대상자들은 돌아가면서 자기소개와 겸하여 자신의 이름을 소개하기
4. 서로의 이름을 잠시 동안 암기하기
5. 공을 받게 될 다른 대상자의 이름을 호명하며 공을 전달하기
6. 활동에 대한 소감을 이야기하기

〈표 8-6〉 페트병 연주

페트병 연주
1. 활동에 대한 소개
2. 페트병에 각각 다른 물체를 넣고 흔들어 봄으로써 어떤 소리가 나는지 확인하기
3. 대상자들에게 순서 악보를 보는 방법을 소개하기
4. 진행자는 연주할 노래를 들려주고, 대상자들은 각자 맡을 페트병을 정하기
5. 순서 악보를 보고 노래에 맞춰 페트병을 흔들기
6. 페트병 연주 소감에 대해 이야기하기

5. 분류력

1) 정의

사물이나 개념 등을 비슷하고 관련된 그룹으로 만드는 능력이다.

2) 분류력 프로그램

색깔, 모양, 크기 또는 관련성의 유·무 등에 따라 물건이나 그림카드를 분류하도록 한다.

6. 순서화

1) 정의

순서화는 주어진 임무의 각 단계들을 계획하고 조직하고 수행하는 능력을 포함하고 있다. 이 능력은 첫째, 둘째, 셋째와 같은 시간적 개념과 위/아래, 왼쪽/오른쪽, 둘레 등과 같은 공간적 개념도 포함된다. 이 배열 능력에 장애를 가지고 있는 노인들은 사물들의 질서를 파악하고 몇 개의 단계들로 구성된 절차를 요하는 임무나 작업의 각 단계 계획 및 조직화하고 시작하여 수행하는 능력이 저하된다. 그러므로 노인들이 일상적인 일상생활을 수행하기 위해서는 우선 단계별로 도움이 필요하다. 노인들에게 활동에 필요한 정보를 제공하기 위해서 언어 혹은 촉각과 관련된 과정이 필요할 수 있다. 시작 능력이 향상될수록 단계별 절차들이 줄어들 수 있다.

2) 순서화 프로그램

일상생활에서 접할 수 있는 내용으로 3장에서 7장으로 만들어진 순서카드를 제공하고 맞추도록 하거나 시리즈 그림 등을 사용하여 의미있는 줄거리를 이야기하도록 한다.

7. 정신적 유연성과 추상적 개념

1) 정의

추상적 개념은 구체적인 사물이나 상황에 직면해 일을 처리할 수 있고 사물이나 상황에 대한 개념들과 추리에 대해서 아는 능력이다. 정신적 유연성은 사람이 불합리한 것을 인식하고 관련 없는 세부사항과 관련 있는 것을 구별하고 아이디어나 사건들, 사물들 사이의 관계성을 보는 능력을 말한다. 정신적 유연성은 작업에서 또다른 작업으로 움직이는 노인들의 능력이 검사된 간단히 교차된 작업에 의해 평가될 수 있다. 분리와 개념적인 생각은 많은 방법으로 평가될 수 있다. 검사는 제한, 사물비교, 부분적인 관계, 제한, 범주, 속담의 이해를 포함한다.

2) 추상적 개념 프로그램

〈표 8-7〉 손가락 그림

손가락 그림
1. 활동에 대한 소개
2. 종이 위에 손바닥을 대고 손 모양을 따라 그림 그리기
3. 대상자들은 그려진 손바닥 모양 그림을 예쁘게 꾸미기
4. 진행자는 주제를 제시하고, 대상자들은 주제에 대해서 연상할 수 있는 단어를 손 모양 그림의 손가락 위에 한 개씩 적어보기 ↳손가락은 5개이므로 제시한 주제에 대해 연상되는 단어를 5개씩 적는 꼴이 됩니다.
5. 각자 적어본 후 떠올린 단어에 대해 다른 대상자들에게 소개하기 ↳대상자들은 돌아가면서 각자가 떠올린 단어에 대해 자유롭게 이야기합니다.

8. 문제해결능력

1) 정의

문제해결능력에는 여러가지 인지기능의 통합과정이 포함된다. 작업에 대한 집중력, 기억력, 조직화, 계획, 판단력 등은 노인들의 문제해결능력에서 아주 중요한 역할을 한다. 많은 인지적 기술을 포함하는 복잡한 과정이며, 주의집중, 기억, 계획, 조직, 추리능력과 판단력을 필요로 한다. 추리의 다양한 형태가 문제해결과정에 사용될 수 있다.

2) 문제해결능력 프로그램

〈표 8-8〉 풍선배구

풍선배구
1. 활동에 대한 소개
2. 대상자에게 풍선 부는 방법에 대해 알려주고, 풍선을 불게 하기 ↳풍선을 불 때 혈압이 높으신 분들은 되도록 수행을 피하는 것이 안전을 위해 좋음

3. 팀 경기를 원하는 경우, 팀 나누기 ↳팀을 나누는 방법은 자유롭게 결정함(가위바위보, 제비뽑기 등)
4. 서서 하는 경우 팀을 구분하여 사이에 끈을 연결하기 ↳앉아서 하는 경우 좌석의 위치를 정하고, 사이에 끈을 두어 경계를 표시하기
5. 경기를 시행하기 전 간단한 스트레칭을 하고 풍선배구를 실시하기 ↳풍선배구를 실시하는 동안, 대상자가 균형을 잃어 넘어지지 않도록 진행자는 안전에 유의하기 경기는 10점 만점으로 하여 3세트로 진행(상황에 따라 조정 가능)
6. 마무리 스트레칭 및 소감 이야기 나누기

참 고 문 헌

REFERENCES

강인, 권금주, 이서영, 김동환. (2009). 원격교육을 통한 e-노후생애설계 교육프로그램에 관한 연구. 한국가족관계학회지, 14(1), 191-211.

강창호, 서진형. (2010). 노후설계에 따른 주거만족도와 주거선택요인. 한국부동산정책학회. 11(2), 93-110.

강희성. (1993). 운동처방. 보경문화사.

고득성. (2008). 돈 걱정 없는 노후 30년. 다산북스.

권재성, 김영근, 김지연, 육진숙, 조현진, 홍승표. (2008). 작업치료사를 위한 인지재활. 서울: 퍼시픽북스.

권중돈. (2005). 노인복지론. 서울: 학지사.

김상문. (2012). 노인을 위한 야외 놀이운동기구 디자인 제안: 일상생활 동작능력을 기준으로. 홍익대학교 산업미술대학원 석사학위논문.

김성수. (2006). 운동과 건강. 도서출판 홍경.

김성수. (2008). 요부재활운동이 요추추간판탈출증환자의 요부신전 근력 및 수술부위 심부근육과 반흔조직에 미치는 영향. 고려대학교 박사학위논문.

김성수 등. (2010). 근육뼈대계 질환별 물리치료학. 이퍼블릭.

김성수, 채정용, 권양기. (1994). 스포츠의학입문. 보경문화사.

김영기. (2005). 고령화 사회와 연금제도. 학현사.

김원경. (2001). 노년기 신체적 건강과 우울증간의 관계. 한국심리학회지. 20(1). 49-66.

김재구, 노호성. (2009). 운동처방총론. 대경북스.

김정운. (2005). 노는 만큼 성공한다. 서울: 21세기북스.

김정혜 등. (2001). 노인건강 이론 및 실제. 서울: 정담미디어.

김춘자. (2007). 대사증후군을 동반한 당뇨노인의 운동단계에 따른 심혈관 위험도와 자가 관리활동. 노인간호학회지, 9(1).

김태현. (1997). 노년학. 서울: 교문사.

남상요. (2005). 고령자를 위한 케어매뉴얼. 서울: 보문각.

박성광. (2004). 척추안정화운동이 만성요통환자의 요부신전근력 변화에 미치는 영향. 고려대학교 석사학위논문.

박재학, 김정훈, 이순배, 이희정. (2010). 노인상담론, 서울 : 파워북.

박지환 외. (2010). 일상생활활동-생활환경과 여가활동. 현문사.

박차상. 김옥희. 배창진. 엄기옥. 이경남. 정상양. (2005). 한국노인복지론. 서울 : 학지사.

박창영. (2002). 치료레크레이션. 서울 : 일신서적출판사.

백인협 외. (2007). 기능적운동치료(MTT). 영문출판사.

보건복지부 국가건강정보포털. http://health.mw.go.kr

보건복지부. (2011). 저출산 고령화 현상에 대한 국민인식조사.

송재홍. (1993). "인지치료와 상담." 대한상담학회. 상담이론의 실제 : 중앙적성출판사.

신수정. (2009). 금융권 출입 기자가 말하는 재테크 전략; 행복한 노후를 위한 퇴직공무원의 재무설계. 대한지방행정공제회.

아산사회복지재단. (2003). 고령화 사회 어떻게 대응할 것인가? 제25회 재단 창립기념 심포지엄.

양영애 등. (2012). 노인작업치료 제4판. 계축문화사.

양영애 등. (2008). 측정 및 평가. 메디컬코리아.

양영애. (2007). 노인장기요양보험제도 시행을 위한 작업치료사의 요구. 고령자 치매작업치료학회지, 1(2), 1-25.

엄기매 등. (2004). 물리·작업치료사를 위한 노인건강관리. 개정 5판. 서울 : 영문출판사.

엄명용, 김성천, 오혜경, 윤혜미. (2005). 사회복지실천의 이해. 서울 : 학지사.

유성호, 장민수. (2008). 고령화 사회와 고령자 고용정책. 교육과학사.

윤찬중, 명봉호. (2008). 노인 여가와 치료레크레이션. 서울 : 진영사.

원영신. (2007). 노인건강운동이 노인의 생활양식변화에 미치는 영향. 한국여성체육학회지, 21(3).

원장원 등. (2007). 노인의학. 서울 : EPUBLIC.

이가옥, 강희설, 이지영. (2007). 노인 집단프로그램 개발. 서울 :나눔의 집.

이병권. (2002). 점진적 저항운동과 수중운동 프로그램이 여성노인의 하지근력강화와 균형능력에 미치는 영향. 고려대학교 석사학위논문.

이상평 등. (2005). 노년학. 서울 : 영문출판사.

이장호. (1996). 상담심리학. 서울 : 박영사.

이정원, 정원미, 이향숙, 이성아, 장문영. (2006). 노인작업치료학. 도서출판 한미의학.

이준구. (2001). 젊음과 고령화 사회. 백운출판사.

이철원. (2002). 현대여가학. 서울 : 대한미디어.

임달오. (2012). 한국인의 고령화 특성분석. 한국보건산업진흥원.

장경태 등. (2005). 체력평가와 운동처방. 한미의학.

전미선, 오경선. (2010). 가정교과에서 저출산 · 고령사회를 위한 교육과 실천 사례. 한국가정과교육학회지, 22(57), 95-116.

전양길 외. (2000). 노년기 준비교육 프로그램 '풍요로운 노후가꾸기'. 한국노년학회지, 20(1), 69-91.

정경희. (2012). 한국노인의 생활실태와 의식. 한국보건사회연구원.

정원미 외. (2010). 일상생활동작. 정담미디어.

정원식. 박성수. (1994). 카운셀링의 원리. 서울 : 교육과학사.

정원철. (2005). 사회복지실천과 상담. 서울 : 양서원.

정진우 등. (1991). 일상생활동작과 기능훈련. 대학서림.

조휘일. 이윤로. (2003). 사회복지실천론. 서울 : 학지사.

최대혁, 최희남, 전태원. (2008). 파워운동생리학, 라이프사이언스.

최성재. (2012). 모든 세대가 함께하는 고령화 사회. 서울대학교출판문화원.

최성재, 장인협. (2000). 노인복지학. 서울 : 서울대학교 출판부.

최순옥, 김숙남, 신경일, 이정희. (2008). 일부 지역 성인의 노후불안. 한국노년학회지, 28(1), 19-32.

최장호, 김오중. (1995). 여가 · 레크레이션. 서울 : 대경북스.

최혜숙 등. (2011). 작업치료학 개론 제4판. 계축문화사.

통계청. (2011). 장래인구추계.

통계청. (2008). 고령자통계자료.

한국노인인력개발원. (2012). 2011 노인일자리 통계동향.

한국보건사회연구원. (2011). 빈곤통계연보.

한태륜, 김진호. (2002). 재활의학. 서울 : 군자출판사.

함용운 외. (2010). 치료적 운동. 군자출판사.

현외성, 조추용, 김혜경, 이경남, 윤은경. (2002). 노인복지실천사례론. 서울 : 양서원.

홍성희. (1998). 노인의 여가활동 참여와 여가만족이 생활만족에 미치는 영향. 한국가정관리학회지. 16(1). 107-123.

홍성희 , 이경희 , 곽인숙 , 김순미 , 김혜연 , 김성희. (1998). 노년기 생활설계 프로그램 개발을 위한 기초연구 -중노년층의 노후생활계획을 중심으로-. 대한가정학회지, 36(10), 1-22.

American Occupational Therapy Association. Occupational therapy practice framework : domain and process. American Journal of Occupational Therapy. 56 : 609–639, 2002.

Baddeley A. D., Hitch G. (1974). Working memory. In G. A. Bower(Ed), The psychology of learning and motivation. New York : Academic Press.

British Heart Foundation. (2002). Living with Heart Failure. Series No. 8.

Burlingam, V. (1995). Gerocounseling Elders and Their Families. New York :

Cameron I, Crotty M, Currie C et al. (2000). Geriatirc rehabilitation following fractures in older people : a systematic review. Health Technology Assessment, 4(2), 1–111.

David Haber. (2011). 고령화 사회의 노인건강증진. 보문사.

Dustin, R.,& George, R. (1973). Action Counseling for Behavior Change. New York : Intext.

Folstein MF, Folstein SE, McHugh PR. (1975). "Mini–Mental State". A practical method for grading the cognitive state of patients for the clinician. Journal of Psychiatric Research, 12 : 189–198.

Galasko D, Klauber MR, Hofstetter CR, Salmon DP, Lasker B, Thal LJ. (1990). The mini–mental state examination in the early diagnosis of Alzheimer's disease. Arch Neurol, 47 : 49–52.

Gibson, R. J. (1995). Promoting successful and productive aging in minority population. 279–288.

Gorden, C., Gaitz, C. M., & Scott, J. Leisure and Lives. in Binstock, R. H., & Shanas, E. (eds.). Handbook of aging and the Social Sciences, 310–341.

Granger, C. V., Albrecht, G. L., Hamilton, B. B. (1979). Outcome of comprehensive medical rehabilitation : Measurement by PULSES profile and the Bathel Index. Archives of Physical Medicine and Rehabilitation. 60, p145–154.

Jay B. Nash. (1953). The Philosophy of Recreation and Leisure, St. Louis C.V. Mosby Co.

Katz, S. (1983). Assessing self–maintenance : Activities of daily living, mobility, and instrumental activities of daily living. Journal of American Geriatrics

Society. 31(12), 721–727.

Klein, R, M., & Bell, B. (1982). Self–care skills : behavioral measurement with Klein–Bell ADL scale. Archives of physical Medicine and Rehabilitation, 63(7), 335–338.

Kolhman. T, L. (1992). The Kohlman evaluation of living skills, third edition. Rockville, American Occupational Therapy Association.

Kelly, J. R. (1987). Activity and aging. California : SAGE.

Lasher, K. P. & Faulkender, P. J. (1993). Measurement of aging anxiety : Development of the anxiety about aging scale. International Journal of Aging & Human Development, 37(4), 247–259.

Lawton, E. B. Activity of Daily Living : Testing, Training and Equipment. Rehabilitation Monograph X. New York, Institute of Physical Medicine and Rehabilitation, New York University–Bellevue Medical Center, 59.

Lhermitte F. (1986). Human autonomy and the frontal lobes. Part Ⅱ : Patient behavior in complex social situations : The environmental dependency syndrome. Annals of Neurology, 19, 335–343.

Mahoney F. I., Barhel, D. W. (1965). Functional evaluation–the Barthel's Index, Mary Land State Medical Journal, 14, 61–65.

Mclnnis–Dittrich, K. (2002).Social work with Elders. Boston : Allyn and Bscon.

Persons, J. (1989). Cognitive Therapy in Practice. New York : W.W.Norton & Commpany. Springer.

Peter G. Peterson. (2011). 노인들의 사회 그 불안한 미래. 에코리브르.

Philip I. (2003). Improving the way health and social care organizations provide services for older people with sight problems. Londeon : RNIB.

Rowe, J. W., & Kahn, R. L. (1997). Successful aging. The Gerontologist, 37(4).

Shah, S., Vancly, F., Cooper, B. (1989). Improving the sensitivity of the Barthel Index for stroke rehabilitation. Journal of Clinical Epidemiology, 42(8), 703–709.

Trombly CA, Radonski MV. (2002). Occupational Therapy for Physical Dysfunction. 5th, Lippoincott Williams & Wilkins.

Weissman, A.(1976). “Industrial socila services”. Social Casework, 57(1) : 50–54.

Zoltan B. (1996). Vision, Perception and Cognition, 3rd edition, New Jersey : Slack.

찾아보기

INDEX

(ㅇ)

(ㅈ)

▨ 공저자 소개

양 영 애(인제대학교 작업치료학과 교수)
김 성 수(광주보건대학교 물리치료과 교수)
박 보 라(춘해보건대학교 작업치료과 교수)
박 수 정(대구보건대학교 작업치료과 교수)
박 수 희(호남대학교 작업치료학과 교수)
박 윤 희(영남외국어대학 작업치료과 교수)
신 중 일(호남대학교 작업치료학과 교수)
양 동 주(한국안전진흥협회 대표)
한 경 혜(강동구 치매지원센터)

노인활동지도론 값 23,000원

2013년 7월 5일 제1판 인쇄
2013년 7월 10일 제1판 발행

공 저 자 : 양 영 애 외 8인 공저
발 행 인 : 주 영 일
발 행 처 : **계 축 문 화 사**

서울특별시 종로구 행촌동 209-41
우편번호 110-091
TEL : 735-2257 · 738-9746
FAX : 723-9025
E-mail : gyechuk@hanmail.net
홈페이지 : http://gyechuk.co.kr
1973. 10. 31 등록번호 제300-1973-8호
ISBN 978-89-5629-302-8 93510